Consultas Médicas en APS

Consultas Médicas en APS

Daniel Alarcón, María José Mancero, Raúl Telenchana, John Romero
Dunia Rueda, Katherine Almeida, Diana Guachamín, Lino Guamán
Tatiana Alvarez, Mónica Flores, Jhonatan Durango, Stalin Torres
Mirta Puchaicela, Ligia Bonilla, Diana Fernanda Ramos, Paola Medina
Erika Parra, Carlos Ramos, Maritza Cali, Arteaga Sofía, Soraya Acaro
Lusi Borja, Carolina Quinga, Arlín Batson, Diana Aracely Sánchez
Fabricio Monga, Sebastián Pástor

2020 Bold Publisher
ISBN: 9789566090014
Impreso en Ecuador - Printed in Ecuador

PRÓLOGO

Este libro se ha escrito con un firme propósito: presentar de manera más clara y sencilla los casos urgentes más comunes, de naturaleza médica, con los que la mayoría de nosotros debemos enfrentarnos a menudo.

Se incluyen varios temas que usualmente no se hallan en los textos, porque hemos tratado de catalogar, en la forma más realista posible, las distintas clases de consultas médicas que se presentan a diario, sugiriendo los procedimientos considerados como los más efectivos en cada caso.

En los casos tratados en el presente texto el conocimiento y la aplicación rápida y diestra de las técnicas apropiadas son la ayuda más poderosa y en efecto pueden llegar a salvar vidas en peligro.

En los últimos años, los conocimientos médicos se han incrementado asombrosamente, y varios nuevos procedimientos y prácticas, que caen dentro de las posibilidades de los legos en medicina, han llegado a ser fácilmente asequibles.

La necesidad de la correlación y la presentación a nuestros pacientes de la información que manejamos en forma fácilmente comprensible, se ha convertido en una necesidad imperiosa.

Nuestra ilusión y esperanza es que, gracias al presente volumen , aquellos médicos generales que deseen adquirir mayor experiencia y conocer enfoques claros y actuales, puedan hallar una guía útil para la aplicación de tales medidas, de las que poder valerse en un momento determinado, y también encontrar respuestas a algunas cuestiones de índole médica que tal vez les estén intrigando.

Dr. Cristhian Quinaluisa
Coordinador

ÍNDICE DE AUTORES

AUTORES

Daniel Alexander Alarcón Trujillo
Médico General Por La Universidad Central Del Ecuador
Médico Ocupacional En Alflo Cia Limitada
Enfermedades Eruptivas De La Infancia

María José Mancero Rodríguez
Médico General Por La Universidad Central Del Ecuador
Médico General IESS - Tungurahua
Enfermedades Eruptivas De La Infancia

Raúl Leonardo Telenchana Adame
Médico General Por La Universidad Central Del Ecuador
Médico General En Funciones Hospitalarias En Hospital General Privado –
Tungurahua
Médico General De Apoyo En Emergencias Del Hospital Indígena Atocha –
Ambato
Crisis Convulsivas En La Infancia

John Patricio Romero Cevallos
Médico General Por La Universidad Técnica De Ambato
Médico General En Libre Ejercicio
*Traumatismo Craneoencefálico En Pediatría, Manejo En Primer Nivel De
Atención*

Dunia Ekatierina Rueda García
Médico General Por La Universidad San Carlos De Guatemala
Especialista En Pediatría Por La Universidad De Guayaquil
Docente Titular En Facultad De Ciencias Médicas Universidad Central Del
Ecuador
*Traumatismo Craneoencefálico En Pediatría, Manejo En Primer Nivel De
Atención*

Katherine Elizabeth Almeida Barba
Médico General Por La Universidad Central Del Ecuador
Médico Rural En Centro De Salud San Pablo De Ushpayacu – Napo
Emergencias Respiratorias Frecuentes En Pediatría

Diana Katherine Guachamín Abril
Médico General Por La Universidad Central Del Ecuador
Médico Rural En Centro De Salud "Talag" - Napo
Emergencias Respiratorias Frecuentes En Pediatría

Lino Patricio Guamán Yupangui
Médico General Por La Universidad Nacional De Chimborazo
Especialista En Pediatría Por La Pontificia Universidad Católica Del Ecuador
Pediatra En Pichincha Humana
Malnutrición En Pediatría

Tatiana Pamela Alvarez Escobar
Médico General Por La Universidad Central Del Ecuador
Médico General De Apoyo En Centro Médico Tierra Nueva
Anemia En El Embarazo

Mónica Alexandra Flores Echeverría
Médico General Por La Universidad Central Del Ecuador
Médico General En Funciones Hospitalarias En Hospital Básico De San Gabriel – Carchi
Infección De Vías Urinarias En El Embarazo

Jhonatan Esteban Durango Frías
Médico General Por La Universidad Central Del Ecuador
Médico General De Apoyo En Centro De Salud "CRS" De Riobamba
Infecciones Vaginales En El Embarazo

Ligia Maritza Bonilla Venegas
Médico General Por La Universidad Politécnica De Chimborazo
Médico General En Área De Oncología En Hospital De Especialidades Eugenio Espejo
Hipertensión Arterial

Stalin Fernando Torres Segovia
Médico General Por La Universidad Central Del Ecuador
Médico General En Libre Ejercicio
Obesidad

Mirta Marlene Puchaicela Poma
Médico General Por La Universidad Central Del Ecuador
Especialista En Medicina Interna Por La Universidad Internacional Del
Ecuador
Magister En Emergencia Y Trauma Por La Universidad De Guayaquil
Magister En Administración En Salud Por La Pontificia Universidad Católica
Del Ecuador
Especialista En Medicina Interna En Subcentro De Salud Cipriana Dueñas
Docente En La Universidad Central Del Ecuador
Obesidad

Diana Fernanda Ramos Armijos
Enfermería Por La Universidad Central Del Ecuador
Licenciada En Ciencias De La Educación Por Escuela Superior Politécnica
Del Ejército (ESPE)
Magíster En Salud Pública Por UNIANDES
Docente Titular En Facultad De Ciencias Médicas De Universidad Central
Del Ecuador
Hipertensión Arterial

Paola Alexandra Medina Flores
Médico General Por La Universidad Nacional De Chimborazo
Especialista En Medicina De Emergencias Y Desastres Por La Universidad
Central Del Ecuador
Especialista En Medicina De Emergencias Y Desastres En Hospital General
Riobamba IESS
Infecciones En Pacientes Diabéticos

Erika Guadalupe Parra Chávez
Médico General Por La Universidad Central Del Ecuador
Médico General En Libre Ejercicio
Infección De Vías Urinarias

Carlos Adrián Ramos Robalino
Médico General Por La Universidad Central Del Ecuador
Médico General En Libre Ejercicio
Neumonía Adquirida En La Comunidad

Maritza Viviana Cali Padilla
Médico General Por La Universidad Nacional De Chimborazo
Médico General En Funciones Hospitalarias En Hospital General Enrique Garcés
Neumonías Virales En Atención Primaria De Salud

Sofía Paulina Arteaga Criollo
Médico General Por La Universidad Central Del Ecuador
Médico Residente En Pediatría Oncológica SOLCA – Quito
Artritis Reumatoide

Soraya Yasmin Acaro Pilliza
Médico General Por La Universidad Central Del Ecuador
Médico General En Clínica Dos Hemisferios
Médico Auditor En Instituto De Seguridad Social De Las Fuerzas Armadas
Dengue: Clínica, Diagnóstico Diferencial y Manejo

Lusi Tamara Borja Cevallos
Médico Cirujano Por La Universidad Central Del Ecuador
Especialista En Ciencias Básicas Biomédicas
Docente Titular En Facultad De Ciencias Médicas En Universidad Central Del Ecuador
Dengue: Clínica, Diagnóstico Diferencial y Manejo

Carolina Estefanía Quinga Quillupangui
Médico General Por La Universidad Central Del Ecuador
Médico General En Libre Ejercicio
Dermatitis

Arlín Miroslava Batson Quishpe
Médico General Por La Universidad Central Del Ecuador
Médico General En Centro Médico "Dental Family Plus" – Conocoto
Rosácea

Diana Aracely Sánchez Alquinga
Licenciada En Enfermería Por La Universidad Central Del Ecuador
Especialista En Enfermería En Trauma Y Emergencia Por La Universidad
Central Del Ecuador
Master En Seguridad Clínica Del Paciente Y Calidad De Atención Sanitaria
En La Universidad Internacional De La Rioja – España
Doctoranda Del Doctorado En Enfermería Por La Universidad Católica
Santo Toribio De Mogrovejo – Perú
Docente De La Pontificia Universidad Católica Del Ecuador
Docente De La Universidad De Las Américas
Trastornos De Ansiedad y Depresión

Fabricio Gabriel Monga Barrera
Médico General Por La Universidad Central Del Ecuador
Médico General En Centro Médico – Odontológico Amazonas
Manejo De Quemaduras En Atención Primaria De Salud

Sebastián Alejandro Pástor Romero
Médico General Por La Universidad Nacional De Chimborazo
Cirujano General Por La Universidad Central Del Ecuador
Máster En Docencia Universitaria Por La Universidad De Las Fuerzas
Armadas ESPE
Especialista En Cirugía General En Hospital General Riobamba IESS
Abdomen Agudo Inflamatorio

ÍNDICE

CAPÍTULO 1

ENFERMEDADES ERUPTIVAS DE LA INFANCIA
Autor: Dr. Daniel Alexander Alarcón Trujillo
Coautor: Dra. María José Mancero Rodríguez

Varicela

Definición

Enfermedad febril aguda propia de la infancia causada por el virus de la varicela-zoster (VVZ), pertenece a la subfamilia Alphaherpesvirinae, un virus ADN neurotrópico que afecta únicamente al ser humano (1).

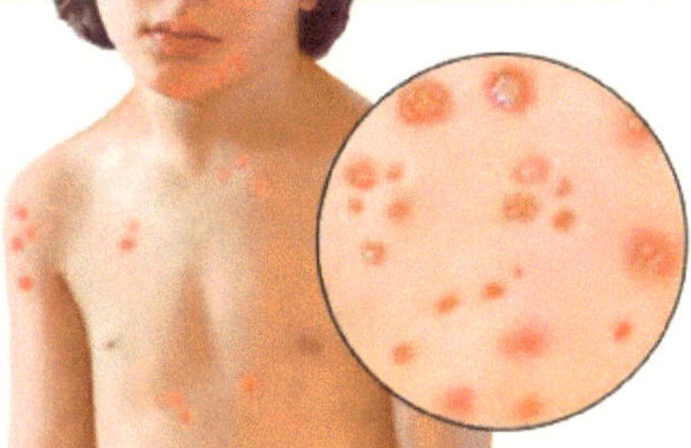

Figura 1: Todas las etapas de la erupción de la varicela (ronchas rojas, ampollas y costras) aparecen al mismo tiempo en el cuerpo.
Camiloaranzales / WIKIMEDIA COMMONS

Epidemiologia

Desde el año 1995 se cuenta con la vacuna contra el virus de la varicela, una primera dosis a los 12-15 meses, posteriormente un refuerzo a los 4-6 años. En Ecuador a pesar de contar con esquemas de vacunación, se notificaron 278 casos con un predominio en la región sierra. (2)

Fisiopatología

La incubación del virus es normalmente de 14-16 días (rango 10-21 días), altamente en contagiosa en la fase de pródromo y las fases de erupción inicial, iniciando el contagio a las 48 horas antes de la aparición de las lesiones (mediante aerosoles de secreciones respiratorias), hasta la aparición de la de la última costra (contacto directo). (3)

Cuadro Clínico

- Exantema tipo vesiculoso que comienza habitualmente en troco y cuero cabelludo.

- Lesiones aparecen como maculas rojos o brotes que rápidamente se transforman en vesículas superficiales.
- Lesión inicial (fase de más alto contagio), son lesiones individuales, clara sobre una base eritematosa, como las gotas de rocío sobre un pétalo de rosa. (4)
- Posteriormente las lesiones se tornan en costras al pasar de horas a días.
- El exantema se extiende de manera centrifuga por lo que se pueden apreciar zonas con vesículas y costras en la misma región. (Figura 1-1.1)
- La febrícula, fatiga, malestar general, prurito de leve a intenso son sus síntomas característicos.

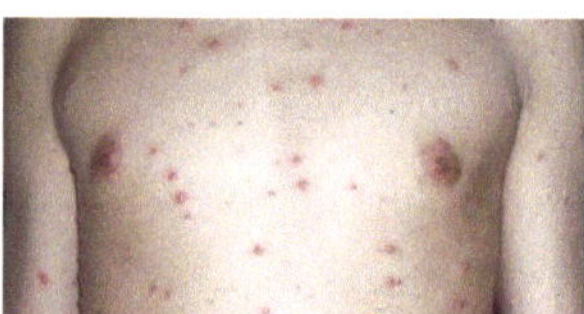

Figura 1.1. Lesiones iniciales de varicela.
Camiloaranzales / WIKIMEDIA COMMONS

Diagnostico

Es netamente clínico.

Los síntomas clínicos característicos, la morfología de las lesiones, distribución y progresión son la clave para un acertado diagnóstico.

Diagnóstico Diferencial

Patología	Características diferenciales
Enfermedad mano-pie-boca	Erupciones concentrada no generalizada en manos pies y nalgas, vesículas ovales con borde eritematoso
Infección por herpes virus	Vesículas agrupas sobre una base eritematosa no única y localizada.
Exantemas por otros enterovirus	Sin presencia de vesículas
Picaduras de insectos	Erupción no generalizada, de predominio en zonas expuestas, sin síntomas acompañantes.

Tratamiento
- Sintomático
- Aliviar el prurito y evitar el constante rascado de las lesiones previene al paciente de sufrir una infección bacteriana secundaria tanto cutánea como respiratoria (Streptococo pyogenes). (4)
- El uso de antipiréticos (paracetamol 10-15mg/kg/día) es la recomendación para estos pacientes ya que el uso de AINES puede traer complicaciones. (5)
- El uso de medios físicos como paños húmedos, cremas anti pruriginosos (mentol, sábila, avena), el baño permanente (2 veces día), incluso el uso de antihistamínicos es el tratamiento de elección.
- Se recomienda el uso de manera precoz entre las primeras 48 horas del periodo eruptivo ya que disminuye la intensidad del exantema y disminuye notablemente el prurito, el Aciclovir 20-40 mg/kg/día. Este tratamiento es únicamente indicado en paciente inmunocomprometidos o presenten alto riesgo de presentar enfermedad grave de 2 meses a 12 años.

Complicaciones

Las vesículas pueden presentar una infección bacteriana secundaria (típicamente, estreptocócica o estafilocócica) y provocar celulitis o, rara vez, fascitis necrosante o shock tóxico estreptocócico.

- Una infección por Stafilococos Aureus pude llegar a producir un cuadro de neumonía en lactantes y en niños inmunocomprometidos.
- El síndrome de Reye, una complicación de la infancia infrecuente pero grave, puede aparecer entre 3 y 8 días después del establecimiento del exantema; por el uso de ácido acetil salicílico debido a la automedicación.

Pronostico
- La varicela en la infancia rara vez es grave.

- El rascado activo puede provocar cicatrices permanentes, motivo por el cual se recomienda medidas antipruriginosas, aseo continuo.

- Los niños que presentan varicela pueden volver a la vida escolar al cabo de una semana o cuando las lesiones hayan llegado a su fase costrosa.

Sarampion

Definición

Enfermedad febril aguda altamente contagiosa, causa por un virus ARN genero Morbillivirus de la familia Paramixovirus, el humano como huésped natural, se transmite a través del contacto de gotas nasal o faríngea y menos frecuente por infección de vía aérea.

Epidemiologia

- A nivel global se advierten reemergencias y brotes debido a que muchos países no cuentan con coberturas de vacunación adecuadas, motivo por el cual sigue siendo una de las principales causas de muerte en niños pequeños, a pesar de que existe una vacuna segura y eficaz. (6)

- El fallo vacunal se produce hasta en un 5% de los niños que reciben una dosis única. (3)

- En Ecuador se consideró esta patología prácticamente erradicada hasta el año 2018, pero la creciente migración se notificó 19 casos, 14 masculinos y 5 femeninos de los cuales 11 son importados y 8 son asociados a importación. (2)

Fisiopatología

La infección por el virus del sarampión presenta tres fases claramente distinguibles después de su periodo de incubación:

- **Fase de incubación:** asintomática, dura 14 +/- 2 días.
- **Fase Catarral:** dura 4 a 6 días, se caracteriza por la y se caracteriza por fiebre de 38.5-39.5 grados centígrados, catarro, conjuntivitis. Posterior 3-4 días hasta 2 días después de la fase exantemática aparecen las manchas de Koplik en la cara interna de los carrillos (Figura2.1).
- **Fase Exantemática:** manchas rojizas de formas y bordes irregulares ocasionalmente confluentes, inicia desde la región retroauricular y se extiende desde frente, cara, cuello continuando por tronco en dirección cefalocaudal con excepción de palma de las manos y planta de los pies. Dura aproximadamente 5-7 días. (6)
- **Fase Exantemática:** manchas rojizas de formas y bordes irregulares

ocasionalmente confluentes, inicia desde la región retroauricular y se extiende desde frente, cara, cuello continuando por tronco en dirección cefalocaudal con excepción de palma de las manos y planta de los pies. Dura aproximadamente 5-7 días. (6)

- **Fase Convalecencia:** 4-5 días después de la fase exantemática donde se evidencia la remisión progresiva de todos los síntomas, acompañado de una descamación fina.

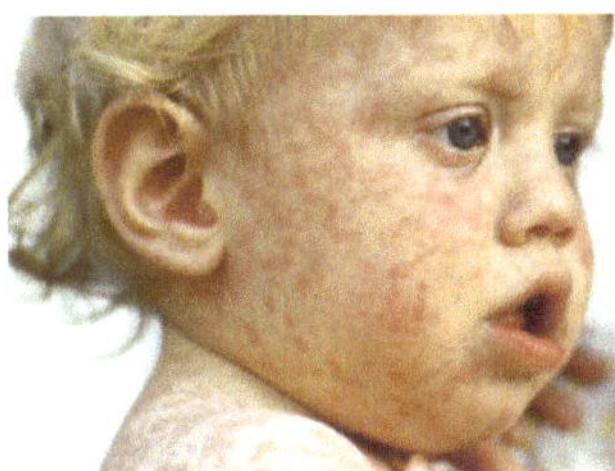 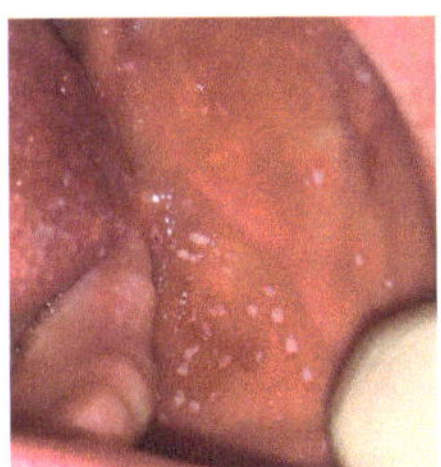

Figura 2. Lesiones sarampión   *Figura 2.1 Manchas de Koplik*

Public Health Image Library de los Centers for Disease Control and Prevention.

- Prurito es infrecuente.

- Puede aparecer adenopatías generalizadas y esplenomegalia durante la fase exantemática.

- El sarampión atípico en pacientes con su primera dosis de vacunación se presenta con un cuadro de fiebre alta, dolor abdominal, erupciones en regiones distales (manos y pies) con lesiones vesiculosas, vesiculopustulosas o purpuricas. (7)

Diagnostico
Es netamente clínico.
Diagnóstico Diferencial:

Patología	Características diferenciales
Erupción exantemica por fármacos	Antecedentes de atipia o sensibilidad
Rubeola	Patología leve con ligera fiebre, artralgias o artritis, lifadenopatia y un exantema de color mas claro
Roséola o exantema súbito	Ausencia de síntomas característicos (tos, conjuntivitis, coriza), fiebre de aparición y descenso bruscos.
Eritema Infeccioso	Erupción no generalizada, de predominio en zonas expuestas, sin síntomas acompañantes. Aspecto "mejillas abofeteadas" y presencia de erupción eritematosa reticulada como encaje
Mononucleosis Infecciosa	Presencia de odinofagia y malestar en adenopatías.
Enfermedad de Kawasaki	Lifadenopatias, fisuras labiales, induración de manos y pies Exéntatema intenso en peroné
Meningococemia	Puede aparecer en sarampión atípico, se presenta con purpura generalizada.

Tratamiento
- No hay un tratamiento antiviral específico para la patología.
- El tratamiento es sintomático manteniendo una buena higiene, alimentación rica en vitaminas (vitamina A).
- Realizar correctamente las inmunizaciones pertinentes.

Rubeola
Definición

• Rubeola Clásica
La rubéola es una infección por un virus ARN, pertenece a la familia Togaviridae, género Rubivirus, que se disemina a través de gotas respiratorias entre contactos cercanos o del aire.

• Rubeola Congénita:
Embriopatía debida a la infección en el primer o segundo trimestre de embarazo.

Patología que ha disminuido debido a su vacunación universal.

Epidemiologia
La Organización Panamericana de la Salud (OPS/OMS) apoyó al Ministerio de Salud Pública (MSP) en la capacitación de los equipos de la salud para una respuesta rápida a casos importados de sarampión, rubéola y síndrome de rubéola congénita, así como de poliovirus salvaje o eventos de un poliovirus derivado de la vacuna. (8)

Cuadro Clínico
- Ganglios linfáticos inflamados por lapsos de hasta una semana.
- Fiebre, que rara vez excede los 38 °C va entre 37,2 a 37,8 °C).
- Irritación usualmente en el área de la cara, aunque también se extiende al tronco y extremidades. Tiene la apariencia de manchas rosadas debajo de la piel.
- Las manchas se manifiestan en el primer o tercer día de la enfermedad, pero desaparece al cabo de unos días, sin dejar daños permanentes, a veces la piel afectada se descama en láminas muy finas. (9) (Figura3)
- Pérdida de apetito.
- Dolor de cabeza.
- Inflamación de los ojos.
- Congestión nasal, dolor e inflamación en las articulaciones

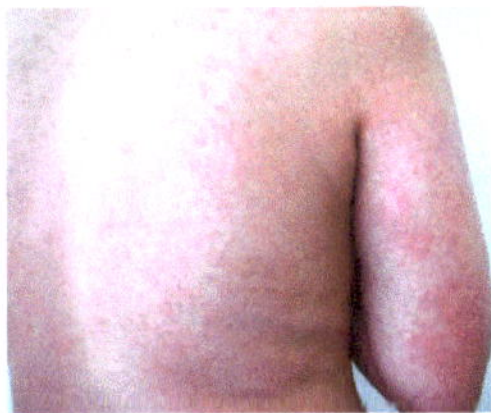

Figura 3: Erupción macular eritematosa de rubeola. Public Health Image Library de los Centers for Disease Control and Prevention.

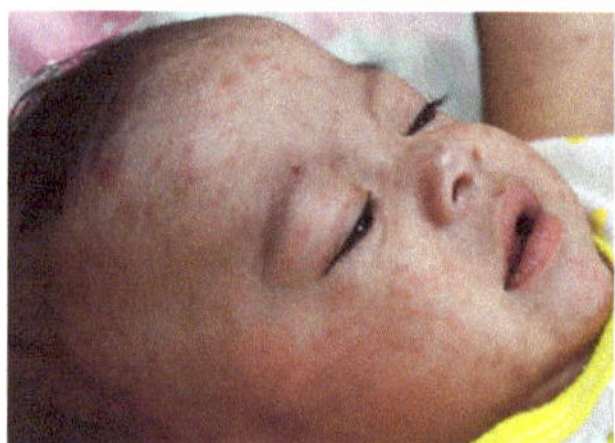

Figura3.1: Erupción purpuricas (exantema en "Magdalena de arándanos"), rubeola congénita. Public Health Image Library de los Centers for Disease Control and Prevention

Diagnostico

El exantema de la rubeola no es específico, por lo que no se puede hacer un dx clínico de esta enfermedad.

El IgM contra la rubéola suele ser detectable en el cuarto día de rash y permanece positivo hasta por ocho semanas. Después de curado, surge un segundo tipo de anticuerpo, la IgG contra la rubéola. La IgG es un anticuerpo que indica que el paciente tuvo la enfermedad y ahora se encuentra curado e inmunizado. Quien ya tuvo rubéola o fue vacunado presenta IgG reactivo (10).

Diagnóstico Diferencial

Patología	Características diferenciales
Sarampión	Se presenta fiebre, tos, coriza y conjuntivitis con un exantema rojo más intenso.
Mononucleosis infecciosa	Fiebre, faringitis y malestar general
Exantemas por enterovirus	Erupciones se presentan con componentes petequiales, lifadenopatias infrecuentes.
Picaduras de insectos	Erupción no generalizada, de predominio en zonas expuestas, sin síntomas acompañantes.

Tratamiento
- No hay un tratamiento antiviral específico para la patología.
- El tratamiento es sintomático manteniendo una buena higiene.
- Realizar correctamente las inmunizaciones pertinentes.

Recomendación

Debe evitarse el contacto de niños afectados con mujeres embarazadas, además de evitar asistir a centros escolares hasta 7 días después del inicio de la aparición del exantema.

Roseola

Definición

La roséola de la lactancia o exantema súbito, es una infección que aparece en lactantes o niños muy pequeños y se debe al virus herpes humano tipo 6B (HHV-6B) o, con menor frecuencia, al HHV-7 (11)

Epidemiologia

Habitualmente afecta a pacientes de 6 meses a 3 años (edad máxima de incidencia 6-7 meses) (4).

En el Ecuador no se disponen de datos epidemiológicos publicados o disponibles, tampoco el Ministerio de Salud Pública tiene en sus registros datos estadísticos de esta enfermedad.

Cuadro Clínico
- La característica fundamental es la presencia de fiebre alta (38.5-40 C) sin exantema, dura de 3 a 5 días.
- El exantema aparece1 o 2 días después del descenso febril, presencia de maculas rosadas con un leve halo blanquecino y las pápulas en el cuello y el tronco, en ocasiones afecta a extremidades y cara. (Figura4)
- En 2/3 de los pacientes se evidencia un enantema con pápulas rojas en el paladar blando y úvula (manchas de Nagayama) (12)
- Los síntomas asociados pueden ser faringitis, amigdalitis y linfadenopatias.

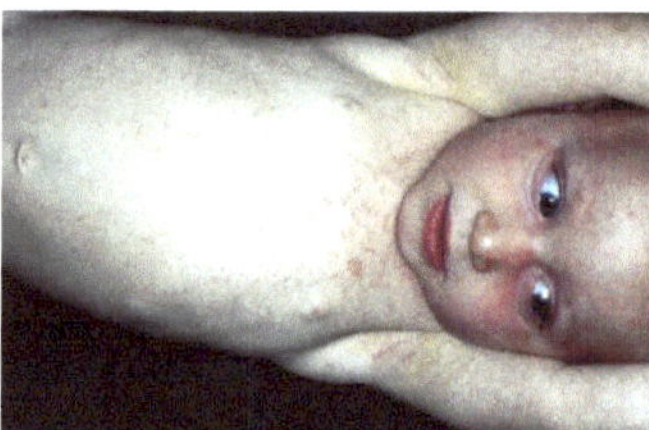

Figura 4: Roséola del lactante, maculas y pápulas eritematosas. Public Health Image Library de los Centers for Disease Control and Prevention.

Diagnostico
Es netamente clínico, característico de este grupo de edad.

Diagnóstico Diferencial
Diversos agentes víricos tales como los enterovirus, adenovirus, parvovirus B19, rubeola y parainfluenza provocan lesiones muy parecidas. La aparición del exantema posterior a la fiebre es la principal diferencia. (4)

Tratamiento
Solo se precisa tratamiento sintomático.

Eritema Infeccioso/Infeccion Por Parvovirus Humano B19
Definición
Causada por le parvovirus B19 un virus ADN, familia de enterovirus. Cuyo único huésped es el ser humano, es una infección ("quinta enfermedad de la infancia") que afecta a niños entre los 4-10 años de edad, causa síntomas generales leves y un exantema eritematoso o maculo-papuloso, que comienza por las mejillas y se extiende, fundamentalmente, a las partes expuestas de los miembros (13).

Epidemiologia
En el Ecuador no se disponen de datos epidemiológicos publicados o disponibles, tampoco el Ministerio de Salud Pública tiene en sus registros datos estadísticos de esta enfermedad.

Fisiopatología

- La transmisión de esta patología se da a través de goticulas respiratorias primordialmente, por contacto mano boca, incluso trasmisión materno-fetal (13).
- El periodo de incubación es de 4 a 5 días.
- El parvovirus B19 causa supresión transitoria de la eritropoyesis, que es leve y asintomática, excepto en niños con hemoglobinopatías de base (p. ej., drepanocitosis) que pueden presentar crisis aplásicas transitorias. Asimismo, los niños inmunosuprimidos pueden tener viremia prolongada (que persiste de semanas a meses), con la consiguiente anemia grave (14).

Cuadro Clínico

- Síntoma característico es el aspecto de las mejillas ("mejilla en bofetada"), son placas de color rojo vivo en las mejillas. (Figura 5)
- El exantema facial pudo ser antecedido por leves pródromos (1-2 semanas) de febrícula, escalofríos, faringitis, mialgias y malestar general (4).
- Después de 1-4 días de aparición del exantema facial se extiende a tronco y extremidades (superficies de flexión y extensión).
- Las placas eritematosas tienden a juntarse, tras lo cual se aclaran parcialmente, dejando un patrón característico de eritema reticular "encaje", con predominio en las extremidades, que se acompaña de intenso prurito (14). (Figura 5.1)
- El exantema desaparece después de varios días pero este se reactiva por varias semanas debido a los factores climáticos y ambientales.

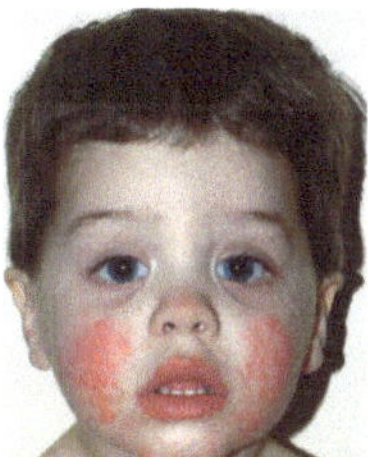

Figura 5: Signo de "Cara Abofeteada"
Public Health Image Library de los Centers for Disease Control and Prevention.

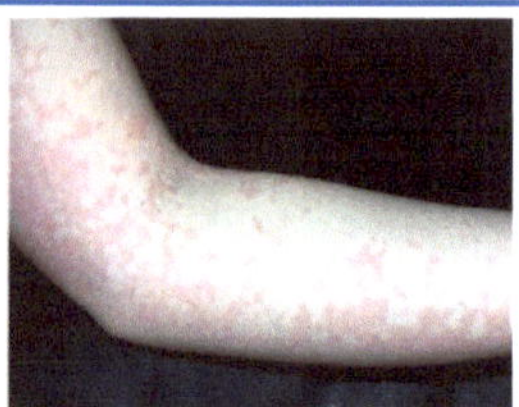

Figura 5.1: "Eritema Reticulado en Encaje"
Public Health Image Library de los Centers for Disease Control and Prevention.

Diagnóstico

El diagnóstico es clínico.

En caso de duda se puede realizar la detección serológica IgM directa frente a parvovirus humano B19 durante los primeros 30 días de la enfermedad (13).

Diagnóstico Diferencial

Patología	Características diferenciales
Erupción exantemica por fármacos	Información previa de sensibilidad a medicamentos. Ausencia de signo de "cara abofeteada"
Livedo Reticularis	El aspecto reticulado es un síntoma típico de larga evolución, no de aparición aguda. Ausencia de signo de "cara abofeteada"
Exantemas por enterovirus	Puede existir cuadros febriles Ausencia de signo de "cara abofeteada"
Escarlatina	Erupción generalizada tipo papel de lija. Habitualmente existe faringitis y lifadenopatia. La palidez alrededor de la boca de aspecto de "cara abofeteada"

Tratamiento

Solo se precisa tratamiento sintomático.

Los pacientes con el exantema característico pueden volver a su vida escolar ya que no se los considera contagiosos.

1.Pastor MVCGGH. Varicela y herpes zóster: retos para la salud pública. Scielo. 2017 noviembre-diciembre; 6(12).

2.Ecuador MDSPd. Gaceta Epidemiologica Ecuador SIVE-Alerta nº 52. Reporte Epidemiologico. Quito: Ministerio De Salud Publica del Ecuador, Salud; 2018. Report No.: 52.

3.Kenneth M. Kaye MBaWHHMS. Varicela. Manual MSD. 2018 Febrero; III(12).

4.Mancini DPKAJ. Dermatologia Pedriatrica. Quita ed. Lexus , editor. Winston: American Academy of Pediatrics; 2017.

5.De Lara J, Zermeño E. Varicela complicated chickenpox with Fournier gangrene associated with nonsteroidal anti-inflammatory drugs use in a child. Enfermedades infecciosas y Microbiologia. 2018 mayo; 38(3).

6.Teglia OF. Sarampión y rubeola:dos enfermedades que resisten a su ocaso. Revista Medica de Rosario. 2018 mayo; 85(2).

7.AuCarlosRisco-Riscoa JMCNLPJEGRC. Epidemiology of measles in vaccinated people, Spain 2003-2014. ELSEVIER. 2016 Noviembre; 35(9).

8.OPS/OMS. OPS. [Online].; 2018 [cited 2018 Mayo 31. Available from: https:// w w w . p a h o . o r g / e c u / i n d e x . p h p ? option=com_content&view=article&id=2036:ecuador-fortalece-sus-capacidades-de-respuesta-ante-sarampion-rubeola-sindrome-de-rubeola-congenita-difteria-y-polio&Itemid=360.

9.RAFAEL FERRER MONTOYA ABABLG. Síndrome de rubeola congénita. Presentación de un caso. Revista medica multi-med. 2018 Noviembre; 22(3).

10.Pinheiro DP. M.D Saúde [internet]. [Online].; 2017 [cited 2017 Marzo 23. Available from: https://www.mdsaude.com/es/enfermedades-infecciosas/rubeola-es/.

11.Brenda L. Tesini M. Roséola de la lactancia. University of Rochester School of Medicine and Dentistry. 2018 Enero; 6(26).

12.Claus Hinz WHA&ORPBE. Immediate and heritable costs of desiccation on the life history of the bdelloid rotifer Philodina roseola. Springer Nature. 2018 Septiembre; 5(11).

13.Natàlia Claver Belver ISSMJMACMPVPSSCRDFA. Infecciones por Erythrovirus B19. Seis años de seguimiento en población adulta y pediátricaErythrovirus B19 infections. Six years of follow-up in adults and children. Elvesier. 2018 Mayo; 6(16).

14.Brenda L. Tesini M. Eritema infeccioso Quinta enfermedad, infección por parvovirus B19. University of Rochester School of Medicine and Dentistry. 2018 Enero; 8(12).

CAPÍTULO 2

CRISIS CONVULSIVAS EN LA INFANCIA
Autor: Dr. Raúl Leonardo Telenchana Adame

Durante muchos siglos se han considerado a las crisis convulsivas como algo mágico o místico. Las crisis epilépticas se reconocieron desde la antigüedad, una de las primeras descripciones de una crisis se realizó hace más de 3000 años en Mesopotamia y se atribuyó al Dios de la luna. Hipócrates escribió el primer libro sobre las crisis epilépticas hace 2.500 años rechazando la causa divina de la enfermedad.

Definición

Las convulsiones son contracciones involuntarias de la musculatura corporal de diferentes orígenes: anóxico (sincope), psíquico (pseudocrisis) o epiléptico (1).

Debemos tomar en cuenta varios términos específicos como: Crisis convulsiva es cualquier tipo de crisis generalizada o focal con sintomatología motora clónica, tónica o mioclónica. No son necesariamente epilépticas. Mientras que la Epilepsia es una enfermedad crónica que se caracteriza por la recurrencia de crisis epilépticos no provocadas. El Estatus epiléptico es la crisis prolongada o crisis repetidas frecuentemente sin recuperación de conciencia entre ellas, durante más de 30 minutos. Si la crisis es motora, se denomina también estatus convulsivo (2).

La crisis epiléptica son síntomas o signos de carácter transitorio de una disfunción cerebral debido a una actividad anormal que puede ser excesiva y sincrónica del cerebro, las manifestaciones clínicas son muy variables y autolimitadas. Pueden ser reactivas a un estrés cerebral transitorio o a lesiones permanentes que forman parte de un síndrome neurológico más amplio denominado síndrome epiléptico.

A la vez se dividen en crisis provocadas (sintomáticas agudas) y las no provocadas (espontáneas), las sintomáticas agudas están relacionadas temporalmente con un factor precipitante conocido, en el cual puede ser trastorno metabólico o toxico agudo, traumatismo craneoencefálico, infección del sistema nervioso o con lesiones cerebrales preexistentes. Las espontaneas o crisis no provocadas son las que suceden sin ningún factor desencadenante conocido próximo en el tiempo (1)

Etiología

El Estado epiléptico convulsivo es la emergencia neurológica más común en niños, la mayor frecuencia corresponde a menores de 1 año, luego 1-4 años, descendiendo posteriormente y con un alza en adultos. Cualquier causa que pueda provocar una crisis epiléptica puede desencadenar un estatus convulsivo, entre ellas destacan los procesos agudos o subagudos que afectan al sistema nervioso central como la meningoencefalitis y encefalopatías metabólicas o toxicas (1).

El 80% viven en países de ingresos bajos y medios, la mayoría de ellos no tiene acceso a tratamientos (2).

Además son asociados a fiebre por un proceso infeccioso extracraneal, en donde un 5% de las convulsiones febriles comienzan como estatus convulsivos, causa principal en niños menores de 3 años (1).

Fisiopatología

La crisis convulsiva se caracteriza por una descarga paroxística, hipersincrónica, excesiva e incontrolada de un grupo determinado de neuronas; la descarga se propaga a estructuras normales vecinas cuyo reclutamiento sincronizado produce las manifestaciones interictales. Las manifestaciones ictales y clínicas requieren su propagación a áreas más lejanas (4).

Después de una convulsión tónico-clónica generalizada, a menudo hay un estado postictal que dura varios minutos, durante el cual el umbral de la convulsión se eleva masivamente. Este cambio restaura la homeostasis y evita la excitación desbocada. Durante estado epiléptico convulsivo generalizado (GCSE), esos mecanismos fallan y las convulsiones ocurren en sucesión o incluso se vuelven autosuficientes. Se desconoce cómo ocurre esto, pero los avances recientes sugieren posibles explicaciones. La inhibición mediada por el ácido gamma-aminobutírico clase A (GABA A) se vuelve menos efectiva, mientras que las acciones excitadoras del glutamato se potencian. Esto tiene implicaciones para la secuenciación de medicamentos anticonvulsivos durante GCSE y para comprender cómo progresa GCSE a GCSE refractario (5).

Se toma en cuenta que el desencadenamiento y perpetuación está influido por varios mecanismos.

Mecanismos Neurofisiológicos:

- Un desequilibrio entre la actividad excitatoria e inhibitoria del grupo neuronal afecto (el aumento de la actividad excitatoria celular depende de cambios en los canales voltaje dependientes de Na y Ca y activación de los receptores del NMDA, presencia de neuronas con actividad paroxística endógena, potenciación por neuromoduladores como Norepinefrina y Somatostatina y alteraciones del microambiente celular).
- Una anomalía estructural en los circuitos sinápticos neuronales que hace posible la existencia de circuitos sinápticos excitatorios recurrentes y que favorece la propagación de la actividad epileptogénica (4).
- Una anomalía en la actividad paroxística intrínseca de ciertos grupos neuronales.
- Una alteración en el microambiente celular que rodea al grupo neuronal epileptógeno (4).

Mecanismos Moleculares

En el SNC hay más de 69 sustancias que pueden ser neurotransmisores o neuromoduladores, unos excitadores como el Glutámico y Aspartico y otros inhibidores, como el GABA (ácido gamna aminobutírico), la Glicina y Taurina. Las aminas, péptidos y hormonas se comportan en el SNC como neuromoduladores y son en su mayoría inhibidores. Los neurotransmisores en la epilepsia pueden presentarse como una anomalía primaria que la desencadena, predispone o propaga (4).

Actitud en urgencias ante un paciente con crisis epiléptica
En pacientes con crisis

- Colocar a paciente en decúbito supino para facilitar el abordaje de vía aérea, clásicamente se ha recomendado la posición en decúbito lateral izquierdo para reducir el riesgo de broncoaspiración, actualmente ya no se recomienda debido a que se ha comprobado que este riesgo no existe durante la crisis y aquella posición favorece la luxación del hombro izquierdo (5).

• Administrar Diazepam (microenemas con 5mg y 10 mg) en dosis de 0.5 mg/kg por vía rectal (5 mg en niños menores a 3 años, 10 mg en mayores de 3 años) que puede repetirse, si es necesario a los 10 – 15 minutos) (6).

Como alternativa puede administrarse midazolam bucal (solución bucal, jeringas precargadas con 2.5, 5, 7.5, 10 mg) en la dosis siguientes; 3 meses a 1 año: 2.5mg; 1 a 5 años: 5mg; 10 a 18 años: 10 mg. Entre los 3 y 6 meses se debe administrar en el hospital, donde se pueda monitorizarse al paciente y se disponga de un equipo de reanimación, la dosis elegida se debe introducir lentamente en el espacio entre la encía y la mejilla, administrando alrededor del 50% en un lado de la boca y el otro 50% en el otro lado. Tomar en cuenta que la absorción por vía rectal es rápida (5).

A veces es impredecible, por lo que el Diazepam (ampollas de 2 ml con 10 mg) puede administrarse por vía intravenosa en dosis de 0.3 mg/kg, a un ritmo inferior 1-2 mg/min, que puede repetirse cada 5 minutos. Para su administración se diluye el contenido de una ampolla (2ml) en 8ml de solución fisiológica, obteniendo una dilución de 1mg/ml (6).

Paciente en estado proscritico: se coloca en posición decúbito lateral izquierdo, ya que en esta fase el riesgo de broncoaspiracion es significativo, y no se administra ninguna medicación, se procede a la valoración posterior y se evita los efectos secundarios (7).

Es muy importante realizar diagnóstico diferencial entre crisis epiléptica y episodio paroxístico no epiléptico (espasmo del sollozo, sincopes). Al tratarse de crisis epiléptica se evaluara si ha coincidido o no con fiebre, y en las afebriles si ha habido algún traumatismo craneoencefálico, se recomienda en estos casos una tomografía computarizada (TC) craneal para descartar lesiones que se requieran intervención quirúrgica, se recomienda TC también a pacientes que no se recuperan por completo unas horas después de una crisis epilépticas, los que tienen puntuación en la escala de Glasgow menor de 15 durante más de una hora y los que presentan alteraciones focales en la exploración neurológica o parálisis de Todd prolongada.

Se realizará el resto de exploraciones complementaria como: hematimetría, bioquímica, punción lumbar, etcétera, todo dependerá de la anamnesis y de la exploración física realizada (7).

Estatus convulsivo en el lactante y en el niño pequeño

Clásicamente se ha definido como crisis epiléptica de una duración superior a 30 minutos (crisis prolongadas que son breves y reiteradas sin recuperar la conciencia durante el mismo periodo) (8).

Estabilización y medidas generales

- Ventilación y oxigenación, aspiración de secreciones si fuera necesario si persiste una inadecuada ventilación y respiración se procederá a intubar (5).
- Canalización de vía venosa periférica y administración de solución fisiológica un ritmo inicial de 7 gotas/ min, si no es posible la canalización podemos optar por una vía venosa central e interósea.
- Solicitar biometría hemática, química sanguínea, glucosa gasometría arterial/venosa (8) (5).
- Monitorización de signos vitales (5).
- Si presenta hipoglucemia debe administrarse solución glucosilada al 10% en dosis de 5ml/kg, diluida a la mitad en agua destilada (8).

Terapia Anticonvulsiva

Diazepam por vía rectal en la misma dosis descrita anteriormente, si no cede en 10 minutos se repite la segunda dosis por vía rectal o administración de Diazepam intravenoso a dosis de 0.2, - 0.5 mg/kg y se puede repetir cada 5 minutos hasta una dosis máxima de 5mg en niños menores de 5 años y 10 mg a mayores de 5 años (9).

Si existe fracaso con diazepinas se optara por la administración de valproato sódico viales de 400mg en dosis inicial de 20 mg/kg pasando lentamente (5 minutos) (10).

Si no cede y persiste por más de 60 minutos, se trata de un status convulsiva refractario y se administrara midazolam ampollas de 5ml con 5mg en dosis de 0.2 mg/kg en bolo intravenoso, seguida de infusión intravenosa continua de 0.1 – 0.2 mg/kg/hora hasta controlar la crisis (10).

Convulsiones febriles en infantes

Aquella que está asociada con fiebre, en ausencia de infección del sistema nervioso central o de un desequilibrio electrolítico, en niños mayores de 3 meses sin antecedentes de convulsiones neonatales ni de crisis epilépticas. En guías y revisiones se refieren a un grupo de edad comprendido entre los 6 meses y 6 años, como etiología tiene predisposición genética, son benignas y el diagnóstico es clínico (11).

Clasificación

1.**Simples o típicas:** Son crisis generalizadas; tónicas, clónicas, tónicoclónicas de duración inferior a 15 minutos, sin recurrencia en las primeras 24 horas sin anormalidad neurológica proscritica (7).

2.**Complejas o atípicas:** Son crisis que cumplen al menos uno de los siguientes criterio: focales, duración mayor a 15 minutos y que recidiva en el mismo proceso febril y anormalidad neurológica proscritica (7).

Diagnóstico

- **Historia clínica:** detección de signos neurológicos focales y signos y síntomas que orienten un proceso infeccioso.
- **Biometría hemática:** con fórmula y recuento leucocitarios
- **Química sanguínea:** glucosa, urea, creatinina, iones y proteína C reactiva (se eleva en infecciones bacterianas) (8).
- **Examen de orina:** puede contribuir a su diagnóstico.
- **Punción lumbar:** indicado en niños con convulsiones febriles con síntomas y signos meníngeos. La punción lumbar se considera en niños que no estén vacunados frente haemophilus influenzae tipo b, neumococo (7).
- **Electroencefalograma:** no se recomienda su realización debido que su alteración no predice las recurrencias y desarrollo de epilepsia posterior.

Tabla 1: Criterios de ingreso hospitalario

Criterios de ingreso hospitalario
Sospecha de infección del sistema nervioso central
Convulsiones febriles atípica o compleja
Condiciones sociales desfavorables: ansiedad familiar
Estado general afectado
Crisis prolongada que no cede con tratamiento

Alteración en la exploración neurológica en periodo proscritico
Limitación n revisión pediátrica en un periodo breve de tiempo
Crisis recidivantes en proceso febril.

Fuente 1: elaboración propia

Medidas Generales
• Información a familiares del paciente.
• Evitar las elevaciones o caídas bruscas de la temperatura.
• Administración de antipiréticos como paracetamol, ibuprofeno.

Tratamiento en Crisis
Medidas generales (asegurar vía aérea, ventilar y oxigenar, tratar causa de fiebre), mantener la calma y no forzar apertura d boca, observar el tipo y duración de la convulsión (8).

Colocación de paciente en decúbito supino para una facilidad en el abordaje de vía aérea, la mayoría de las crisis duran menos de 2 minutos, sin embargo si la duración es superior a 5 minutos se administrará benzodiacepinas de duración corta endovenosa (diazepam ampollas de 2ml con 10 mg en una dosis de 0.3mg/kg y se puede repetir cada 5 minutos), máximo 5mg en niños menores de 5 años (6).

Si no se puede administrar vía endovenosa se administrara Diazepam (microenemas con 5 y 10 mg en dosis de 0.5 mg/kg vía rectal) hasta 5mg en niños menores de 3 años y 10 mg en mayores de 3 años (9).

1.Murillo LJ, Montero Pérez FJ. *Medicina De Urgencias y Emergencias. Sexta ed.* Murillo LJ, Montero Pérez FJ, editors. Barcelona: ELSEVIER; 2018.

2.Granero MAM, Garcia Perez A. *El niño que convulsiona, enfoque y valoracion desde atencion primaria. Actualizacion en Pediatria 2018.* 2018 febrero; 3.

3.Organización Mundial de la Salud. *Epilepsy: a public health imperative.* Organización Mundial de la Salud. 2019.

4.Machado VRN, Falcón Hernández A, Capote Padrón JL, García Blay. *Estado Convulsivo. Revista de las Ciencias de la Salud de Cienfuegos.* 2006 marzo; 11.

5.Alford EL, Wheless JW, Phelps SJ. *Tratamiento del estado convulsivo generalizado epiléptico en pacientes pediátricos. The Journal of Pediatric Pharmacology and Therapeutics.* 2015 Julio; 20(4).

6.Brigo F, Nardone R, Tezzon F, Trinka E. *Nonintravenous midazolam versus intravenous or rectal diazepam for the treatment of early status epilepticus : A systematic review with meta-analysis. Epilepsy Behav.* 2015 agosto; 49(325-36).

7.Button K, Mannix R, Walls R, Hockberger R, Gausche Hill M, Bakes K, et al. *Energency medicine concepts and clinical practice: neurologic disorders. novena ed.* Button K, Mannix R, Walls R, Hockberger , editors. Philadelphia: Rosen's; 2018.

8.Sopelana D, Segura T. *Diagnostico y tratamiento medico:Epilepsia.* In J. RG, editor. *Diagnostico y tratamiento medico.* España: Marbán; 2019. p. 786-800.

9.Momen AA, Malamiri RA, Nikkhah A, Jafari M, Fayezi A, Riahi K, et al. *Efficacy and safety of intramuscular midazolam versus rectal diazepam in controlling status epilepticus in children. European Journal of Paediatric Neurology.* 2015 Marzo; 19(149-54).

10.Welch RD, Nicholas K, Durkalski–Mauldin VL, Lowenstein DH, Conwit R, Mahajan PV. *Intramuscular midazolam versus intravenous lorazepam for the prehospital treatment of status epilepticus in the pediatric population. Epilepsia.* 2015 Enero; 56(2).

11.Bhatnagar M, Shorvon S. *Genetic mutations associated with status epilepticus. Epilepsy behavior.* 2015 Agosto; 49.

CAPÍTULO 3

TRAUMATISMO CRANEOENCEFÁLICO EN PEDIATRÍA, MANEJO EN PRIMER NIVEL DE ATENCIÓN

Autor: Dr. John Patricio Romero Cevallos
Coautor: Dra. Dunia Ekatierina Rueda García

Definición

Se considera a la lesión traumática producida sobre el cráneo y/o su contenido, que involucra por lo menos contusión o laceración del cuero cabelludo, del cráneo y una alteración más o menos severa del estado de conciencia. (1, 2, 15, 21)

Epidemiología

Es una de las principales causas de morbilidad y mortalidad en niños y afecta a cerca de 10 millones de personas cada año. (4) La Organización Mundial de la Salud (OMS) estima que mueren, en todo el mundo, aproximadamente 100 niños cada hora a causa de lesiones, de las cuales el 90% son no intencionales. (12) La mayoría de TCE (60-80 %) serán leves recuperándose sin secuelas. Los casos más graves no dejan duda de la conducta inicial a seguir. (24)

En Estados Unidos, la población entre los niños menores de 14 años, las lesiones traumáticas del cerebro representan aproximadamente 500,000 visitas al departamento de emergencias, 37,000 hospitalizaciones y más de 2000 muertes por año, por lo cual es la causa más común de muerte y discapacidad en la infancia. La mayoría de los niños con traumatismo craneal son hombres y tienen una lesión leve. (24)

En Cuba se estima que cada año 300 de cada 100,000 niños sufren un TCE, además, alrededor de 250,000 casos son ingresados, también reportan que predomina el TCE leve en 70-90% de los niños y afecta con mayor frecuencia al género masculino (64.4%). (7)

En Ecuador, hay escasos estudios sobre la epidemiología en población pediátrica, entre ellos se destaca un estudio transversal realizado en Cuenca, obteniendo una prevalencia de TEC en el Hospital Vicente Corral Moscoso en niños de 0 a 5 años, fue de 10,4%, y tuvo mayor asociación con la etnia indígena o negra, al encontrarse sin cuidador o a cargo de terceros y el maltrato infantil. (23)

Etiología

Las características anatómicas del cerebro pediátrico lo hacen más susceptible a ciertas lesiones en comparación con el adulto. (11, 20) La cabeza es más grande en relación con su superficie corporal total. Además, el espacio subaracnoideo es relativamente más pequeño, ofreciendo menos protección al cerebro, debido a que hay menos flotabilidad. Por lo tanto, el movimiento de la cabeza es más probable que provoque daño parenquimatoso. El flujo sanguíneo cerebral normal aumenta progresivamente hasta casi el doble que en adultos a los 5 años y luego disminuye, esto indica que hay mayor susceptibilidad a hipoxia e hipercapnia cerebral (20)

El mecanismo de producción depende de la edad del niño y de su desarrollo psicomotor.
Según la edad:
 • Niños < 2 años: caídas, maltrato.
 • Niños entre 2-10 años: accidentes de circulación o bicicleta y caídas.
 • Niños >10 años: deportes, accidentes de circulación y bicicleta.

En menores de 12 meses, la mortalidad duplica al resto de edades pediátricas, además de ser más frecuentes los TCE por maltrato, con mayor mortalidad también. (9)

Fisiopatología
Lesión Primaria: se produce en el sitio del accidente; por agresión directa sobre el parénquima cerebral o daño en la substancia blanca mediante fuerzas de aceleración-desaceleración (lesiones más superficiales) y fuerzas rotacionales (lesiones más profundas). Entre las lesiones se incluyen: lesión de tejidos blandos, fractura de cráneo, sangrado extraaxial (epidural, subdural, subaracnoidea y hemorragia intraventricular), lesiones intracraneales (lesión axonal difusa, contusión cortical y hemorragia intraparenquimatosa) y lesión vascular. (11, 13, 21)

Lesión Secundaria: se produce horas o días después de la lesión primaria. Suele ser desencadenado por: la hipoxemia, hipercapnia, isquemia/ hipoperfusión, daño citotóxico, y daño por radicales libres, y producción de sustancias neuro-excitatorias (glutamato, aspartato), y disturbios metabólicos. Es imperativo que los médicos intenten identificar y tratar cualquier lesión primaria mientras trabaja simultáneamente para prevenir más daños neuronales por lesión secundaria.

Todos estos procesos determinarán la regeneración cicatricial y edema cerebral con la consiguiente isquemia e hipertensión intracraneana secundarias y finalmente, necrosis y apoptosis celular. (11, 13, 21)

Teoría de Monro-Kellie
Consiste en que el cráneo mantiene un volumen constante que está divido en tres compartimientos: parénquima cerebral, líquido cefalorraquídeo y volumen sanguíneo. Si en situaciones patológicas se produce un aumento de uno de ellos o aparece un cuarto espacio como puede ser hematoma o un tumor, se trata de evitar el aumento de la presión intracraneal, con la disminución de otro de los componentes. (5, 13, 20, 25)

La presión arterial media (PAM) normal oscila entre 85 y 95mmHg, en condiciones normales, la presión intracraneal (PIC) se sitúa por debajo de 15 mmHg. Por lo tanto, la PPC normal es aproximadamente de 70-80mmHg. (13, 25)

Cuadro Clínico
Anamnesis: Se debe preguntar a los padres o al acompañante la edad del paciente, antecedentes patológicos personales: TCE, trastornos neurológicos, uso de medicamentos y diátesis hemorrágica. Además, el lugar, la hora y las circunstancias en que se produjo el accidente (en caídas hay más riesgo si es en niños>2 años: > 1,5 metros; niños < 2 años: >90 cm), hubo alteración del nivel de conciencia, desorientación, amnesia, empeoramiento de la cefalea o vómitos repetidos en proyectil, convulsiones. (1, 3, 9, 16, 19)

Valoración Primaria
El personal de enfermería o auxiliar de enfermería contribuye en la toma de signos vitales Ver Anexo 1, y el personal médico inicia con la estrategia ABCDE de ATLS. Al encontrarse alguna alteración durante la misma se la maneja en ese momento, indicando en voz alta al personal auxiliar que facilite los instrumentos o insumos requeridos, en caso de descompensación importante del paciente, se reinicie inmediatamente la estrategia, volviendo a

valorar permeabilidad de vía aérea, y luego se avanza en secuencia, para asegurar un buen manejo del paciente. (15, 20)

A: Estado de la vía aérea (Airway) con control cervical: Se pregunta al paciente ¿cómo se llama?, ¿qué le sucedió?, para valorar si hay o no vía aérea permeable, búsqueda de cuerpos extraños, identificación de fracturas maxilofaciales y/o traqueal/laríngea, ver si hay necesidad de succión de secreciones. También se evalúa si hay estridor o disfonía. Luego si a la palpación hay dolor cervical posterior se coloca un collarín cervical con inmovilización cervical cuidadosa.

B: Respiración (Breathing): hay que valorar posición de la tráquea, ingurgitación yugular, enfisema subcutáneo, laceraciones, ver si hay signos de dificultad respiratoria, palpación, percusión, auscultación pulmonar.
C: Circulación (Circulation): valoración de pulsos centrales y periféricos, llenado capilar, valoración de presión arterial, auscultación de ruidos cardiacos.

Inspección, auscultación, palpación y percusión de abdomen.

Inspección de heridas en área pélvica y genital, presencia de sangre por uretra, palpación delicada en espinas ilíacas anterosuperiores, o genital. El manejo de heridas se difiere su manejo tras una buena valoración primaria.

D: Disfunción Neurológica (Disability): debe evaluarse el nivel de conciencia mediante el uso de escala de Glasgow, valoración de pupilas.
Ver Tabla 1.

Es necesario según el caso realizar rotación en bloque(rolling) en la tabla espinal, entre 4 personas, para examinar las diferentes partes de columna vertebral.

E: Exposición: exponer totalmente al paciente para buscar lesiones a la inspección. La inmovilización de fracturas de huesos largos, se puede realizar con rapidez y administrando analgesia previa. (9, 11, 13, 14, 19, 20)

Valoración Secundaria

Durante esta fase, se hace una anamnesis y exploración física completa. Es importante valorar la presión arterial media. (11, 19, 20)

Cabeza: Buscar heridas como: laceraciones, hematomas y depresiones. Valoración de fontanelas, para ver si están tensas o abombadas. Buscar hundimientos.

Valorar signos de fractura de base de cráneo: inspeccionar equimosis periorbitaria (signo de ojo de mapache), equimosis retroauricular (signo de Battle)

Oído: explorar hemotímpano, buscar la presencia de salida de sangre o LCR por CAE.

Nariz: Buscar la presencia de salida de sangre o LCR por la nariz.

Examen Neurológico

- **Estado de alerta:** es el aspecto más importante a valorar, mediante la escala de Glasgow de acuerdo al grupo etario (respuesta verbal. respuesta de apertura ocular y respuesta motora).
- **Orientación en espacio, tiempo y persona.**
- **Memoria:** valorar presencia de amnesias.
- **Explorar función motora y sensorial** (marcha, brazos, extremidades en busca de desviaciones).

Reflejos del tronco encefálico: reflejo fotomotor, reflejo corneal, reflejo oculo-cefálico, reflejo oculo-vestibular, reflejo nauseoso, reflejo tusígeno.

Valoración del tamaño, simetría y reacción pupilar: es necesario determinar por separado los hallazgos en las pupilas izquierda y derecha.

Fondo de ojo: para buscar hemorragias ipsilateral retinianas, que en lactantes sugieren maltrato infantil.

Ritmo respiratorio (puede localizar el nivel de la lesión). Cheyne-Stokes (cerebro anterior); hiperventilación (mesencéfalo), apneica (protuberancia, bulbo raquídeo).

Valorar signos de hipertensión endocraneana: evaluar signos tempranos tales como: cefalea, vómito, alteración del estado mental, irregularidad respiratoria y posturas anormales. Es útil pero es sintomatología tardía, la tríada de Cushing que incluye hipertensión arterial, bradicardia, alteración de dinámica respiratoria). Por ello es importante la toma de la presión arterial, si la presión arterial sistólica está elevada, presión del pulso ampliada y pulso irregular lento, se debe sospechar en la misma. (9, 10, 11, 12, 14, 15, 16, 17,19, 20)

Tabla 1: Escala de coma de Glasgow pediátrica

Niños (Paciente ≥ 2 Años):	Lactantes (Paciente < 2 Años):
Respuesta Ocular:	_________ = Puntos (Ro)
4 Abre los ojos espontáneamente	4 Abre los ojos espontáneamente
3 Abre los ojos en respuesta a la voz	**3** Abre los ojos en respuesta a la voz
2 Abre los ojos en respuesta a dolor	2 Abre los ojos en respuesta a dolor
1 SIN RESPUESTA	1 SIN RESPUESTA
Respuesta Motora:	_________ = Puntos (Rm)
6 Obedece órdenes	6 Movimientos espontáneos
5 Localiza	5 Retira al ser tocado
4 Retira	4 Retira al dolor
3 Flexión	3 Flexión (decorticación)
2 Extensión	2 Extensión (descerebración)
1 SIN RESPUESTA	1 SIN RESPUESTA
Respuesta Verbal:	_________ = Puntos (Verbal)
5 Orientado	5 Gorjea y balbucea
4 Confundido	4 Llanto irritable
3 Palabras inapropiadas	3 Llanto al dolor
2 Palabras incomprensibles	2 Gime al dolor
1 SIN RESPUESTA	1 SIN RESPUESTA

TCE leve: 14-15. TCE moderado: 9-13. TCE severo: 3-8. Los niños con TCE moderados y graves deben trasladarse a un centro de tercer nivel con neurocirugía. Fuente: Tomado deTrauma, Capítulo Trauma. (11)

Diagnóstico

El diagnóstico es clínico, se basa en una buena anamnesis y examen físico, debe considerarse la posibilidad de traumatismo craneal por maltrato infantil, especialmente en situaciones alteración de nivel de conciencia sin causa evidente, o cuando los hallazgos clínicos no son compatibles con la historia clínica proporcionada. (25) Se debe solicitar los exámenes complementarios de forma razonada en base a la clínica del paciente.

Radiografía simple de cráneo: no está recomendada como herramienta de detección para lesiones traumáticas cerebrales clínicamente importantes.
• Por lo que su uso debería restringirse a las siguientes situaciones:
• Sospecha de maltrato (debe valorarse la realización de una serie ósea)
• lesiones penetrantes (para descartar la presencia de un cuerpo extraño)
• No disponibilidad de TC e incluso en niños de bajo riesgo en los que se considera necesario para mantener una relación de confianza con la familia, según algunos autores. (16, 26)

Tomografía simple de cráneo: Es el método diagnóstico de elección en la fase aguda del TCE, debe realizarse una vez que el paciente se encuentre estabilizado, no está justificada en todos los casos, por la cantidad importante de radiación que reciben estos pacientes. Una observación prolongada (3 a 6 horas) permite evitar pruebas innecesarias. (16, 26)

Se debe realizar una tomografía computarizada de la cabeza en todos los niños con lesiones en la cabeza que se presentan al DE con un GCS <14. Evidencia: A (19)

Eco Transfontanelar: en el caso de fracturas de cráneo es una alternativa importante. No se debe usar de manera rutinaria para diagnosticar lesiones intracraneales en niños que acuden al servicio de urgencias. Evidencia: D (16, 19)

Se podría optar por usarla junto con el paciente para identificar las fracturas del cráneo y la definición de sus características (por ejemplo, depresión, diástasis) Evidencia: B. (19)

Criterios de Derivación para ingreso hospitalario:

- Escala de Glasgow menor de 15 (moderados y graves)
- Pérdida de la conciencia
- Focalización neurológica
- Amnesia anterógrada o retrógrada
- Cefalea persistente desde el traumatismo
- Vómitos después del trauma
- Sospecha de maltrato infantil
- Irritabilidad o comportamiento anormal a un estímulo normal
- Sospecha de fractura o lesión penetrante de cabeza
- Crisis convulsivas posteriores al trauma
- Neurocirugía previa
- Traumatismo de alto impacto (Ej. lesiones por vehículo en movimiento, colisiones, caída de una altura mayor a un metro o a cinco escalones)
- Antecedente de sangrado o alteraciones en la coagulación (ej: Coagulopatías, Púrpura trombocitopénica idiopática, ECV, etc.)
- Paciente con terapia anticoagulante (Ej. warfarina)
- Intoxicación por drogas o alcohol.
- Presencia de salida de LCR por fosas nasales u oído o hemotímpano.
- Cuidadores inadecuados para vigilar al niño y reconsultar si precisa. (1, 2, 8, 9, 10)

Tratamiento

Manejo del traumatismo craneoencefálico leve (EG: 14-15):

En niños con TCE leve con bajo riesgo, menores y mayores de 2 años (sin pérdida de la conciencia mayor de 1 minuto, que permanecen asintomáticos y con un examen neurológico normal): pueden ser dados de alta inmediatamente, con medidas de observación.

- Se sugiere solicitar radiografía del cráneo anteroposterior-Lateral en todo menor de 1 año con hematoma del cuero cabelludo.

- Se envía a casa con observación domiciliaria, analgesia vía oral (paracetamol o ibuprofeno), signos de alarma neurológico por 72 horas, control por consulta externa. Si se llegan a presentar signos de alarma se debe enfatizar a los padres o al cuidador que debe reacudir inmediatamente al servicio de emergencia. (1, 2, 9, 10, 16, 20, 21, 22)

En el caso de niños con traumatismo craneoencefálico leve con mediano riesgo, menores de 2 años (pérdida de conciencia < 1 minuto, TCE de alta energía, cefalohematoma occipital/parietal/temporal, alteración del comportamiento, letargia e irritabilidad previas ya resueltas, Vómitos aislados): ingresan a observación por 6 horas y de acuerdo a ello se decide su alta domiciliaria o su ingreso hospitalario.

En el caso de niños con traumatismo craneoencefálico leve con mediano riesgo, mayores de 2 años (pérdida de conciencia < 1 minuto, TCE de alta energía, cefalea intensa vómitos persistentes, amnesia postraumática): ingresan a observación por 6 horas y de acuerdo a ello se decide su alta domiciliaria o su ingreso hospitalario.

En el caso de niños con traumatismo craneoencefálico leve con alto riesgo, en menores de 2 años (ECG < 15, alteración estado mental, focalidad neurológica, fractura craneal Pérdida de conciencia > 1 min, convulsión inmediata, fontanela abombada Vómitos persistentes Sospecha de malos tratos): requieren manejo inicial y su respectiva hospitalización.

En el caso de niños con traumatismo craneoencefálico leve con alto riesgo, en mayores de 2 años (ECG < 15, alteración estado mental, focalidad neurológica, fractura craneal, pérdida de conciencia > 1 minuto, convulsión inmediata): requieren manejo inicial y su respectiva hospitalización.

Durante su observación y manejo inicial se sugiere el siguiente manejo:
- A, B, C, D, E.
- Dieta a tolerancia.
- Control de signos vitales
- Analgesia intravenosa u oral (se sugiere el uso de paracetamol por su eficacia y seguridad comprobadas en la población pediátrica, y el uso de analgésicos anti-inflamatorios podría justificarse en casos particulares.
- Control de Glasgow más signos de alarma neurológica. (1, 2, 9, 10, 14, 16, 20, 21)

Manejo del traumatismo craneoencefálico moderado (EG: Glasgow 9-13) y severo (EG: Glasgow 3-8):

• **Valoración primaria y reanimación inicial:** (A, B, C, D, E), por lo general toman los primeros 5 a 10 minutos. En caso de TCE severo, es importante dar ventilación bolsa mascarilla, y preparar con rapidez el material para intubación, puesto que no debe faltar nada, pues retrasaría en el pronóstico del paciente. Se debe optar por la colocación de mascarilla laríngea como una buena opción en personal con experiencia escasa en intubación. Se debe valorar la necesidad de intubación en caso de TCE moderado con descompensación progresiva del Glasgow. (20)

En caso de sospecha de fractura de base de cráneo se debe evitar sonda nasogástrica. (14)

Si se dispone de todo lo necesario, se puede iniciar con secuencia rápida de intubación, con una estrategia de dos personas para proteger la columna cervical con daño (un reanimador inmoviliza la columna, mientras el segundo realiza la intubación orotraqueal). (1, 20) Ver Anexo 2 y 3. En caso extremo que no se disponga medios se debe mantener con ventilación bolsa mascarilla y solicitar ayuda de personal de ECU 911, que suelen tener equipo para intubación.

• **Dieta:** Nada por vía oral, se valorará el reinicio de la alimentación de acuerdo a la evolución de la condición clínica del paciente. (4, 8)

• **Control signos vitales** según la gravedad del paciente. (8, 17)

• **Mantenimiento de la vía aérea:** limpia y despejada, administración de oxígeno a 10 a 15 litros por minuto, vigilando saturación de oxígeno. (8, 6, 20)

• **Vigilar patrón respiratorio:** hipo ventilación, hiperventilación. (21)

• **Control ingesta-excreta, balance hídrico, diuresis horaria** (mínimo 1 ml/kg/hora). (8)

• **Cabecera a 30°.** (4, 5, 8, 13, 21, 24)

• **Curva térmica.** (4,5,8, 17)

• **Inmovilización de columna cervical con collarín semirrígido.** (5, 8, 20, 21)

• **Hidratación intravenosa:** se sugiere colocar dos vías venosas, y en caso extremo vía intraósea. Administrar Cloruro de sodio al 0.9% o Lactato Ringer a 2/3 partes de sus requerimientos basales según Holliday-Segar, con la finalidad de prevenir edema cerebral; previa comprobación de normovolemia (PVC) y normotensión arterial. Si el paciente está hipotenso, se realizan la expansión con solución de Ringer o Solución Salina 0,9% a 10 -20 cc/kg hasta garantizar PA adecuadas para su edad.

Es necesario vigilar y mantener una presión arterial media de acuerdo con edad, para poder preservar una adecuada perfusión cerebral. (4, 6, 8, 16, 20)

• **Analgesia y sedación leves:** AINES, paracetamol o uso de agonistas opioides (tramadol) de acuerdo a escala del dolor. Evitar depresores de SNC. (6, 8, 9, 11, 13, 20, 21, 23)

• **Uso de anticonvulsivantes profilácticos:** deben administrarse a niños con TCE severo con alto riesgo de desarrollar ataques clínicos o subclínicos, para reducir el riesgo de lesión cerebral secundaria. Se puede utilizar Fenitoína 20mg/kg en dosis de ataque a goteo IV lento en 30 minutos y luego una dosis de mantenimiento 5mg/kilogramo repartido cada 12 horas. (5, 6, 8, 20, 24)

• **Manejar agresivamente la hipertermia.** Si la Temperatura es mayor o igual a 38oC) potencia procesos patológicos intracraneanos y el deterioro neurológico, por lo que se debe administrar paracetamol o AINES. (8, 14, 24)

• **Corregir los problemas de coagulación, y hemorrágicos:** con reposiciones sanguíneas en caso necesario.

• **Protector gástrico:** omeprazol a 1 mg/kg/día IV STAT y cada 24 horas o ranitidina a 1 mg/kg/dosis IV STAT y cada 12 horas. (8)

• **Antibiótico(s) intravenoso(s):** El uso de antibióticos profilácticos rutinarios es aún controversial, sin embargo, es aconsejable ante la presencia de fistulas de LCR, en fracturas expuestas y en heridas que comprometan la tabla externa del cráneo. Se sugiere antibiótico de amplio espectro como cefalosporinas de tercera generación. Los antibióticos profilácticos no están indicados para pacientes con fracturas compuestas internas (es decir, base del cráneo) con fuga de LCR. (5, 14, 17)

• **Toxoide tetánico:** particularmente si hay laceraciones en el cuero cabelludo. (17, 20)

• **Biometría hemática, tiempos de coagulación (Tiempo de protrombina, tiempo de tromboplastina), química sanguínea (glicemia, BUN, creatinina, transaminasas)** (5, 14)

• **Vigilancia signos de alarma neurológica** con uso de escala de Glasgow seriado. Vigilar tamaño, normo reactividad pupilar, signos de hipertensión endocraneana, signos de focalidad neurológica. (4, 17, 20)

• **Glicemia capilar** (14,17)

• **Colocar sonda vesical,** siempre y cuando el trauma y la urgencia del mismo lo permitan. Se contraindica en fractura de pelvis, trauma uretral. (8, 14, 15, 20)

• **Solicitar interconsulta a pediatría** y cirugía en caso de disponerlo (8, 14)

• **No corticoides, están contraindicados.** (4, 17, 19, 21)

• Se debe evitar la hiperventilación en los niños que presentan signos de hipertensión endocraneana tras un TCE severo. (4,20)

• Se recomienda mantener una PAM adecuada que determine una PPC óptima entre 40 – 50 mmHg (en lactantes el umbral menor, en adolescentes el umbral mayor), ya que la PPC fuera de estos rangos se asocia a mayor morbilidad y mortalidad. (27)

NOTA: Estabilizar y buscar referencia de inmediato a pacientes con traumatismo cráneo encefálico severo, ATLS recomienda que el jefe del equipo, sea el que converse con el médico que receptará al paciente. (20)

Criterios de egreso:
• Conservación del nivel de conciencia.
• Ausencia de signos de focalidad neurológica.
• Pupilas isocóricas.
• Reflejos de tronco encefálico conservados.
• Ausencia de signos de hipertensión endocraneana.
• Buena movilidad y sensibilidad.
• Comprensión de las indicaciones de alta por parte del cuidador. (19, 25)

Signos de alarma neurológicos:
• Cualquier comportamiento inusual, agresivo.
• Desorientación de nombre o espacio.
• Somnolencia inusual. No se debe evitarle que duerma el niño, pero se sugiere despertar al menor cada tres horas para evaluarlo.
• Incapacidad para despertar al niño del sueño.
• Cefalea en aumento.
• Convulsiones o espasmos.
• Inestabilidad al caminar o estar de pie.
• Escurrimiento claro o sanguinolento de oídos, nariz.
• Vómito en más de dos a tres ocasiones.
• Visión borrosa o doble
• Debilidad o adormecimiento de cara, brazos o piernas
• Fiebre. (8, 10, 11, 12, 21)

Prevención
• Instale el asiento de seguridad adecuado para el niño en su vehículo.
• Viaje con niños en asiento de seguridad en parte posterior del auto.

• Colocar seguros en las puertas de vehículos.
• Enseñe a los niños a cruzar las calles con seguridad.
• Asegúrese que usa la ropa y el equipamiento adecuado para hacer deportes.
• Casco de seguridad y protectores para ciclistas, motos y vehículos rústicos.
• Vigilancia adecuada en deportes como boxeo, bateo, patines en línea, montar a caballo
• Instale y pruebe las alarmas de humo.
• Guarde elementos y sustancias peligrosas en armarios cerrados con buena cerradura.
• Deje a los niños al cuidado de un adulto responsable.
• Evite caídas en el hogar, usar escalerillas con baranda.
• Usar pasmamos en las escaleras.
• Reducir el peligro de tropezar con alfombrillas y cables.
• Usar alfombrillas de hule en los baños para evitar resbalar. (1, 28)

Anexo 1: Valores normales de signos vitales en niños

Edad:	Peso:	Frecuencia Cardiaca:	Frecuencia Respiratoria:	Tensión Arterial Sistólica:	Tensión Arterial Diastólica:
RN	3-4 kg	120-180	30-50	50-75	30-50
6 m- 1 año	7-10 kg	100-130	20-40	80-100	45-65
1-2 años	10-12 kg		20-30	80-105	45-70
2-3 años	12-14 Kg	90-120	15-25	80-120	50-80
3-6 años	14-19 Kg				
6-8 años	19-26 Kg	80-110	15-20	85-130	55-90
8-10 años	26-32 Kg				
10-14 años	32-50 Kg	70-100	13-15	90-140	60-95
>14 años	> 50 Kg				

Cálculo De La Presión Arterial Media= (PA sistólica+2PA diastólica) /3
Fuente: Hospital Universitario Niño Jesús, Cinta Braselow de RCP Reanimación cardiopulmonar pediátrica, 2016.
Adaptado por: Md. John Romero C.

Anexo 2. Lista de comprobación de equipos previa a la intubación endotraqueal

Parámetros a verificar:	Check:
•Precauciones universales (guantes, mascarilla, protección ocular)	
•Monitor cardíaco, pulsioxímetro y monitor de presión arterial	
•Detector de CO_2 espiratorio final o capnografía de CO_2 exhalado (o detector esofágico si fuera apropiado)	
•Equipo de acceso intravenoso e intraóseo	
•Suministro de oxígeno, dispositivo de bolsa mascarilla (del tamaño apropiado)	
•Equipo de aspiración oral/traqueal (del tamaño adecuado). Confirme si funciona	
•Cánulas orofaríngea y nasofaríngea (del tamaño apropiado)	
•Tubos endotraqueales con estiletes (todos los tamaños, con y sin balón) y tamaños de 0,5 mm (D.I.) superior e inferior al tamaño previsto para el paciente. Edad/4 + 3,5	
•Laringoscopio (hojas curvadas y rectas) y/o vídeolaringoscopio; disponible laringoscopio de reserva. Asegurar equipo necesario y que funcione correctamente.	
•Monitor de presión del balón (si se usan tubos con balón)	
•Jeringas de 3, 5 y 10 mL para inflado de prueba del balón del tubo endotraqueal.	
•Cinta o tela adhesiva o soporte de tubo endotraqueal comercial para fijar el tubo.	
•Toalla o almohadilla para alinear la vía aérea para colocar debajo de la cabeza o torso	
•Equipo especial según sea necesario para manejo de vía aérea difícil o complicaciones anticipadas (vía aérea supraglótica, ventilación transtraqueal o equipo de cricotirotomía, Kit de cricotiroidotomía, Kit de traqueostomía, Airtraq®)	
•Si no existe sospecha de lesión cervical: coloque en posición de olfateo. Si se sospecha de lesión cervical: estabilice la columna cervical.	

Fuente: American Heart Association. Handbook de atención cardiovascular de emergencia para profesionales de la salud de 2015. Primera edición. Estados Unidos. Editorial AHA; 2015, pp 86-87.
Adaptado por: Md. John Romero C.

Anexo 3: Secuencia rápida de intubación endotraqueal:

Preparación previa al evento. (-5´)	1. Obtenga una breve historia clínica (AMPLE) y realice un examen físico dirigido. 2. Prepare los equipos, monitores, personal y fármacos. 3. Si no existe sospecha de lesión cervical: coloque en posición de olfateo. Si se sospecha de lesión cervical: estabilice la columna cervical.
Preoxigene. (-3´)	4 Preoxigene con FiO2 al 100%(O_2 10 a 15 litros por minuto) mediante bolsa-válvula-mascarilla(BVM). Mínimo 3 minutos. Si es necesaria asistencia ventilatoria, ventile con cuidado.
Premedique/sede al paciente. (-3´)	5. Premedique y sede al paciente según sea necesario (midazolam 0.1 a 0.3 mg/kg/dosis, fentanilo); espere brevemente para permitir el efecto adecuado del fármaco tras la administración.
Sedación farmacológica/ anestesia/bloqueo neuromuscular y protección/ colocación.	6. Administre la sedación o la anestesia (Midazolam 0.1 a 0.3 mg/kg/dosis, de elección Etomidato, pero no disponible) mediante un bolo IV. 7. Administre agente bloqueante neuromuscular (Rocuronio 1 mg/kg.) mediante bolo IV. 8. Aplique presión cricoides. 9. Evalué apnea, relajación de la mandíbula y ausencia de movimiento (paciente suficientemente relajado para proceder con la intubación).
Colocación del tubo endotraqueal	10. Realice una intubación endotraqueal (ET). Si durante la intubación la saturación de oxigeno es inadecuada, detenga la laringoscopia e inicie la ventilación con bolsa mascarilla. Monitorice la oximetría de pulso y asegure la saturación de oxigeno adecuada. Vuelva a intentar la intubación. Una vez intubado, infle el balón (si se utiliza tubo traqueal con balón) hasta el volumen mínimo de oclusión. Prepárese para colocar la vía aérea de rescate si los intentos de intubación no tienen éxito.
Confirmación de la colocación	11. Confirme la colocación del tubo endotraqueal mediante: • la visualización directa del tubo ET en su paso a través de las cuerdas vocales • la elevación/descenso del tórax con cada ventilación (bilateral) • auscultación de 5 puntos: tórax anterior I y D, línea media axilar I y D, y sobre el epigastrio (sin ruidos respiratorios sobre el epigastrio); busque condensación del tubo • uso del detector de C02 al final de la espiración (0 detector esofágico, si fuera apropiado) • monitorización de saturación de O2 y niveles de CO2 exhalado (capnometria 0 capnografía)
Manejo postintubación (5)	12. Evite que se deslice: •Asegure el tubo ET con esparadrapo cortado en H o en h, a nivel de comisura bucal. • Continúe con la inmovilización de la columna cervical (si fuera necesario) • Continúe la sedación; añada agentes paralizantes, si fuera necesario • Compruebe la presión del inflado del balón. • Solicitar radiografía de tórax para confirmación de localización y altura de TET: debajo de las claviculas y 1-2 cm por encima de carina.

Fuente: American Heart Association. Handbook de atención cardiovascular de emergencia para profesionales de la salud de 2015. Primera edición. Estados Unidos. Editorial AHA; 2015, pp 86-87.
Adaptado por: Md. John Romero C

1.Consejo de Salubridad General. *Guía de práctica clínica: Atención inicial del traumatismo craneoencefálico en pacientes menores de 18 años. 2017. Centro Nacional de excelencia tecnológica en salud. [Consultado el 20 de febrero de 2020]. Disponible en: http://www.cenetec.salud.gob.mx/descargas/gpc/ CatalogoMaestro/002_GPC_TCEmenor18a/SSA_002_08_GRR.pdf*

2.Schutzma S., Bachur R. *Minor Head Trauma in infants and children management. UpToDate, [Internet]. UpToDate;2020 [Consultado el 20 de febrero de 2020]. Disponible en: https://www.uptodate.com/contents/minor-head-trauma-in-infants-and-children-management? search=traumatismo%20craneal%20en%20ni%C3%B1os&source=search_result &selectedTitle=2~150&usage_type=default&display_rank=2*

3.Meehan W., O'Brien M. *Concussion in children and adolescents: clinical manifestations and diagnosis. [Internet]. UpToDate;2020 [Consultado el 23 de febrero de 2020]. Disponible en: https://www.uptodate.com/contents/concussion-in-children-and-adolescents-clinical-manifestations-and-diagnosis? source=see_link*

4.Bell M., Wisniewski S. *Severe traumatic brain injury in children: a vision for the future. 2016, Intensive Care Med [Internet]. 42, 1618–1620. [Consultado el 21 de febrero de 2020].Disponible en: https://www.ncbi.nlm.nih.gov/pmc/articles/ PMC5035180/*

5.The Royal Children's Hospital Melbourne, *Head injury. [Internet]. 2017. [Consultado el 20 de febrero de 2020].Disponible en: https://www.rch.org.au/ trauma-service/manual/head-injury/*

6.Azpurua L. *Traumatismo Craneoencefálico en Niños. Actualización del Tema. 2016, ReserchGate. [Internet]. 2016. [Consultado el 20 de febrero de 2020]. Disponible en: https://www.researchgate.net/publication/ 301201423_Traumatismo_Craneoencefalico_en_Ninos_Actualizacion_del_Tema*

7.Avilés-Martínez KI y cols., *Perspectiva del trauma craneoencefálico en urgencias de pediatría. Rev Mex Pediatr [Internet] 2015. 82(4); 129-134. [Consultado el 13 de Marzo de 2020]. Disponible en: https://www.medigraphic.com/pdfs/pediat/ sp-2015/sp154c.pdf*

8.Vavilala M., Tasker R., *Serious traumatic brain injury in children: initial assessment and management. [Internet]UpToDate; 2020. [Consultado el 21 de febrero de 2020]. Disponible en: https://www.uptodate.com/contents/severe-traumatic-brain-injury-in-children-initial-evaluation-and-management? search=traumatismo%20craneal%20SEVERO%20en%20ni%C3%B1os&source =search_result&selectedTitle=1~150&usage_type=default&display_rank=1*

9. González M. *Protocolos Diagnósticos y Terapéuticos en Urgencias de Pediatría. Traumatismo craneal. [en línea]. 3ª Edición. Madrid: Sociedad Española de Urgencias de Pediatría; 2019. [Citado: 2020 febrero 25]. Disponible en: https:// seup.org/pdf_public/pub/protocolos/18_Traumatismo_craneal.pdf*

10. Jiménez R, Cabrera I. *Traumatismo craneal, conmoción cerebral y sus consecuencias. Seminario práctico a través de casos clínicos. En: AEPap (ed.). Curso de Actualización Pediatría 2018. Madrid: Lúa Ediciones 3.0; 2018. p. 235-246. Disponible en: aepap.org/sites/default/files/ 235-246_traumatismo_craneal.pdf*

11.Karl S., *Medicina de Emergencias pediátricas. Capítulo Trauma: [en línea]. Quinta Edición, Estados Unidos. Editorial Jones & Bartlett Learning; 2015. pp. 205-244*

12. Bustillo D., Ramirez D.(2019). *Traumatismo craneoencefálico en niño mayor repetido "por descuido" en 2 ocasiones en un lapso de 6 meses. Revista Del Instituto Médico Sucre, 83(146), 30-33. [Citado: 2020 febrero 25]. Disponible en: http://revistas.usfx.bo/index.php/ims/article/view/86*

13.Oliva M. et al, *Traumatismo craneoencefálico grave en pediatría, An Med Mex [Internet] 2016; 61 (4): 261-270. [Consultado el 21 de febrero de 2020]. Disponible en: http://www.medigraphic.com/pdfs/abc/bc-2016/bc164e.pdf*

14.Instituto Guatemalteco de Seguridad Social, *Guías de Práctica Clínica Basadas en Evidencia "Manejo de Trauma Craneoencefálico". [Internet] Edición 2016. [Consultado el 1 de Marzo de 2020]. Disponible en:https://www.igssgt.org/ images/gpc-be/cirugia/GPC-BE-No-69-Manejo-del-Trauma-Craneoencefalico.pdf*

15.Marín A. *Trauma en pediatría, Revista Mexicana de Anestesiología [Internet] Vol. 40. Supl. 1 Abril-Junio 2017 pp S52-S54. [Consultado e 1 de Marzo de 2020]. Disponible en: https://www.medigraphic.com/pdfs/rma/cma-2017/ cmas171s.pdf*

16.R. Hernández Rastrollo, *Traumatismos craneoencefálicos, Pediatr Integral [Internet] 2019. XXIII (1): 6–14. [Consultado el 2 de Marzo de 2020]. Disponible en: https://www.pediatriaintegral.es/wp-content/uploads/2019/xxiii01/01/ n1-006-014_RamonHdez.pdf*

17.Conchie H et al. *Management of head injuries in children. Emergency Nurse. [Internet] 2016. 24, 4, 30-39. [Consultado el 2 de Marzo de 2020]. Disponible en: doi: 10.7748/en.2016.e1578*

18.Ortega J et al. *Traumatismo craneoencefálico leve, Surg Neurol Int. [Internet] 2018; 9(Suppl 1): S16–S28., Disponible en: https://www.ncbi.nlm.nih.gov/pmc/ articles/PMC5799943/*

19. Da Dalt et al., *Italian guidelines on the assessment and management of pediatric head injury in the emergency department, Italian Journal of Pediatrics [Internet] 2018. 44:7 [Consultado el 2 de Marzo de 2020]. Disponible en: https://www.ncbi.nlm.nih.gov/pmc/articles/PMC5769508/pdf/ 13052_2017_Article_442.pdf*

20.American College of Surgeons. *Soporte vital avanzado en Trauma. Trauma pediátrico. Décima edición. Estados Unidos. Editorial The Committee on Trauma; 2018.pp. 3-125, pp. 187-209*

21. Belisle, S., Lim, R., Hochstadter, E., & Sangha, G. *Approach to Pediatric Traumatic Brain Injury in the Emergency Department. Current Pediatric Reviews.[Internet] 2018. 4(1), 4–8. Disponible en: 10.2174/15733963136661/0815101258*

22. Astrand et al., *Scandinavian guidelines for initial management of minor and moderate head trauma in children, BMC Medicine. [Internet] 2016, 14:33, [Consultado el 4 de Marzo de 2020]. Disponible en: https://bmcmedicine.biomedcentral.com/articles/10.1186/s12916-016-0574-x*

23. Pérez M., *Prevalencia de Trauma encéfalo-craneal en niños de 0 a 5 años y factores asociados, en el servicio de emergencia pediátrica del HVCM, febrero-julio de 2014 tesis previa a la obtención del título de especialista en pediatría, [Internet] Cuenca. Universidad de Cuenca; 2016, [Consultado el 7 de Marzo de 2020]. Disponible en: http://dspace.ucuenca.edu.ec/bitstream/123456789/24935/1/TESIS.pdf*

24. Instituto Nacional de Salud del Niño - San Borja, *Guía de Práctica Clínica Traumatismo Encéfalo Craneano (TEC). [Internet] 2019. [Consultado el 11 de Marzo de 2020]. Disponible en: http://www.insnsb.gob.pe/docs-trans/resoluciones/archivopdf.php?pdf=2019/GPC%20TEC%20aprobFF.pdf*

25. Alba Sallán Pueyo, *Intervención para el manejo de un traumatismo craneoencefálico en el servicio de emergencias prehospitalarias, Trabajo Final de Grado. [Internet]. Lérida: Universidad de Lleida;2019. [Consultado el 11 de Marzo de 2020]. Disponible en: https://repositori.udl.cat/bitstream/handle/10459.1/66651/asallanp.pdf?sequence=1&isAllowed=y*

26. Sarioglu, F. C. et al, *Pediatric head trauma: an extensive review on imaging requisites and unique imaging findings. European Journal of Trauma and Emergency. [Internet] 2017. Surgery,44(3), 351–368. [Consultado el 12 de Marzo de 2020]. Disponible en: doi:10.1007/s00068-017-0838-y*

27. Serrano A, Cambra F. *Protocolo de Actuación en el Traumatismo Craneoencefálico Grave. [Internet] 2018. [Consultado el 13 de Marzo de 2020]. Disponible en:*

28. *https://secip.com/wp-content/uploads/2019/03/PROTOCOLO-DE-ACTUACI%C3%93N-EN-EL-TRAUMATISMO-CRANEOENCEF%C3%81LICO-GRAVE-2018.pdf*

29. Benioff Children's Hospital Oakland, *Mantenerse a salvo de las lesiones. [Internet] 2018. [Consultado el 13 de Marzo de 2020].Disponible en: https://www.childrenshospitaloakland.org/Uploads/Public/Documents/PDF/Keeping%20Safe%20from%20Injury-ucsfbenioffchildrenshospital-spanish.pdf*

CAPÍTULO 4

EMERGENCIAS RESPIRATORIAS FRECUENTES EN PEDIATRÍA

Autor: Dra. Katherine Elizabeth Almeida Barba
Coautor: Dra. Diana Katherine Guachamín Abril

Introducción

Las enfermedades del sistema respiratorio representan los principales motivos de consulta de atención primaria, y se encuentran entre las primeras causas de mortalidad sobre todo en la edad pediátrica.

Las principales patologías del sistema respiratorio pueden ser por su etiología viral o bacteriana, y se dividen en patologías de la vía aérea superior e inferior.

Las infecciones vía aérea superior afectan la nasofaringe, orofaringe, laringe, oído y senos paranasales. Mientas que las de la vía aérea inferior afectan tráquea, bronquios, bronquiolos y pulmones.

En este capítulo se tratarán las patologías más prevalentes en la emergencia del primer nivel de atención en población pediátrica.

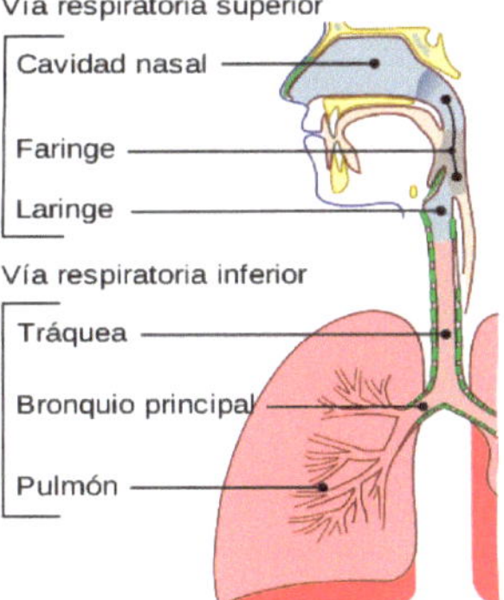

Fuente: Sánchez T, Concha I. ESTRUCTURA Y FUNCIONES DEL SISTEMA RESPIRATORIO [Internet]. Neumología pediátrica. 2018 [cited 2 January 2020]. Available from: https://www.neumologia-pediatrica.cl/wp-content/uploads/2018/10/3_estructura.pdf

Laringitis Aguda
Concepto
Es un síndrome clínico más frecuente en la infancia, caracterizado por inflamación y obstrucción aguda de la laringe y la vía aérea subglótica de etiología especialmente viral.

Aunque suele ser una enfermedad leve y autolimitada, puede ocurrir obstrucción significativa de la vía aérea superior. (1)

Epidemiologia
Aparece, principalmente, en niños entre 6 meses y 3 años, con una incidencia máxima en el segundo año de vida, e importante reducción a partir de los 6 años. Esto se debe a una glotis más alta, un espacio subglótico de menor tamaño por la influencia del cartílago cricoides, y tejidos submucosos laxos, menos fibrosos, en los primeros años de vida. (1)

Es más común en varones, con una proporción hombre: mujer de aproximadamente 1,4:1. La historia familiar es un factor de riesgo, los niños cuyos padres tenían antecedente de laringitis tienen 3,2 veces más probabilidades de tener un episodio de laringitis y 4,1 veces más de tener laringitis recurrente. (2)

Etiología
La etiología de la laringitis aguda subglótica es mayoritariamente de tipo viral. El parainfluenza tipo 1 es la causa más común de laringotraqueítis aguda (75%), ocasionando epidemias en los meses de invierno. Parainfluenza tipo 2, generalmente ocasiona cuadros más leves, y el tipo 3 causa casos esporádicos, pero más graves.

El virus sincitial respiratorio, adenovirus y coronavirus humano son causas relativamente frecuentes de laringitis. El sarampión es una causa importante de laringitis en áreas donde sigue siendo prevalente, y la influenza es una causa relativamente infrecuente de laringitis, pero se ha asociado con hospitalizaciones más prolongadas y mayor riesgo de reingreso. Rinovirus, enterovirus y herpes simple son causas esporádicas de laringitis leve.

La etiología bacteriana es poco frecuente, pero Mycoplasma pneumoniae es responsable de algunos casos (3 %). (2)

Cuadro Clínico

Los síntomas aparecen de forma gradual, con un cuadro de refriado común con rinorrea, tos leve y febrícula. En 12 a 48 horas, progresa y aparecen los síntomas típicos, disfonía, tos perruna y, si la obstrucción es significativa aparece estridor inspiratorio que es un sonido rudo que a un inicio solo aparece con la agitación o el llanto, al aumentar la gravedad aparece al reposo. La tos es disfónica, seca, metálica, a modo de ladrido.

El curso clínico suele ser fluctuante, con remisión en 2-7 días, aunque la tos puede persistir más tiempo.

Puede observarse una dificultad respiratoria progresiva muy variable, con tiraje de predominio supraesternal, pero incluso a los tres niveles. Los sonidos respiratorios pueden estar disminuidos. Predomina una respiración bradipneica, mientras que suele haber polipnea cuando hay afectación del tracto respiratorio inferior (laringotraqueobronquitis).

El intercambio gaseoso alveolar es normal, y solo habrá hipoxia cuando se va a producir la obstrucción casi completa. La hipoventilación marcada, palidez excesiva, cianosis y la alteración de la conciencia precisan una intervención inmediata. (3)

> **TRIADA CARACTERISTICA:**
> - Disfonía
> - Tos perruna
> - Estridor inspiratorio.

Diagnóstico

El diagnostico de laringitis es fundamentalmente clínico, donde hay que iniciar con una buena anamnesis y una rápida evaluación del estado general, signos vitales, estabilidad de la vía aérea y estado mental, esta exploración se debe realizar con el paciente tranquilo y evitando maniobras que produzcan el llano y como consecuencia el cierre de la vía aérea, tras esta evaluación se identifica a los niños con dificultad respiratoria severa e insuficiencia respiratoria inminente y poder actuar de la manera mas eficaz.

Fig 1: Estenosis subglótica (Signo de punta de lápiz)

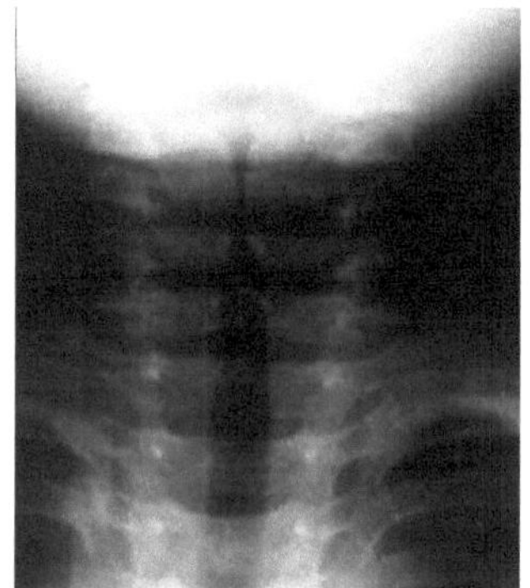

Fuente: KNUTSON D, ARING A. Viral Croup [Internet]. American Family Physician. 2004 [cited 3 January 2020]. Available from: https:// www.aafp.org/afp/2004/0201/p535.html

La evaluación radiológica no suele ser necesaria en la gran mayoría de los niños con laringitis aguda. Salvo que el diagnostico sea dudoso, de curso atípico, y si se sospecha de un cuerpo extraño. La radiografía anteroposterior de cuello puede mostrar el típico estrechamiento progresivo y simétrico de la tráquea con el vértice en la glotis, en la estenosis subglótica, denominado signo "en punta de lápiz", "de la aguja" o "del campanario" (Fig. 1), aunque no existe una buena correlación entre este hallazgo y la gravedad de la laringitis.

Para determinar el grado de severidad de la laringitis aguda, se han utilizado diferentes escalas de puntuación clínica, fundamentalmente: la escala de Westley (Tabla I), la más utilizada. Esta escala, aunque sea subjetiva y puede existir variabilidad inter observador, es útiles para determinar severidad y controlar la respuesta al tratamiento. (4)

Escala de Westley (Tabla 1)	
Indicador de gravedad	**Puntuación**
Estridor respiratorio: •Ninguno •En reposo audible con fonendoscopio •En reposo, audible sin fonendoscopio	0 1 2
Tiraje •Ausente •Leve •Moderado •Grave	0 1 2 3
Ventilación (entrada de aire) •Normal •Disminuida •Muy disminuida	0 1 2
Cianosis •Ausente •Con la agitación • En reposo	0 4 5
Nivel de conciencia •Normal •Alterado	0 5
Leve < 3; Moderado 3-7; Grave >=7.	

Fuente: Marcos Temprano M, Torres Hinojal M. Laringitis, crup y estridor [Internet]. Pediatría Integral. 2017 [cited 2 January 2020]. Available from: https://www.pediatriaintegral.es/wp-content/uploads/2017/xxi07/02/ n7-458-464_CarmenTorres.pdf

Tratamiento

En el primer nivel de atención debemos explicar el proceso a los padres, ya que es una patología benigna y autolimitada, de igual manera tranquilizar y molestar lo menos posible al niño. No explorar la faringe de entrada, si no colabora. Podemos aconsejar analgésicos y antitérmicos, que mejoren el bienestar del niño, y abundante hidratación. (5)

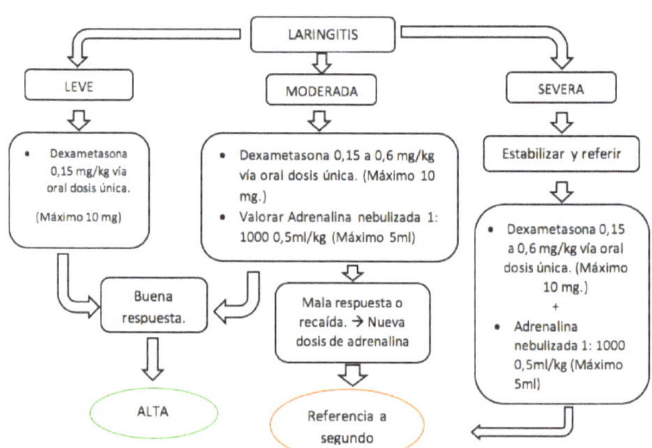

Fuente: Autores

Epiglotitis

Concepto

Es una inflamación de la región supraglótica, comprendiendo epiglotis y tejidos blandos que la rodean, que se producen por infección bacteriana que causan la obstrucción de la vía respiratoria de forma súbita que puede ocasionar la muerte.

Epidemiologia

La población pediátrica que mas se ve afectada es la comprendida entre los 2 a 5 años, sin embargo, se ha visto una reducción notable de la patología gracias a la vacuna sistémica contra su agente etiológico principal Haemophilus influenzae tipo B, la población de mayor riesgo ante esta patología es la población no vacunada o en quienes a fracasado la vacuna. (6)

Etiología

Históricamente, Haemophilus influenzae tipo b era responsable de más del

90% de los casos de epiglotitis, en la actualidad, debido a la vacunación, este microorganismo ha sido casi erradicado en la edad pediátrica. Los microorganismos causales en la actualidad en la edad pediátrica incluyen Streptococcus pneumoniae, Staphylococcus aureus, H. influenzae no tipificable, H. influenzae, Haemophilus parainfluenzae, estreptococos β hemolíticos, Branhamella catarrhalis, y Klebsiella pneumoniae. H. influenzae de tipo B todavía sigue siendo una causa en niños no vacunados. (6)

Cuadro Clínico
La epiglotitis se produce por la inflamación de estructuras supraglóticas las cuales producen una obstrucción de forma mecánica aumentando el esfuerzo respiratorio y causan, por último, insuficiencia respiratoria.

El cuadro inicia de forma súbita con fiebre, odinofagia, disfonía y aumento del trabajo respiratorio; en fases iniciales, puede haber estridor, más raramente ronquera, y, posteriormente, es típico el babeo por la dificultad para el manejo de las secreciones orales. El cuadro progresa con rapidez y en pocas horas la clínica puede estar completamente establecida. Los pacientes se muestran angustiados con un aspecto toxico lo cual produce que no haya un contacto visual, haya perdida de consciencia, cianosis, irritabilidad, dificultad para obtener un control. Un aspecto importante en la clínica de esta patología es la intolerancia a la posición horizontal, adoptando típicamente una posición denominada "en trípode": sentados con las manos apoyadas hacia atrás, el cuello extendido y la boca abierta, en un intento de conseguir la máxima apertura laríngea. (7)

En la auscultación, destaca la hipoventilación bilateral, que contrasta con el importante esfuerzo respiratorio.

Diagnóstico
El diagnostico de inicio es la clínica del paciente, al realizar una anamnesis completa, la toma de signos vitales y una evaluación general inicia la sospecha clínica, donde debemos mantener al paciente tranquilo y permitirle estar en la posición que se sienta más a gusto, evitar realizar exámenes de laboratorio para evitar el llanto cuando la dificultad respiratoria es marcada se debe preparar para una vía aérea artificial para el caso de necesitar.

Con la sospecha se debe referir al paciente a segundo nivel donde el diagnóstico definitivo de epiglotitis se realiza mediante visualización directa de la región supraglótica, pero este procedimiento solo debe realizarse en el quirófano, con las condiciones óptimas para el establecimiento de una vía aérea segura. El hallazgo característico es el edema y enrojecimiento intenso de la epiglotis y de los tejidos blandos circundantes, en el caso no poder realizar es de gran ayuda una radiografía.

A. *Radiografía lateral de cuello (Signo del pulgar)*
B. *Inspección directa de epiglotis inflamada*
C. *Epiglotis normal*

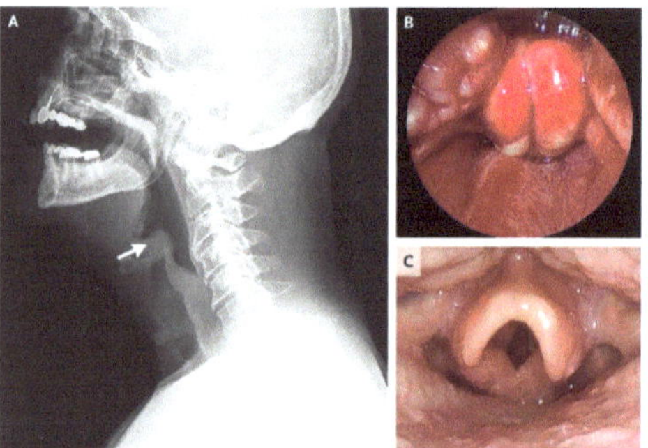

Fuente: @Guia_ABE 29. 8. 2019   Available from: https://twitter.com/ hashtag/epiglotitis?lang=cs

La radiografía lateral de cuello, preferentemente en hiperextensión, que nos permitirá también descartar otros procesos como laringotraqueítis, absceso retrofaríngeo o cuerpo extraño. La imagen habitual es una hipofaringe distendida y el clásico "signo del pulgar", que es consecuencia del engrosamiento de la epiglotis y de los pliegues aritenoepiglóticos. (8)

Tratamiento
En el primer nivel de atención cuando se sospecha de epiglotitis se debe

referir al paciente para el tratamiento definitivo, solo se debe estabilizar con la colocación de oxigeno por cánula nasal o con mascarilla no se debe colocar vía para hidratación ya que produce llanto dificultando aun mas el cuadro, se debe conseguir una referencia inmediata antes de complicaciones.

En caso de dificultad respiratoria severa se debe estar listo para entubación endotraqueal o realizar traqueostomía de emergencia para salvar la vida del paciente.

En el segundo nivel de atención el tratamiento se basa en dos pilares, vía aérea y antibioticoterapia; para vía aérea se requiere la intubación endotraqueal hasta que el paciente haya sido estabilizado y la inflamación disminuya durante 24 a 48 h el tiempo total de intubación usual es < 60 h esto se debe realizar en quirófano. De igual manera de debe iniciar tratamiento empírico con un antibiótico resistente a la β-lactamasa, como ceftriaxona, 50 a 75 mg/kg IV 1 vez/día (máximo 2 g), hasta obtener los resultados del cultivo y el antibiograma. (6)

La vacunación con la vacuna contra haemophilus influenzae tipo B (Hib) es una forma efectiva de prevenir la epiglotitis causada por Hib.

Bronquiolitis
Concepto
Se denomina como el primer episodio agudo de dificultad respiratoria con sibilancias y/o crépitos, precedido por un cuadro catarral de vías altas, que afecta a niños menores de 2 años, y en general
tiene un comportamiento estacional. (9)

La bronquiolitis es una infección viral del tracto respiratorio inferior que se caracteriza por inflamación, edema y necrosis de células epiteliales que revisten la vía aérea pequeña, aumentando la producción moco lo cual produce dificultad para respirar. (10)

Epidemiologia
La población pediátrica mas afectada por esta patología es la menor de 2 años con una mayor cantidad de ingresos hospitalarios. La mayoría de los

casos de bronquiolitis son causados por el virus sincitial respiratorio. En cuanto a género afecta mas al género masculino que al femenino en un 62% frente a un 38% respectivamente y se presenta más en etapa invernal.

Hay varios factores de riesgo que predisponen a que los niños presentes bronquiolitis, y se dividen en factores modificables como no modificables. Tabla 2.

Tabla 2. Factores de riesgo de bronquiolitis aguda

No modificables	Modificables
Edad	Exposición a tabaco
Sexo masculino	Factores socioeconómicos
Hermanos en edad escolar	Niveles de Vitamina D
Recién nacido pretérmino	
Enfermedad pulmonar crónica	
Cardiopatía congénita	
Inmunodeficiencia	

Fuente: Wainwright C. Acute viral bronchiolitis in children- a very common condition with few therapeutic options. Paediatr Respir Rev. 2010;11:39-45

Etiología

El principal agente etiológico de la Bronquiolitis son los virus siendo el mas común el Virus sincitial respiratorio con una frecuencia del 50 a 80%, y como podemos ver en la tabla 3, va seguido por rinovirus y parainfluenza tipo 3, en general todos los virus causan la misma sintomatología, sin embargo, se ha observado que la bronquiolitis por rinovirus, tendría un curso clínico menos severo que la bronquiolitis por Virus sincitial respiratorio, con menos días de hospitalización. (10)

Tabla 3: Frecuencia aproximada en porcentaje de etiología de Bronquiolitis

Virus Sincitial Respiratorio	50-80 %
Rinovirus	5-25 %
Parainfluenza tipo 3	5-25%
Metaneumovirus	5-10%
Adenovirus	5-10%
Coronavirus	5-10%
Influenza	1-5%
Enterovirus	1-5%

Fuente: Fuentes S. C, Cornejo C. G, Bustos B. R. ACTUALIZACIÓN EN EL TRATAMIENTO DE BRONQUIOLITIS AGUDA: MENOS ES MÁS [Internet]. Neumología Pediatrica. 2016 [cited 4 January 2020]. Available from: https://www.neumologia-pediatrica.cl/wp-content/uploads/2017/07/ tratamiento-broncoquiolitis.pdf

Cuadro Clínico
El cuadro clínico se inicia con sintomatología respiratoria alta como rinorrea, estornudos, fiebre baja e intolerancia oral, evolucionando a los dos o tres días con sintomatología respiratoria baja como tos, polipnea, retracción costal, sibilancias espiratorias y crépitos bilaterales a la auscultación.

Las apneas, especialmente en pacientes prematuros durante los primeros dos meses de vida, podrían ser una manifestación temprana de una bronquiolitis viral.

Para determinar el grado de severidad de la bronquiolitis hay varias escalas la mas común es la de Wood-Downes-Ferres Tabla 4.

Tabla 4. Escala de Wood-Downes-Ferres

Puntos	Sibilancias	Tiraje	Entrada de Aire	Cianosis	Frecuencia respiratoria	Frecuencia Cardiaca
0	No	No	Buena, simétrica	No	<30	<120
1	Final espiración	Subcostal e intercostal inferior	Regular, simétrica	Si	30-45	<120
2	Toda la espiración	Más supraclavicular y aleteo	Muy disminuida		45-60	
3	Inspiración espiración	Más supraesternal e intercostal superior	Tórax silente		>60	

Bronquiolitis leve 1-3 puntos, Bronquiolitis moderada 4-7 puntos, Bronquiolitis severa 8-14 Puntos.

Fuente: Parra A, Jiménez C, Hernández S, García J, Cardona Á. Bronquiolitis: artículo de revisión [Internet]. Neumología Pediatrica. 2013 [cited 4 January 2020]. Available from: https://www.neumologia-pediatrica.cl/wp-content/uploads/2017/06/bronquiolitis.pdf

Diagnóstico

Al igual que en las otras patologías el diagnóstico es clínico iniciando con una buena anamnesis en busca de los factores de riesgo antes citados (Tabla 2); y con una exploración física general en la cual se presta mucha atención al estado de hidratación y signos de dificultad respiratoria, de igual manera prestar mucha atención a la auscultación pulmonar en busca de sibilancias, o hipoventilación, se debe aplicar la escala de Wood-Downes-Ferres para determinar la severidad de la bronquiolitis.

Las pruebas complementarias no se deben solicitar salvo circunstancias concretas como en niños con mala evolución o afectación grave. No se recomienda realizar analítica sanguínea en el paciente con una bronquiolitis aguda típica, ya que sus resultados son inespecíficos y no modifican la actitud terapéutica. Las radiografías de tórax no son necesarias en la evaluación de rutina y puede conducir al uso inadecuado de los antibióticos. (12)

Tratamiento

El tratamiento de la bronquiolitis se basa fundamentalmente en medidas de apoyo o de soporte, no siendo necesario el uso de fármacos de forma rutinaria. La mayoría de los casos son leves, por lo que pueden ser tratados en el domicilio y controlados en Atención Primaria. Sin embargo, algunos niños pueden progresar hacia formas más graves, requiriendo estabilización y referencia a segundo nivel de atención.

En las medidas de soporte que se deben realizar en todos los casos:

Hidratación: el estado de hidratación debe ser valorado porque el aumento en la frecuencia respiratoria, las secreciones espesas, la fiebre e inapetencia pueden contribuir a la deshidratación; por lo tanto, pueden requerir rehidratación intravenosa o de sonda nasogástrica hasta que la alimentación mejore.

Oxígeno: La bronquiolitis puede generar grados variables de hipoxemia por lo que la administración de oxígeno es clave en la intervención terapéutica. La meta final es mantener una saturación de oxígeno normal, previniendo la hipoxia o la entrega insuficiente de oxígeno a los tejidos metabólicamente activos.

Desobstrucción Nasal: alivia la obstrucción de la vía aérea superior mejorando la alimentación, se realiza mediante lavado con suero fisiológico de manera delicada porque al hacerlo de manera brusca y excesiva se asociada a edema nasal y llevar a una obstrucción adicional.

Medidas Posturales: Se coloca la cabecera levantada al menos 30° para mejorar la dinámica respiratoria.

Algoritmo para el manejo de Bronquiolitis en Primer nivel de atención

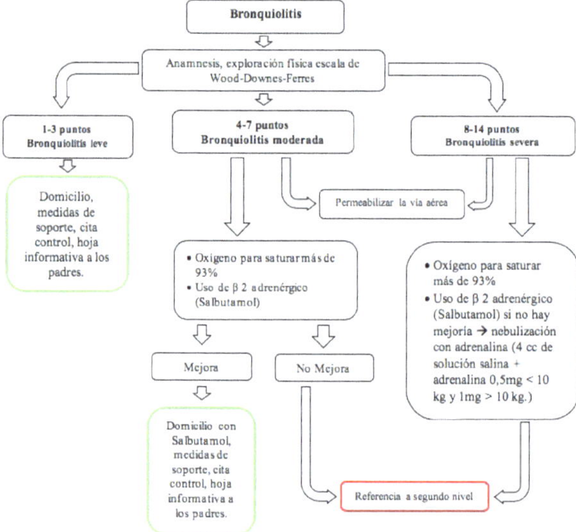

Fuente: Parra A, Jiménez C, Hernández S, García J, Cardona Á. Bronquiolitis: artículo de revisión [Internet]. Neumología Pediatrica. 2013 [cited 4 January 2020]. Available from: https://www.neumologia-pediatrica.cl/wp-content/uploads/2017/06/bronquiolitis.pdf

Resumen

	Etiologia	Clínica	Diagnostico	Tratamiento
Laringitis Aguda	**Viral:** •Para influenza tipo 1 •Para influenza tipo 2, •Para influenza tipo 3 •Virus sincitial respiratorio •Adenovirus •Coronavirus	•Prodromo de resfriado comun. •Disfonía •Tos perruna •Estridor inspiratorio.	•Anamnesis, exploracion física. •Rx anteroposterior de cuello con signos de punta de lápiz.	•**Leve:** Dexametasona •**Moderada** dexametasona valorar adrenalina valorar referencia. •**Severa:** estabilizar y referir
Epiglotitis	**Bacteriana:** •Haemophilus influenzae tipo b •Streptococcus pneumoniae •Staphylococcus aureus • H. influenzae no tipificable	•Inicio súbito •Fiebre •Odinofagia •Disfonía •Aumento del trabajo respiratorio. •Babeo •Postura de trípode.	•Anamnesis, exploracion física. •Rx lateral de cuello con signo de dedo pulgar. •Inspeccion directa de epiglotis.	•Oxigenoterapia •Referencia inmediata
Bronquiolitis	**Viral:** •Virus sincitial respiratorio •Rinovirus •Parainfluenza tipo 3 •Adenovirus •Coronavirus	Inicia con sintomatología respiratoria alta: •Rinorrea •Estornudos •Fiebre baja •Intolerancia oral A los dos o tres días sintomatología respiratoria baja: •Tos •Polipnea •Retracción costal •Sibilancias espiratorias y crépitos bilaterales a la auscultación.	•Anamnesis, exploracion física. •Escala de severidad respiratoria.	•**Leve:** medidas de soporte •**Moderada** Medidas de soporte mas salbuamol y oxigenoterapia si es necesario valorar referencia •**Severa:** estabilizar y referir

Elaborado por: Md. Katherine Sarango T.

1.Roosevelt GE. *Obstrucción inflamatoria aguda de las vías superiores. En: Kliegman RM, et al., eds. Nelson. Tratado de Pediatría, vol. 2, 19ª ed. Barcelona: Elsevier; 2013. p. 1503-7.*

2.Marcos Temprano M, Torres Hinojal M. *Laringitis, crup y estridor [Internet]. Pediatría Integral. 2017 [cited 2 January 2020]. Available from: https://www.pediatriaintegral.es/wp-content/uploads/2017/xxi07/02/n7-458-464_CarmenTorres.pdf*

3.Rosychuk RJ, Klassen TP, Metes D, et al. *Croup presentations to emergency departments in Alberta, Canada: a large population-based study. Pediatr Pulmonol. 2010; 45: 83.*

4.Callén Blecua M, Cortés Rico O. *El pediatra de Atención Primaria y la laringitis aguda-crup. Documentos técnicos del Grupo de Vías Respiratorias de la AEPap. 2010. Último acceso: 3 de enero de 2020. Disponible en: http://www.respirar.org/index.php/ grupo-vias-respiratorias/protocolos.*

5.Arroba Basanta M. *Laringitis aguda [Internet]. Anales de Pediatria/ Asociación Española de Pediatría. 2003 [cited 2 January 2020]. Available from: https://www.analesdepediatria.org/es-laringitis-aguda-crup--articulo-13054787*

6.Sasaki C. *Epiglotits [Internet]. Manual MSD. 2018 [cited 3 January 2020]. Available from: https://www.msdmanuals.com/es-ec/professional/trastornos-otorrinolaringol%C3%B3gicos/trastornos-bucales-y-far%C3%ADngeos/epiglotitis*

7.Hernández Rastrollo R. *Obstrucción aguda de la vía respiratoria superior en niños [Internet]. Pediatría integral. 2014 [cited 3 January 2020]. Available from: https://www.pediatriaintegral.es/wp-content/uploads/2014/xviii04/03/229_243.pdf*

8.Pfleger A, Eber E. *Management of acute severe upper airway obstruction in children. Pediatr Resp Rev. 2013; 14: 70-7.*

9.Meissner HC. *Viral Bronchiolitis in Children. N Engl J Med 2016;374:62-72*

10.Fuentes S. C, Cornejo C. G, Bustos B. R. *ACTUALIZACIÓN EN EL TRATAMIENTO DE BRONQUIOLITIS AGUDA: MENOS ES MÁS [Internet]. Neumología Pediatrica. 2016 [cited 4 January 2020]. Available from: https://www.neumologia-pediatrica.cl/wp-content/uploads/2017/07/tratamiento-broncoquiolitis.pdf*

11.Wainwright C. *Acute viral bronchiolitis in children- a very common condition with few therapeutic options. Paediatr Respir Rev. 2010;11:39-45*

12.Parra A, Jiménez C, Hernández S, García J, Cardona Á. *Bronquiolitis: artículo de revisión [Internet]. Neumología Pediatrica. 2013 [cited 4 January 2020]. Available from: https://www.neumologia-pediatrica.cl/wp-content/uploads/2017/06/bronquiolitis.pdf*

CAPÍTULO 5

MALNUTRICIÓN EN PEDIATRÍA
Autor: Dr. Lino Patricio Guamán Yupangui

La malnutrición corresponde a varios aspectos como el sobrepeso, la obesidad y la desnutrición que tiene como sus variantes al bajo peso, retraso de crecimiento, déficit de micronutrientes y pérdida de peso. La desnutrición crónica o baja talla para la edad es una variable importante que refleja las condiciones de salud, pobreza y acumulación del capital humano determinando el grado de progreso de un país (1).

Sobrepeso y Obesidad
Definición
El sobrepeso y la obesidad se definen como una acumulación anormal o excesiva de tejido adiposo, se asocian con problemas de salud en la infancia y es un factor de riesgo de morbimortalidad en la edad adulta por enfermedades relacionadas con el sistema cardiovascular, alteraciones endócrinas, afecciones respiratorias, alteraciones musculo-esqueléticas, digestivas, psicológicas, entre otras (2).

Epidemiología
El sobrepeso y la obesidad son un problema global de salud pública, la prevalencia ha aumentado a ritmo alarmante, para el 2016 más de 41 millones de niños menores de 5 años tenían sobrepeso u obesidad, el riesgo varía en función del nivel socioeconómico, la raza, el nivel educativo de la madre, sexo, la obesidad de los padres, ganancia exagerada de peso en la etapa prenatal, peso elevado al nacer, la diabetes gestacional, retraso de crecimiento intrauterino con compensación precoz durante la lactancia (3).

En Ecuador para el año 2012 el 8,6 % de niños menores de 5 años tienen obesidad y 371779 están en riesgo de padecer sobrepeso, el 30 % de los niños indígenas están en riesgo de desarrollar sobrepeso (4) (5).

Fisiopatología
El sobrepeso y la obesidad se producen debido a un desequilibrio entre el ingreso y el gasto energético del organismo, son enfermedades crónicas multifactoriales con implicación de factores ambientales y genéticos manifestados por la acumulación patológica del depósito de lípidos, el control a corto plazo del apetito y la saciedad mediante la retroalimentación neuroendocrina está alterada, la leptina y la adiponectina son hormonas que

intervienen en el desarrollo de esta enfermedad, los niveles bajos de leptina estimulan el apetito y la disminución de adiponectina se asocia a una menor sensibilidad a la insulina (6).

Cuadro Clínico

Los niños con obesidad sufren discriminación de los compañeros, aceptación escolar disminuida, aislamiento, a nivel del sistema nervioso central presentan el pseudotumor cerebri, en el sistema respiratorio se manifiestan con dificultad para dormir, ronquidos y sonmolencia provocados por el apnea del sueño, infecciones respiratorias altas y bajas, a nivel cardiovascular presentan hipertensión arterial, en el sistema digestivo presentan dolor abdominal debido a esteatosis hepática no alcohólica, la poliurea, nicturia y polidipsia es consecuencia de la diabetes tipo 2, el dolor de cadera y de rodilla están relacionados con la epifisiolisis de la cabeza del fémur y enfermedad de Blunt, tienen menstruaciones irregulares, menarquia precoz y acantosis nigricans. Puede existir retraso del desarrollo, trastornos visuales y auditivos pero están asociados a trastornos genéticos (7) (8).

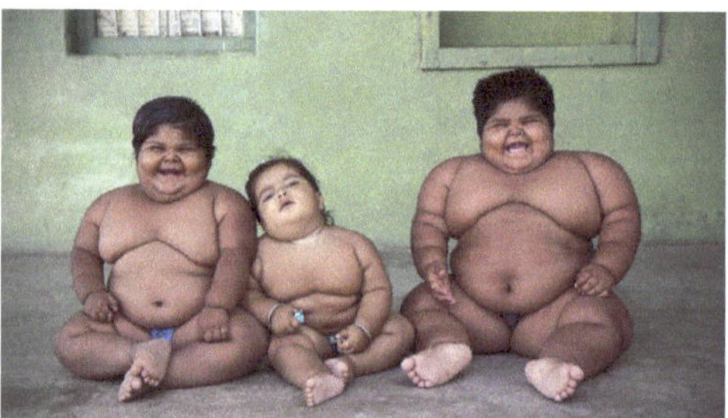

Figura 1. Niños con obesidad mórbida

Diagnostico

La relación del peso para la talla permite valorar el sobrepeso y la obesidad. En los lactantes lo normal se establece con la línea de puntuación $z >$ o igual a -1 y $z <$ o igual a + 1 (percentil 15-85), sobrepeso se considera por arriba de la línea de puntuación $z > + 1$ y $z <$ o igual a + 2 (percentil > 85 y < 97), mientras que obesidad se considera a z > + 2 (percentil > 97) (9), para niños mayores de 2 años la medida antropométrica es el índice de masa corporal (IMC), hasta los 5 años se clasifica igual que la relación del peso para la talla, un IMC alto predice la adiposidad futura y se correlaciona con el nivel de la grasa corporal (2).

Tratamiento

La intervención satisfactoria en el sobrepeso y la obesidad es un desafío y sus resultados son mejores si se emplean abordajes multimodales para lograr un cambio sustancial en el estilo de vida, funciona mejor la combinación del consejo nutricional, ejercicio y abordaje cognitivo – conductual (10), se debe trabajar con un dietista con recomendaciones claras sobre ingesta calórica, los niños menores de 5 años sedentarios deben consumir 1000 kilocalorías (kcal) diarias, 1000 a 1400 kcal para los que tienen un nivel moderado y alto (11), la dieta del semáforo como estrategia psicológica es útil, la academia americana de pediatría recomienda que los niños menores de 2 años no vean la televisión y para los mayores de 2 años el tiempo ante la pantalla debe restringirse a 2 horas al día, es fundamental la prevención mediante la educación a los padres y el fomento del ejercicio físico y la lactancia materna (12) (3).

Desnutrición Aguda y Crónica
Definición

La desnutrición es la condición patológica inespecífica, sistémica y reversible en potencia que resulta de la deficiente utilización de los nutrientes por las células de organismo, sus manifestaciones clínicas son variadas y de acuerdo a su intensidad se clasifica en varios grados (13)

Epidemiologia

Se estima que en el mundo 178 millones de niños menores de 5 años sufren desnutrición aguda y crónica, el 97 % se encuentran en países en desarrollo; 2.2 millones fallecen por esta causa, lo cual corresponde al 35 % de total de la mortalidad infantil (14), el riesgo de muerte siempre está presente; aunque el niño tenga desnutrición leve, aumenta el riesgo conforme más grave es la desnutrición. El problema de la desnutrición provoca que las familias aumenten los gastos destinados a la asistencia en salud, los niños que la padecen tienen retraso en el ingreso a la escuela e incorporación tardía al mundo laboral.

La desnutrición es muy prevalente en países en desarrollo, en 2005 el 20 % de niños menores de 5 años tenía peso bajo y el 32 % retraso de crecimiento (15). Las regiones del sur de Asia como India, Nepal, y Pakistán tienen los mayores índices de niños con peso bajo, siendo estas cifras superiores inclusive en relación al África Subsahariana (16), en estos estudios llama la atención que la desnutrición aguda y crónica afectan de igual manera a las familias pobres como a las que tiene mejores ingresos económicos dando a entender que la desnutrición infantil no solo depende de la capacidad adquisitiva hablando en términos económicos.

En América Latina y el Caribe existe un promedio de 1,3 % de desnutrición aguda con un 9,6 % de desnutrición crónica para el año 2017, esta situación se va deteriorando debido a la persistencia de los precios bajos de los productos exportados especialmente el crudo (17). En Ecuador 1 de cada 4 niños y niñas menores de 5 años sufre desnutrición crónica, la situación es más grave en la población indígena ya que 1 de cada 2 niños y niñas la padecen (4) (18).

Fisiopatología

Los mecanismos dependen del momento en el que se produce el déficit dietético y la composición corporal del niño, la ingesta excesiva de hidratos de carbono revierte la respuesta adaptativa a la ingesta baja de proteínas, la síntesis de albúmina disminuye provocando disminución de la presión oncótica con la salida del líquido al espacio extravascular, entre los principales mecanismos podemos citar a la falta de aporte energético, a las alteraciones en la absorción, catabolismos exagerado y exceso de excreción (19).

Clasificación

En el caso del recién nacido se tendrán en cuenta algunos parámetros como el estado nutricional materno, la edad gestacional las divide en recién nacido pretérmino menor a 37 semanas, de término de 37 a 41 semanas y postérmino de 42 semanas o más, de acuerdo al peso si tiene entre 2500 y

4000 gramos posee un peso adecuado, si pesa más de 4000 gramos es macrosómico, un peso menor de 2500 gramos se considera bajo, muy bajo al nacimiento los que pesan menos de 1500 gramos y finalmente según el peso para la madurez estimada se clasifica en adecuado para la edad gestacional el que está entre el percentil 10 y 90, grande para la edad gestacional con percentil superior a 90 y pequeño para la edad gestacional inferior al percentil 10 (20) (21).

De acuerdo a su etiología la desnutrición puede ser primaria cuando la ingesta de alimentos es insuficiente como pasa en las zonas y poblaciones marginadas, secundaria cuando el organismo no utiliza el alimento consumido y se interrumpe la digestión o absorción de nutrientes y mixta cuando existe una combinación de los dos mecanismos que condiciona la desnutrición (22).

La desnutrición aguda grave o desnutrición proteico – calórica clínicamente puede ser marasmo que se caracteriza por emaciación sin edema o kwashiorkor que se identifica porque el niño presenta edema (23). La desnutrición no edematosa es consecuencia de un desequilibrio de la ingesta de energía o de energía y de proteínas, mientras que la desnutrición tipo kwashiorkor se debe a la falta de proteínas, en la desnutrición crónica la talla y los segmentos corporales se ven afectados y son pequeños (24).

La clasificación por la intensidad y el tiempo de duración de la enfermedad dependen de diversas formas e instrumentos para su ejecución.

Tabla 1. Clasificación de la desnutrición

Clasificación	Definición	Grados	Criterios
Gómez	Peso por debajo de mediana de PPE en %	Leve (grado 1) Moderada (grado 2) Grave (grado 3)	75 - 90 % PPE 60 -74 % PPE < DE 60 % PPE
Waterlow	Puntuaciones z (DE) por debajo de mediana de PPT	Leve Moderado Grave	80-90 % PPT 70-80 % PPT < 70 % PPT

		Moderado	-3 <- puntuación z <- 2
OMS (Emaciación)	Puntuaciones z (DE) por debajo de mediana de PPT	Grave	Puntuación z < -3
OMS (Retraso del crecimiento)	Puntuaciones z (DE) por debajo de mediana de TPE	Moderado	-3 <- puntuación z o <- 2
		Grave	Puntuación z <- 3
Kanawati	PB dividido entre perímetro craneal y occipitofrontal	Leve	< 0. 31
		Moderado	<0.28
		Grave	<0.25
Cole	Puntuaciones z con IMC para la edad.	Grado 1	Puntuación z < -1
		Grado 2	Puntuación z < -2
		Grado 3	Puntuación z < -3

DE, desviación estándar; IMC, índice de masa corporal; PB, perímetro del brazo; PPE, peso para la edad; PPT, peso para la talla; TPE, talla para la edad, OMS, organización mundial de la salud.
Fuente: Pediatría de Nelson, 2016.

Cuadro Clínico

Los niños con desnutrición presentan cara de luna llena, cara siamesca en el caso del marasmo, en los ojos hay edema periorbitario, sequedad ocular, palidez conjuntival, en la boca estomatitis angular, queilitis, glositis, inflamación y hemorragia de las encías, hipertrofia parotídea, retraso de la erupción de los dientes, tienen cabello quebradizo, signo de la bandera, pestañas largas y alopecia, la piel es seca, pálida, tienen mala cicatrización de las heridas, piel flácida y arrugada o brillante y edematosa, en las uñas presentan fisuras o crestas, coiloniquia, placas ungueales delgadas y finas, en el sistema muscular hay emaciación muscular principalmente de muslos y glúteos, los huesos son deformes por déficit de calcio, vitamina D y C, en los órganos abdominales hay hepatomegalia con hígado graso, el abdomen se distiende y puede presentar ascitis (25). En el sistema cardiovascular hay bradicardia, hipotensión de bajo gasto, el retraso global del desarrollo y trastornos de la memoria con daños irreversibles del sistema nervioso central, tienen la apariencia letárgica, son apáticos y muy irritables. Esta enfermedad es un proceso, si se mantiene el déficit de nutrientes lleva a la desnutrición crónica en donde la talla y los segmentos corporales se ven afectados (26).

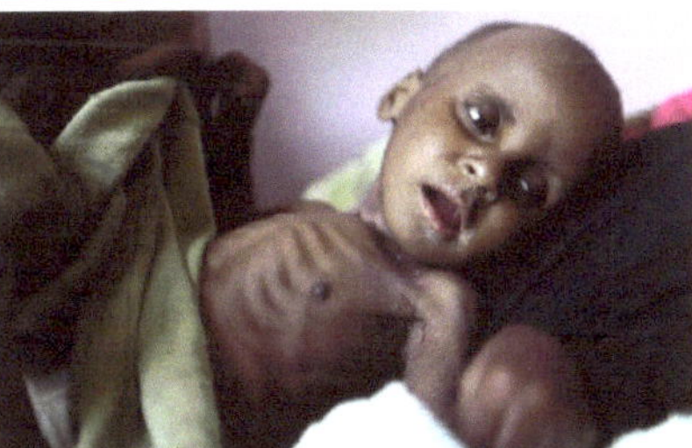

Figura 2.   Niño con signos de desnutrición

Diagnóstico

La relación del peso para la talla permite valorar la desnutrición aguda. En los lactantes lo normal se establece con la línea de puntuación z > o igual a -1 y z < o igual a + 1 (percentil 15-85), la desnutrición aguda en menores de 2 años se divide en leve z < -1 y > o igual -2, moderada z < 2 y z > o igual a -3 y grave z < – 3 (percentil <15 y >3), para niños mayores de 2 años se valora el IMC y se clasifica igual que la relación peso para la talla.

La talla para la edad es difícil de medir en menores de 2 años por lo que en este caso se utiliza la longitud en decúbito, en la desnutrición crónica la talla para la edad esta alterada, mediante la antropometría se mide el estado nutricional y se aplican referencias internacionales establecidas por la Organización Mundial de la Salud, esto se confirma cuando el indicador de talla para la edad estandarizado en puntaje Z es < -2 desviaciones estándar con respecto a la mediana de talla de la población de referencia (26). El retraso de crecimiento o malnutrición crónica es consecuencia del efecto de un cúmulo de acontecimientos sobre el crecimiento esquelético.

Tratamiento

El abordaje de la desnutrición aguda grave incluyen 3 fases, la fase inicial dura entre 1 a 7 días y consiste en estabilizar al paciente mediante la prevención o corrección de la deshidratación, hipoglicemia, hipotermia, tratamiento de las infecciones bacterianas y parasitarias, luego de 24 horas se inicia la dieta con 80 a 100 kcal/kg/dìa realizando tomas con pequeños volúmenes y frecuencias altas reduciendo la frecuencia paulatinamente de 12 a 8 a 6 tomas cada 24 horas. La segunda fase de rehabilitación incluyen de 2 a 6 semanas, se continua con la dieta a razón de 100 kcal/kg/dìa, el tratamiento con hierro se inicia en esta fase, al final de esta fase desaparecen los edemas y el niño se interesa en su entorno, se debe preparar el alta; la tercera fase es la de seguimiento que va desde la semana 7 hasta la 26, se realiza en el domicilio continuando con la dieta y estimulando el desarrollo emocional y sensitivo. El síndrome de realimentación puede complicar la rehabilitación nutricional aguda (27).

Prevención

Existen algunas intervenciones que están bajo la responsabilidad del sector sanitario, así tenemos por ejemplo la promoción de la lactancia materna exclusiva, alimentación complementaria adecuada y oportuna, conductas higiénicas clave como el lavado de las manos, proporcionar micronutrientes como suplemento de vitamina A y hierro tanto para embarazadas y los niños, tratamiento preventivo de la malaria en regiones endémicas, desparasitación en áreas endémicas, enriquecimiento de alimentos ingeridos con micronutrientes (28).

BIBLIOGRAFÍA

1. García Cruz A, Figueroa Suárez J, Osorio Ciro J, Rodríguez Chavarro N, Gallo Villegas J. Association between nutritional status and physical abilities in children aged 6–18 years in Medellin (Colombia). An Pediatría (English Ed [Internet]. 2014;81(6):343–51. Available from. https://www.ncbi.nlm.nih.gov/pubmed/24582519

2. Machado K, Gil P, Ramos I, Pírez C. Segundo Premio. Machado, K, Gil, P, Ramos, I, Pírez, C (2018) Segundo Premio, 89(Suplemento 1), 16–25 https//doi.org/1031134/AP89S12 [Internet]. 2018;89(Suplemento 1):16–25. Available from: http://dx.doi.org/10.31134/AP.89.S1.2

3. Reyes-Morales H, González-Unzaga MA, Jiménez-Aguilar A, Uribe-Carvajal R. Efecto de una intervención basada en guarderías para reducir conductas de riesgo de obesidad en niños preescolares. Bol Med Hosp Infant Mex. 2016;73(2): 75–83.

4. Freire W, Ramírez M, Belmont P, Mendieta M, Silva K, Romero N, et al. Encuesta Nacional de Salud y Nutrición del Ecuador. ENSANUT-ECU 2011-2013 [Internet]. Vol. 1, Resumen Ejecutivo. 2013. 113 p. Available from: https://www.unicef.org/ecuador/esanut-2011-2013-2bis.pdf

5. Instituto Nacional de Estadisticas y Censos. Encuesta Nacional deSalud y Nutricion ENSANUT-Ecuador 2011-2013. Inec [Internet]. 2014; Available from: http://www.ecuadorencifras.gob.ec/documentos/web-inec/Estadisticas_Sociales/ENSANUT/Presentacion de los principales resultados ENSANUT.pdf

6. Cu F L, Villarreal R E, Rangel P B, Galicia R L, Vargas D E, Martinez G L. Factores de riesgo para sobrepeso y obesidad en lactantes. Rev Chil Nutr [Internet]. 2015;42(2):139–44. Available from: https://scielo.conicyt.cl/pdf/rchnut/v42n2/art04.pdf

7. Catalina Jarpa M, Jaime Cerda L, Claudia Terrazas M, Carmen Cano C. Lactancia materna como factor protector de sobrepeso y obesidad en preescolares. Rev Chil Pediatr [Internet]. 2015;86(1):32–7. Available from: file:///C:/Users/HP/AppData/Local/Temp/art06.pdf

8. Cigarroa I, Sarqui C, Zapata Lamana R. Efectos del sedentarismo y obesidad en el desarrollo psicomotor en niños y niñas: Una revisión de la actualidad latinoamericana. Univ y Salud [Internet]. 2016;18(1):156. Available from: file:///C:/Users/HP/AppData/Local/Temp/RevistaUniversidadysalud.2016.pdf

9. Cu F. L, Villarreal R. E, Rangel P. B, Galicia R. L, Vargas D. E, Martinez G. L. Factores de riesgo para sobrepeso y obesidad en lactantes. Rev Chil Nutr [Internet]. 2015;42(2):139–44. Available from: file:///C:/Users/HP/AppData/Local/Temp/art04.pdf

10. Cañoles CF, Araneda GN, Silva MH, Sanhueza CA. Correlación entre indice de masa corporal y sintomatología depresiva en una muestra de niños preescolares de la región de Los Rios, Chile. Int J Morphol. 2015;33(3):860–4.

11. Zamora Salas J, Laclé Murray A. Evaluación del estado nutricional por medio de indicadores antropométricos en preescolares costarricenses. Rev Pensam Actual, vol 18(31), pp 46-52 [Internet]. 2018;18(31).46–52. Available from: file:///C:/Users/HP/AppData/Local/Temp/35638-Texto del

12.Gamboa-Delgado EM, de Cossío T, Colchero-Aragonés A. *Obesity risk in preschoolers beneficiaries ofile:///C:/Users/HP/AppData/Local/Temp/v18n4a12.pdff food aid programs*. Rev Salud Publica. 2016;18(4):643–55.

13.Carrasco Quintero M del R, Ortiz Hernández L, Roldán Amaro JA, Chávez Villasana A. *Desnutrición y desarrollo cognitivo en infantes de zonas rurales marginadas de México*. Gac Sanit. 2016;30(4):304–7.

14.Flores Bendezú J, Calderón J, Rojas B, Alarcón Matutti E, Gutiérrez C. *Desnutrición crónica y anemia en niños menores de 5 años de hogares indígenas del Perú – Análisis de la Encuesta Demográfica y de Salud Familiar 2013*. An la Fac Med [Internet]. 2016;76(2):135. Available from: http://www.scielo.org.pe/pdf/afm/v76n2/a05v76n2.pdf

15.Mar N, Marrod D. *La desnutrición infantil: herramientas para su diagnóstico* [Internet]. 2018. Available from: http://www.nutricion.org/img/files/Desnutricion infantil(1).pdf

16.Hurtado Quintero C, Mejía C, Mejía F, Arango C, Chavarriaga LM, Grisales Romero H. *Malnutrición por exceso y déficit en niños, niñas y adolescentes, Antioquia, 2015*. Rev Fac Nac Salud Pública [Internet]. 2017;35(1):58–70. Available from: http://aprendeenlinea.udea.edu.co/revistas/index.php/fnsp/article/view/325153

17.Amezcua M, Manuel Amezcua; Sonia Herrera Justicia; Aintzane Orkaizagirre Gómara. *Publicación científica: causas de rechazo de manuscritos en función de la pertinencia*. Index de Enfermería [Internet]. 2018;38(2):90–6. Available from: http://revista.nutricion.org/PDF/HUAMAN.pdf

18.Moreta H, Vallejo C, Chiluiza C, Revelo E. *Desnutrición en Niños Menores de 5 Años: Complicaciones y Manejo a Nivel Mundial y en Ecuador*. Rev Científica la Investig y el Conoc ISSN-e 2588-073X, Vol 3, No 1, 2019, págs 345-361 [Internet]. 2019;3(1):345–61. Available from: file:///C:/Users/HP/AppData/Local/Temp/Dialnet-DesnutricionEnNinosMenoresDe5Anos-6796767-1.pdf

19.González N, López G, Prado L. *Importance of Nutrition: first 1000 days of life*. 2016;7(1). Available from: http://www.bvs.hn/APH/pdf/APHVol7/pdf/APHVol7-1-2016-13.pdf

20.Restrepo-mesa SL, Del N, Ceballos C, Santander FM. *Factores maternos relacionados con el peso al nacer de recién nacidos a término , Colombia , Maternal factors associated with birth weight in term infants , Colombia , 2002-2011 Fatores maternos associados ao peso ao nascer dos recém-nascidos a termo , Co*. 2016;32(11):1–16. Available from: file:///C:/Users/HP/AppData/Local/Temp/es-2.pdf

21.Heredia-Olivera K, Munares-García O. *Factores maternos asociados al bajo peso al nacer*. Rev Med Inst Mex Seguro Soc [Internet]. 2016;54(5):562–7. Available from: file:///C:/Users/HP/AppData/Local/Temp/im165c.pdf

22.Segarra Ortega JX, Lasso Lazo SR, Chacón Abril KL, Segarra Ortega MT, Huiracocha Tutiven L. *Estudio Transversal: Desnutrición, Anemia y su Relación con Factores Asociados en Niños de 6 a 59 Meses, Cuenca 2015*. Rev Médica del Hosp José Carrasco Arteaga. 2016;8(3):231–7.

23.Sobrino Toro M, Riaño Galan I, Bassat Q, Perez-Lescure Picarzo J, de Aranzabal Agudo M, Krauel Vidal X, et al. *Child health and international cooperation: A paediatric approach. An Pediatría (English Ed [Internet].* 2015;82(5):367–72. Available from: https.//www.ncbi.nlm.nih.gov/pubmed/25529375

24.Arias JAC-. *Determinantes sociales del parasitismo intestinal, la desnutrición y la anemia: revisión sistemática. Rev Panam Salud Pública [Internet].* 2017;41:1–9. Available from: file:///C:/Users/HP/AppData/Local/Temp/es.pdf

25.Márquez - González H, García-Sámano VM, Lourdes M De, García-Villegas EA, Márquez-flores H, Villa-romero AR, et al. *Clasificación y evaluación de la desnutrición en el paciente pediátrico.* 2012;VII(271):59–69. Available from: https://www.medigraphic.com/pdfs/residente/rr-2012/rr122d.pdf

26.Ayala E, Díaz A. *Infraestructura, ingreso y desnutrición infantil en México. Salud Publica Mex [Internet].* 2015;57(1):22–8. Available from: https://www.scielosp.org/article/ssm/content/raw/?resource_ssm_path=/media/assets/spm/v57n1/v57n1a5.pdf

27.Riedemann, JP;Illesca, M;Droghetti J. *Evaluación nutricional en niños hospitalizados en un Servicio de Pediatría [Internet]. Vol. 129, Rev. méd. Chile.* 2013. p. 647–52. Available from: https://scielo.conicyt.cl/scielo.php?script=sci_arttext&pid=S0718-221X2015000300013

28.Tanya E, Mancilla P. *Factores de riesgo de desnutrición en niños de 2-5 años atendidos en el centro de salud trinitaria 2 periodo 2015-2016.* 2019;83. Available from: file:///C:/Users/HP/AppData/Local/Temp/CD 047- RIVAS REYES MERY CONSUELO.pdf

CAPÍTULO 6

ANEMIA EN EL EMBARAZO

Autor: Dra. Tatiana Pamela Alvarez Escobar

Definición

La OMS define anemia en el embarazo cuando la gestante presenta hemoglobina menor o igual a 11g/dl y un hematocrito menos a 33%, teniendo como primera causa el mal nutrición. La principal causa para que se dé una anemia durante la gestación es la deficiencia de hierro que se presenta de forma común en los países en vías de desarrollo (1).

Los efectos que se pueden presentar en una gestante que curse con anemia los podemos dividir en dos grupos; a corto plazo podemos enumerar el incremento de la prematuridad, crecimiento intrauterino retardado, infecciones, hemorragia postparto, el riesgo de complicaciones quirúrgicas, la involución uterina. A largo plazo; la anemia puede presentar incremento de la tasa de morbilidad en caso de que la gestante curse con alguna otra comorbilidad como TB, HIV, e incrementar las complicaciones derivadas de las enfermedad crónicas no transmisibles (entre ellas el pie diabético, la neuropatía periférica, cardiopatía isquémica). (2)

El embarazo es un conjunto de cambios fisiológicos que sufre la mujer en edad reproductiva, dentro de la cual la principal es la anemia fisiológica, presentándose como patológica cuando se presenta una hemoglobina menor a 11g/dl durante el primer y tercer trimestre, y menor a 10,5g/dl en el segundo trimestre de la gestación. Además debemos indicar que los valores de ferritina sérica disminuyen al mismo tiempo que la hemoglobina. (3)

Epidemiología

Según la OMS se estima que un 41.8 % de gestantes cursarán con anemia durante en el embarazo, teniendo en más prevalencia la anemia ferropénica con un 75% de los casos. (4)

En cuanto a Latinoamérica y el Caribe la anemia en el embarazo sigue siendo una de las causas de morbimortalidad en gestantes, se obtiene cifras entre 20% a 39% de gestantes que cursan con anemia durante el embarazo. (4)

De acuerdo a la información publicada en la Encuesta Nacional en Salud y Nutrición (ENSANUT-ECU 2011-2013), la prevalencia de anemia en mujeres en edad reproductiva es del 15% a escala nacional. De acuerdo a la información suministrada por los puestos centinela de la Unidad de Nutrición del MSP del año 2012, el 46,9% de las mujeres embarazadas en Ecuador presenta anemia. Por esto, es política pública de salud suplementar a todas las mujeres embarazadas con 60 mg de hierro elemental a partir de hierro poli-maltosado, y con 400 µg de ácido fólico, durante todo el embarazo y tres meses posparto. (5)

Ecuador es uno de los principales países de América Latina que presenta mayor casos de gestantes con diagnóstico de anemia, dentro del grupo relevante están las adolescentes (entre 15 a 19 años). Actualmente Ecuador registra 122.301 madres adolescentes.

Según el Instituto Nacional de Estadísticas y Censo (INEC). De las cuales el 46% cursa con anemia gestacional. (9)

Fisiopatología

Las mujeres durante el embarazo presentan varios cambios tanto físicos como hormonales los cuales son propios del embarazo y otros para ayudar a apoyar al feto a desarrollarse, dentro de los cambios principales tenemos: aumento en la grasa, disminución en la concentración de proteínas especialmente albúmina, un aumento en el volumen sanguíneo materno, gasto cardíaco, flujo sanguíneo a los riñones y a la unidad útero-placentaria, y disminución en la presión arterial. (6)

Dentro de los cambios se presenta una anemia fisiológica debido a la expansión del volumen sanguíneo materno en un 40% que se presenta con mayor frecuencia que el aumento de masa eritrocitaria dando como resultado una anemia por dilución.

La hemoglobina se reduce de manera fisiológica entre el segundo y tercer trimestres y luego recupera sus valores pre gestacionales al final del tercer trimestre o al final del embarazo. Dada esta situación, se han establecido puntos de referencia de Hb para definir anemia en la gestante, que es diferente a la no gestante (Hb=12 g/dL). La OMS establece que, para diagnosticar anemia en gestantes en el segundo y tercer trimestres, los valores de Hb deben estar por debajo de 11 g/dL.

La hemodilución fisiológica y un incremento de la hipercoagulabilidad se acompañan de alta agregación y rigidez de los glóbulos rojos durante el segundo trimestre, mientras que la viscosidad del plasma permanece sin afectarse durante el embarazo normal.

En la segunda mitad del embarazo se desarrolla una hipercoagulabilidad fisiológica, con aumento en la actividad de los factores de coagulación, agregación plaquetaria, y actividad disminuida y menores niveles sanguíneos de anticoagulantes fisiológicos, con la finalidad de implementar una adecuada homeostasis durante el trabajo de parto. Bajo estas condiciones, la hemodilución moderada es un mecanismo efectivo para prevenir el desarrollo de coagulación intravascular diseminada severa durante el trabajo de parto o durante una cirugía. Las interacciones entre las plaquetas y el factor de von Willebrand disminuyen en gestantes sanas en el tercer trimestre respecto a sus controles, un efecto que parece consecuencia de la hemodilución. (6)

Cuadro Clínico

Toda gestante que curse con anemia puede presentar manifestaciones clínicas, las cuales se presentarán de acuerdo al tipo de anemia que presente. Si es leve puede ser que no presente manifestaciones clínicas, pero de darse se los puede dividir de la siguiente manera:

Tabla 1 signos y síntomas de pacientes gestantes con anemia

Generales	Cardiopulmonares	Neurológicas	Dermatológicos
Adinamia	Disnea	Acufenos	Intolerancia al frío
Anorexia	Edema	Cambio de carácter	Palidez generalizada
Astenia	Hipotensión	Cefalea recurrente	Uñas quebradizas
Depresión	Palpitaciones	Disminución de la sensibilidad	
Deseo sexual hipoactivo	Taquicardia	Irritabilidad	
Fatiga fácil	taquipnea	Lipotimia	
Glosistis atrófica		Perdida de la concentración	
Pica		Pobre rendimiento laboral	
Queilosis		Somnolencia	
Sequedad bucal			

La anemia gestacional puede asociarse a parto prematuro, bajo peso al nacer y aumento de la morbi-mortalidad. (7)

Diagnóstico

La mujer mantiene un metabolismo fisiológico del hierro durante todo el período del embarazo y puerperio. Es de gran importancia, al momento de elegir una estrategia de prevención y tratamiento, considerar que normalmente la absorción máxima de hierro es 1-2 mg/día, que es similar a las pérdidas diarias. Esta absorción, en estados de necesidad de hierro, puede aumentar a un máximo de 15-20 mg/día, especialmente a través de la absorción de hierro heme. Además, en la mujer embarazada, la hepcidina se encuentra baja o suprimida, por lo que la absorción de hierro en el duodeno está normalmente aumentada.

El diagnóstico de déficit de hierro se puede realizar a través de varias pruebas de laboratorio. Por muchos años, los más usados son: microcitosis (VCM <80), ferritina disminuida (<12mg/dl), SatTf (disminuida <16mg/dl), aumento del receptor soluble de transferrina y la concentración de hemosiderina en médula ósea, que es considerada como el The Gold Standard. No obstante, varios estudios sugieren que el límite de ferritina para detectar déficit de hierro debe ser 30 mg/L, con lo que la sensibilidad aumenta desde 25% a 92% (si comparamos con punto de corte de 12mg/L, nivel de normalidad fijado en nuestro medio), manteniendo 98% de especificidad. (10)

Se dispone de varios indicadores bioquímicos y hematológicos que nos ayuden a diagnosticar anemia en una gestante, de los principales son:
 • Ferritina
 • Hemoglobina
 • Hematocrito
 • Índices eritrocitarios

Estos siendo los más principales, de fácil acceso y menos costosos. (3)

El método para cuantificar la hemoglobina lo realizamos en base a la obtención de sangre venosa o arterial, la cual por medio de una punción a nivel de miembros superiores, posterior a la obtención de la muestra sanguínea se procede a realizar técnicas en laboratorio. Los métodos que se recomienda utilizar por lo general en estudios para establecer la prevalencia de anemia de la población son el de la cianometahemoglobina y el sistema HemoCue.

Teniendo como resultados, de acuerdo a los niveles de Hb, la clasifica en:
• Anemia leve (Hb de 10 a 10,9 g/dl)
• Anemia moderada (Hb de 7 a 9,9 g/dl)
• Anemia grave (Hb menos de 7 g/dl)5.

Tratamiento
El tratamiento de elección para corregir la anemia en el embarazo varía según la causa, pero la opción de preferencia es el hierro en las diversas presentaciones oral y parenteral.

La primera línea es la reposición con hierro oral debido a su eficacia, seguridad y bajo costo, según el colegio Americano de Ginecología se debe dar un aporte de 160 a 200 mg/día, mejorando de esta manera la hemoglobina 1g/dl durante 14 días de tratamiento.

Debemos recordarles que le uso de hierro oral presenta efectos adversos como son: nauseas, vómitos, diarreas, dolor abdominal, no obstante en la actualidad se recomienda el uso de hierro parenteral en casos como: (4)

• No respuesta a tratamiento con hierro oral
• Anemia severa (hemoglobina <9g/dl)
• Necesidad de tratamiento eficaz (edad gestacional avanzada, placenta previa)
• Pacientes con síndrome de malabsorción

Recomendaciones
Se debe prescribir 5mg de ácido fólico durante 3 meses antes de la concepción y dentro del primer trimestre del embarazo a las mujeres consideradas de alto riesgo, como:
• Antecedentes familiares de DTN

- Hijo/A anterior con DTN
- Diabetes materna pre-existente
- Epilepsia y la ingestión de ácido valproico o carbamazepina para controlar las convulsiones
- Obesidad con IMC mayor a 35 kg/m2
- Trastornos de malabsorción - enfermedad inflamatoria intestinal
- Uso de antagonistas de folato: por ejemplo, metotrexato, sulfonamidas
- Uso de tabaco.

Se recomienda a toda mujer que está planificando un embarazo que mantenga un peso saludable, con rangos de índice de masa corporal (IMC) de 18.5 a 24.9, con el propósito de prevenir problemas de salud que pueden presentarse durante el embarazo.

Se recomienda que para cubrir con las necesidades adicionales de proteína, consumo de alimentos de acuerdo a las siguientes opciones: 1 ½ taza de leche, yogur, 1 taza de morocho con leche, 1½ taza de colada de plátano con leche, 1 sánduche de queso, 1 tamal relleno de queso o carne roja o blanca, 1 plato pequeño de mote con una tajada de queso, 1 plato pequeño de habas con queso, 1 plato pequeño de chochos con tostado, 1 taza de arveja cocinada. (8)

Tabla 2 niveles de hemoglobina para diagnosticar anemia en el embarazo

Diagnostico	Nivel de hemoglobina g/dl
No anemia	11.0
Leve	10.0 a 10.9
Moderada	7.0 a 9.9
Grave	<7.0

Fuente: Ministerio de Salúd Pública del Ecuador Diagnóstico y tratamiento de la anemia en el embarazo. Guía de Práctica Clínica Quito: Ministerio de Salud Pública, Dirección Nacional de Normatización-MSP; 2014

Flujo grama 1 diagnóstico y tratamiento de anemia en el embarazo

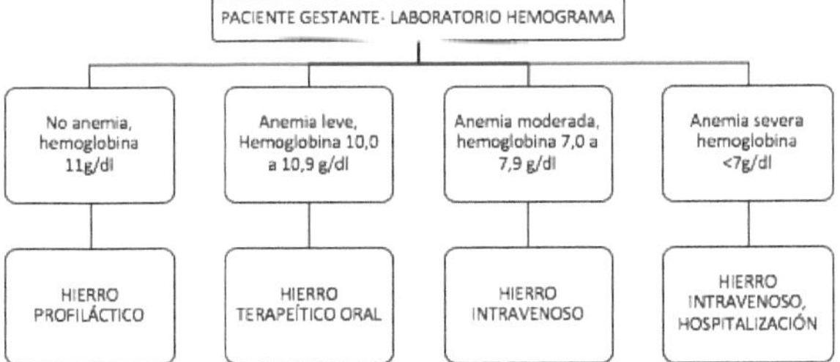

Fuente: Dra. Tatiana Alvarez

1.Martha Liliana Pérez; María del Mar Peralta A; Yesica Fernanda Villalba C; Silvia Virginia Vanegas T; Juan Diego Rivera M; Juan Diego Galindo D; Juan José Rubio A Caracterización de la población con anemia en el embarazo y su asociación con la morbimortalidad perinatal, Facultad de Ciencias de la Salud de la Universidad Tecnológica de Pereira. Rev. Méd Risaralda; 2019: p34.

2.Norma Silva Leal; Jorge René Fernández Massó; Elisa Aznar García; Félix Guerra Ramos Sobre la efectividad de una preparación orgánica de hierro en el tratamiento de la anemia durante el embarazo (Volumen 29) La Habana. Revista Cubana de Alimentación y Nutrición; 2019:p18

3.Nakin Alberto Véliz Mero; Marco Vinicio Peñaherrera Alcívar; Martha Saida Quiroz Figueroa; Hilda Monserrate Mendoza Sornoza; Jaime Eduardo Jaramillo Soto; Mónica Danny Tonguino Rodríguez   Prevención frente la presencia de anemia en el embarazo(Vol 3) Revista Científica Mundo de la Investigación y el Conocimiento 2019:p974

4.Lina María Martínez Sánchez, Laura Isabel Jaramillo Jaramillo, Juan Diego Villegas Álzate, Luis Felipe Álvarez Hernández, Camilo Ruiz Mejía La anemia fisiológica frente a la patológica en el embarazo (volumen 44 numero2) Revista Cubana de Obstetricia y Ginecología 2018:p3-5

5.Ministerio de Salúd Pública del Ecuador Diagnóstico y tratamiento de la anemia en el embarazo. Guía de Práctica Clínica Quito: Ministerio de Salud Pública, Dirección Nacional de Normatización-MSP; 2014: p9

6.Gustavo F. Gonzales, Paola Olavegoya Fisiopatología de la anemia durante el embarazo: ¿anemia o hemodilución? Pathophysiology of anemia in pregnancy: anemia or hemodilution? Perú, Rev Peru Ginecol Obstet. 2019 p493-495

7.Franklin Espitia De La Hoz, Lilian Orozco Santiago Anemia en el embarazo, un problema de salud que puede prevenirse, Colombia, revista de los estudiantes de medicina de la universidad industrial de Santander 2013:p48

8.Ministerio de Salud Pública. Alimentación y nutrición de la mujer gestante y de la madre en período de lactancia. Guia de Práctica Clínica (GPC): Dirección Nacional de Normatización, 1ª Edición, Quito, Ecuador, 2014: p12-13;18 Disponible en: http://salud.gob.ec

9.Annabel A. Arana-Terranova, Adriana M. Intriago-Rosado, Sonia B. Gomez-Vergara, Julio J. De la Torre-Chávez Factores de riesgo que conllevan a la anemia en gestantes adolescentes de 13 – 19 años. Vol. 3 2017; p435

10.Daniel Ernst, María José García-Rodriguez, Jorge A. Carvajal Recomendaciones para el diagnóstico y manejo de la anemia por déficit de hierro en la mujer embarazada. Chile ARS MEDICA Revista de Ciencias Médicas Volumen 42 número 1 año 2017:p62-63

CAPÍTULO 7

INFECCIÓN DE VÍAS URINARIAS EN EL EMBARAZO
Autor: Dra. Mónica Alexandra Flores Echeverría

Introducción

La infección urinaria en el embarazo es una de las complicaciones más frecuentes que ocasionan compromiso del bienestar materno – fetal, se describe una correlación estrecha con amenaza de aborto, amenaza de parto pretérmino, ruptura prematura de membranas, corioamnionitis, recién nacidos de bajo peso e infecciones neonatales. (1)

Estas infecciones se presentan, por lo general al final del segundo trimestre y en el comienzo del tercero, la mayor parte son asintomáticas.

El agente causal de esta infección en más 80% es E. coli, provenientes de la flora perineal, por esto es importante que toda mujer en periodo de gestación sea tamizada para bacteriuria asintomática con examen general de orina entre las 12 y las 16 semanas de la gestación; no se recomienda realizar la prueba en tirilla por su baja sensibilidad. (2)

Ante una infección urinaria en el embarazo el tratamiento es empírico, y se recomienda obtener un cultivo antes de su inicio; (3) cuando existen episodios a repetición es importante verificar los patrones de resistencia antimicrobiana que varían de acuerdo al sitio geográfico. (4)

Definición

Se define como infección urinaria, la existencia de gérmenes patógenos en la orina de un único uro-patógeno o varios, recogida en orina por micción espontánea, cateterización vesical o punción supra-púbica. (5)

Epidemiología

Las infecciones bacterianas en el período perinatal representan cerca de una décima parte de las muertes maternas en el mundo, (6) la mayor parte de estas muertes se registran en países de bajos ingresos y con escasa accesibilidad a educación y atención sanitaria.

El trabajo realizado por De La Torre estudió, la frecuencia de atención en consulta externa del primer nivel obteniendo que: la infección urinaria es considerada en el 63,6 por ciento como una enfermedad frecuente, además se analizó que el personal de salud llega al diagnóstico de la misma e instauración de tratamiento con síntomas y signos, no por laboratorio ni complementarios. (7)

Se registra que la frecuencia de bacteriuria asintomática durante el embarazo es entre 2% a 10%; si no se trata, se considera que 30% a 50% de estas mujeres desarrollarán infección sintomática más tarde durante el embarazo. La pielonefritis es un episodio agudo diagnosticado en 2% a 4% de mujeres embarazadas, cuando hay fiebre, sensibilidad costovertebral y piuria. (8)

De acuerdo al trabajo de Quispe y Naranjo en el Hospital Jesús de Nazareno en Perú; la infección de vías urinarias produce Amenaza de aborto (21,8%), amenaza de parto pretérmino (10,9%) y RPM (6,4%), el bajo peso al nacer (4,5%), prematuridad (3,6%) y RCIU (1,8%). (1)

Fisiopatología
Cambios de las vías Urinarias Inducidas por el Embarazo
Los cambios morfológicos más tempranos de las vías urinarias en la gestación tienen lugar en el sistema colector, el aumento del volumen renal en la semana 14 es debido a la elevación del volumen vascular renal probablemente por la expansión del espacio intersticial observándose una dilatación de los cálices, pelvis renales y uréteres por la relajación de las capas musculares inducida por la progesterona, (9) existe una dilatación más evidente a partir de la mitad del embarazo en especial del lado derecho en casi el 90% de las mujeres a término.

También se ha demostrado la existencia de un reflujo vesicoureteral en el 3,5% de las gestantes que, unido a la dilatación y estasis urinaria, favorece la proliferación bacteriana y la aparición de infecciones urinarias. (10)

Cambios Funcionales
Filtrado glomerular y Flujo plasmático renal
En la embarazada sana el filtrado glomerular aumenta entre 40-60%, mecanismo fisiológico que ocurre por aumento del gasto cardiaco e incremento del flujo plasmático renal. Al inicio del embarazo el del flujo plasmático renal aumenta hasta 809 ml/min en el primer trimestre; se mantiene alrededor de 695 ml/min en las últimas 10 semanas; menor presión

oncótica y hemodilución; menor resistencia vascular renal (RVR).

La traducción clínica de este aumento del filtrado glomerular es la disminución de las tasas plasmáticas de Urea y creatinina (Cr).

Sistema Renina-Angiotensina-Aldosterona

La Renina está aumentada hasta ocho veces y el angiotensinógeno hasta tres o cuatro, por lo que es posible que la Actividad de Renina Plasmática esté aumentada hasta 15 veces, como también sucede con la prorenina, curiosamente esto se produce en un "ambiente" con amplia expansión del volumen extracelular y mayor carga filtrada de Na+ en el túbulo distal, que tampoco suprimen el eje Sistema Renina-Angiotensina-Aldosterona. (10)

Síntesis de Prostaglandinas

Los tejidos placentarios y la arteria umbilical pueden generar entre 10 a 100 veces más prostaglandinas que otras arterias. (10)

Función Tubular

La situación de hiperfiltración condiciona alteraciones de la función tubular que, esencialmente, son:

- **Sodio:** El embarazo es el ejemplo más importante de la eficacia del equilibrio glomérulo tubular para conservar un adecuado balance de Sodio, El filtrado glomerular esta aumentado un 50%. Si la carga filtrada de Na + es 140 mEq/L x 100 ml/min de FG, el Na filtrado es 20.160 mEq/L y si el FG aumenta un 50%, el Na filtrado seria 30.240 mEq/L lo que obliga a reabsorber 10.000 mEq/L mas que en la mujer no gestante.

- **Agua:** Las embarazadas mantienen un equilibrio del Agua y conservan, curiosamente, intacto el mecanismo de concentración y dilución.

- **Potasio:** A pesar del aumento de Aldosterona, el Potasio esta discretamente elevado debido al aumento de progesterona por su efecto antimineralocorticoide.

- **Calcio:** En el embarazo existe un aumento de Calcidiol (25-OH-D3), lo cual favorece la absorción intestinal de Ca ++; consecuentemente existe mayor carga filtrada y también mayor incidencia de litiasis.

• **Acido Úrico:** La síntesis de uratos permanece constante durante el embarazo pero su aclaramiento aumenta, causando una discreta hipouricemia (2,5 a 4 mg/dl) en las primeras semanas del embarazo, posiblemente por disminución hasta un 25% de la reabsorción tubular.

• **Equilibrio Acido Base:** El pH es ligeramente alcalino, contrariamente a lo esperado, debido a la hiperventilación.

• **Aminoácidos:** Su excreción no es uniforme, se observa un incremento de la excreción de glicina, histidina, treonina, serina y alanina en un estadio temprano del embarazo, los valores urinarios aumentados de lisina, cistina, taurina, tirosina, fenilalanina, valina y leucina se registran durante la primera mitad del embarazo y, a partir de entonces, dichos valores disminuyen; la excreción urinaria de aspargina, ácido glutámico y arginina no varían en el curso del embarazo. (10)

• **Glucosa:** Se produce glucosuria, acompañada de otros azucares cuyo mecanismo es tanto un aumento de carga filtrada como un defecto tubular primario.

• **Vitaminas-hidrosolubles:** Existe aumento de excreción de acido ascórbico.

Tabla 1. Cambios Fisiológicos del sistema renal en el embarazo.

Cambios Fisiologicos	
Sistema Renal	⇑ filtración glomerular - glucosuria ⇑ reabsorción tubular de sodio ⇓ nitrógeno uréico sanguíneo ⇓ creatinina sérica ⇑ aclaramiento de creatinina ⇓ control urinario ⇓ capacidad de la vejiga

Fuente: Extracto de Cambios fisiológicos y hormonales durante el embarazo.
(11)

Etiología

La infección del tracto urinario en el embarazo es causada por bacterias provenientes de la flora perineal. Las enterobacterias E. coli, Klebsiella spp. y P. mirabilis se encuentran hasta en el 95% de los cultivos de orina. (12)

Otros agentes etiológicos corresponden a Gram positivos como S. saprophyticus, Enterococcus spp., y el estreptococo del grupo B (S. agalactiae), M. genitalium, P. aeruginosa y en menor frecuencia G. vaginalis, y U. urealitycum. (13)

Cuadro Clínico
Bacteriuria Asintomática

Se define con la presencia de bacterias en orina detectadas por urocultivo (más de 100.000 unidades formadoras de colonias/mL sin síntomas típicos de infección aguda del tracto urinario.

Cistitis Aguda

Es la infección bacteriana del tracto urinario bajo que se acompañada de sintomatología como: urgencia, frecuencia, disuria, piuria y hematuria, sin evidencia de daño sistémico.

Pielonefritis Aguda

Es la infección de la vía urinaria alta y del parénquima renal de uno o ambos riñones, que puede estar acompañada de fiebre, escalofrío, malestar general, dolor costovertebral, náusea, vómito y deshidratación. (4)

Diagnóstico
Bacteriuria Asintomática

Acorde con la historia clínica y con el examen físico, se realiza un diagnóstico presuntivo de infección urinaria, su confirmación requiere de la evaluación microscópica y tamizaje con urocultivo para diagnóstico definitivo y tratamiento oportuno, se puede realizar en cualquier momento de la gestación, preferiblemente a las 12-16 semanas de embarazo, no repetir si el resultado es negativo y no hay antecedentes o riesgos de infección urinaria, el segundo tamizaje se destinara para el tercer trimestre en pacientes con enfermedad renal, diabetes y antecedente de infección urinaria.

El diagnóstico de BA, el cual se establece con el aislamiento de más de 100.000 unidades formadoras de colonias/mL de un solo germen. (14)

Cistitis

Para el diagnóstico de cistitis es necesaria la presencia de síntomas urinarios localizados como polaquiuria, urgencia miccional, disuria y hematuria; si el uroanálisis es patológico se sugiere iniciar tratamiento empírico y esperar el resultado del urocultivo y antibiograma para identificar el agente etiológico, conocer su perfil de sensibilidad y ajustar la terapia, si se requiere.

Se considera un urocultivo positivo cuando el recuento de colonias es significativo (> 105 UFC/mL). (15)

Pielonefritis

Cuando el cuadro clínico urinario se asocia a síntomas sistémicos como fiebre, escalofrío, náuseas, vómito, dolor abdominal o lumbar, sintomatología de respuesta inflamatoria generalizada y sepsis, debe sospechar de una pielonefritis; para su diagnóstico se requiere la presencia de bacterias en el cultivo de orina (mayor de 100.000 UFC).

Tratamiento

El manejo se inicia de acuerdo a la sensibilidad para cada antibiótico, marcado por el antibiograma en el urocultivo y al espectro conocido de los antimicrobianos, la epidemiología local, además de la seguridad y eficacia clínica demostradas del medicamento.

Dentro del tratamiento más adecuado y sin efectos nocivos para el desarrollo embrionario encontramos las aminopenicilinas, cefalosporinas, penicilinas, caboxipenicilinas, monobactámicos.

En el Ecuador, las tasas de resistencia bacteriana son altas para ampicilina, ampicilina/sulbactam, amoxicilina, amoxicilina/clavulánico y sulfas, por lo que no se recomienda el tratamiento empírico con estos fármacos. (4)

Agente antimicrobiano	Régimen	Categoría
Nitrofurantoina*	100 mg cada 6 horas (5-7 d)	Clase B
Notrofurantonina* monohidrato (Retard)	100 mg cada 12 horas (5-7 d)	
Fosfomicina	3 g dosis única	Clase B
Cefalexina	500 mg cada 6 horas (5-7 d)	Clase B
Ampicilina-sulbactam	1,5 g cada 12 horas (5-7 d)	Clase B
Amoxacilina-clavulánico	500/125 mg cada 12 horas (5-7 d)	Clase B

* No usar si se aísla *M. morgannii, P. mirabilis, Providencia* spp., y *Serratia* spp., por resistencia intrínseca.

Figura 1. Tratamiento orientado por el urocultivo de la bacteriuria asintomática durante el embarazo.

• **Nitrofurantoína:** es un medicamento eficaz y bien tolerado, con tasas de resistencia inferiores al 5 % y con alteraciones mínimas en la ecología bacteriana. Logra tasas de curación clínica, entre el 88 y 93 %, y microbiológica, entre el 81 a 92 %. (16)

• **Fosfomicina:** el uso de este medicamento, en dosis única, es una alternativa razonable, debido a su actividad in vitro contra cepas gramnegativas resistentes, la mínima probabilidad de inducir resistencia y su eficacia. Alcanza tasas de curación clínica del 91 % y microbiológica entre 78 y 83 %. (16)

• **Cefalexina:** es una cefalosporina de primera generación de origen semi-sintético, bien tolerada y segura sólo se encuentra disponible para administración por vía oral. Es la más utilizada en cualquier trimestre del embarazo con seguridad, no se han reportado efectos teratógenos.

En el tratamiento de una cistitis recurrente o en casos de Pielonefritis con criterios de hospitalización el tratamiento por vía parenteral debe ser temprano y agresivo nunca debe ser menor a 10 días para prevenir complicaciones de la pielonefritis.

Dentro del tratamiento más adecuado y sin efectos nocivos para el desarrollo embrionario encontramos las aminopenicilinas, cefalosporinas, penicilinas, caboxipenicilinas, monobactámicos. (17)

Criterios de Referencia
• Respuesta inadecuada al tratamiento.
• Intolerancia y/o alergia a los fármacos de primer nivel.
• Diagnóstico clínico de pielonefritis.
• Pacientes con hematuria persistente, en ausencia de patología vaginal
• En sospecha de urolitiasis, alteraciones estructurales u otros padecimientos subyacentes que dificulten la respuesta al tratamiento instaurado.
• Complicaciones obstétricas secundarias a infección del tracto urinario bajo.

1.Quispe Figueroa J, Najarro Pozo V. ALICIA. [Online].; 2017 [cited 2020 03 10. Available from: https://alicia.concytec.gob.pe/vufind/Record/ UNSJ_bb9948b4efc49b179262b6536aaa290c.

2.Social IMdS. Prevención, diagnóstico y tratamiento de la infección del tracto urinario bajo durante el embarazo, en el primer nivel de atencón. 2016. Victor Hugo Borja Aburto- director de Presentaciones Médicas.

3.Glaser A, Schaeffe AJ. Urinary Tract Infection and Bacteriuria in Pregnancy. ELSIVER. 2015 Novembre; 42(6).

4.Ecuador MdSPd. Infección de vías urinarias en el embarazo, guía de práctica clinica. 2013 Septiembre..

5.Bron Valer Y. CONCYTEC. [Online].; 2017 [cited 2020 03 10. Available from: https://alicia.concytec.gob.pe/vufind/Record/ UTEA_f455a2059ab3504e815f6c39e3ec950c/Description#tabnav.

6.OMS. www.who.int. [Online].; 2015 [cited 2020 03 11. Available from: https:// apps.who.int/iris/bitstream/handle/10665/205685/ WHO_RHR_16.01_spa.pdf;jsessionid=7C4C1406BC3518BC7E111DF47304E44 4?sequence=2.

7.De La Torre R. EdiciónMedica. [Online].; 2016 [cited 2020 Marzo 2020. Available from: https://www.edicionmedica.ec/secciones/profesionales/estudio-demuestra-manejo-inadecuado-de-infecci-n-de-v-as-urinarias-88392.

8.Vazquez C, Abalos E. Treatments for symptomatic urinary tract infections during pregnancy. Cochrane Database of Systematic Reviews. 2011 January ;(3).

9.Gary Cunninghan F, Leveno KJ, Bloom L, Hauth c, Rouse DJ, Spong CY. Obstetricia de Williams. 23rd ed. McGRAW-HILL INTERAMERICANA EDITORES SAdCV, editor. México; 2011.

10.Gallo JL, Padilla MC. Función renal en el embarazo. ELSIVER. 2000 FEBRERO; 27(2).

11.CABAÑAS MJ, LONGONI M, COROMINAS N, SAROBE C, YURREBASO MJ, AGUIRREZÁBAL A. Obstetricia y ginecología. In FARMACIA HOSPITALARIA.; 2017. p. 994.

12.Eiros Bouzaa JM, Ochoa Sangradorb C, Grupo Investigador de Proyecto. Perfil etiológico de las infecciones urinarias y patrón de sensibilidad de los uropatógenos. Asociacion Española de Pediatria. 2007 Noviembre; 67(5).

13.Herráiz MA, Hernández A, Asenjo E, Herráiz I. Urinary tract infection in pregnancy. Elsiver. 2005 Diciembre.

14.Martinez E, Osorio J, Delgado J, Esparza G, Mota G, Blanco V, et al. Infecciones del tracto urinario bajo en adultos y embarazadas: consejos para el manejo empírico. ELSIVER DOYMA España. 2013 Noviembre; 17(3).

15.Ramin SM, Gilstrap LC. URINARY TRACT INFECTIONS DURING PREGNANCY. Obstetrics, Gynecology Clinics. 2001 Septiembre; 28(3).

16.PEMBERTHY LÓPEZ C, GUTIÉRREZ RESTREPO J, ARANGO SALAZAR N, MONSALVE M, GIRALDO ALZATE , GUTIÉRREZ HENAO , et al. Aspectos clínicos y farmacoterapéuticos de la infección del tracto urinario. Revisión estructurada. CES Med. 2011 Noviembre; 25(2).

17.Bogantes Rojas J, Solano Donato GSD. INFECCIONES URINARIAS EN EL EMBARAZO. REVISTA MÉDICA DE COSTA RICA Y CENTROAMÉRICA. 2010.

CAPÍTULO 8

INFECCIONES VAGINALES EN EL EMBARAZO
Autor: Dr. Jhonatan Esteban Durango Frías

Introducción

La infección vaginal constituye una de las complicaciones médicas más frecuentes asociadas al embarazo y es corresponsable de un importante porcentaje de morbilidad materna y morbimortalidad perinatal. Es un proceso infeccioso de la vagina caracterizado por uno o más de los siguientes síntomas: flujo, prurito vulvar, ardor, irritación, disuria, dispareunia y fetidez vaginal, determinados por la invasión y multiplicación de cualquier microorganismo en la vagina como consecuencia de un desequilibrio ambiental en el ecosistema vaginal. (1)

En estudios realizados a nivel mundial, se ha encontrado que el 90% de esas infecciones son causadas por tres grupos de agentes etiológicos: un grupo de bacterias anaerobias que producen vaginosis, las levaduras del género Candida spp., y aquellas causadas por el protozoo Trichomonas vaginalis. De éstas, la vaginosis bacteriana (VB) es la más frecuente. (9)

Dichas infecciones se asocian a un gran número de complicaciones ginecoobstétricas, tales como parto prematuro, ruptura prematura de membranas, aborto espontáneo, corioamnionitis, endometritis postparto, enfermedad inflamatoria pélvica, retardo en el crecimiento intrauterino y bajo peso al nacer. (9)

Vaginosis Bacteriana

La vaginosis bacteriana (VB) es una alteración de la microbiota vaginal causada por el crecimiento excesivo de bacterias que se encuentran naturalmente en la vagina, lo que altera el equilibrio natural. Es la causa más común de flujo vaginal anormal en mujeres en edades reproductivas y embarazadas. (3)

La prevalencia varía y puede ser influenciada por el comportamiento de los factores sociodemográficos.

Etiología

Los organismos responsables de VB dependen del pH vaginal. Con un pH de más de 4,5, Gardnerella Vaginalis y bacterias anaerobias (Mobiluncus, Bacteroides, Peptostreptococcus, Fusobacterium, Veillonella) se convierte en los microorganismos principales de la vagina. La etiología es de naturaleza polimicrobiana. (10)

Clínica

VB puede ser asintomática en un grupo de pacientes, pero sus manifestaciones clínicas habituales son flujo vaginal anormal, con olor desagradable como a pescado, especialmente después de relaciones sexuales. El flujo se describe como blanco o grisáceo, y puede ir acompañado de ardor miccional o leve prurito alrededor de la vagina. (3)

Diagnóstico

El diagnóstico inicial es de tipo clínico tomando en cuenta las características de la secreción vaginal y la sintomatología que provoca y reporta la mujer en la anamnesis. Además del cuadro clínico, el examen microscópico del flujo es esencial para el diagnóstico de VB.

En la actualidad no recomiendan el tamizaje de VB en embarazos asintomáticos. Distinta es la situación cuando se trata de embarazos de alto riesgo de parto prematuro (por ejemplo, embarazadas con un parto prematuro previo), donde sí tendría beneficio el pesquisar la presencia de VB y su posterior tratamiento. (6)

Candidiasis Vaginal

La vulvovaginitis por Candida es una de las afecciones vulvovaginales más frecuente. Al menos el 75% de las mujeres referirá un cuadro único de candidiasis vulvovaginal y entre 40 y 45% podrá presentar dos o más episodios en su vida (5). Su agente causal, en el 90% de los casos, corresponde a Candida albicans, existiendo además otras especies menos frecuentes causantes de esta afección (Candida glabrata, Candida parapsilosis y Candida tropicalis). Como infección propiamente tal, es la segunda después de VB (15% de las embarazadas). (4)

Clínica

El cuadro clínico es bastante característico, siendo los síntomas principales prurito y ardor vaginal, los que se pueden exacerbar posterior a actividad sexual o durante la micción. Los hallazgos clínicos incluyen edema y eritema de vestíbulo, labios mayores y menores, con la presencia de flujo vaginal blanco, sin olor, espeso, similar a leche cortada o cuajada, que se desprende en forma fácil de las paredes vaginales (7).

Diagnóstico

Se realiza en forma fácil por el cuadro clínico antes descrito, pero ante la duda del agente causal de vulvovaginitis, se puede realizar test con KOH al 10% en flujo vaginal que revela la presencia de hifas o pseudohifas, o bien a través de la aplicación de cultivos específicos para hongos (8).

Tricomoniasis Vaginal

La vaginitis por tricomonas está causada por Trichomonas vaginalis, un protozoo flagelado unicelular que se contagia fundamentalmente por transmisión sexual. La infección por Trichomonas vaginalis constituye una de las ITS más frecuentes en el mundo; en la embarazada, se asocia a parto pretérmino, recién nacido de bajo peso y ruptura prematura de membranas (RPM).(3)

Clínica

Las gestantes que tienen tricomoniasis no presentan síntomas, al menos al principio. Cuando la tricomoniasis causa síntomas, pueden variar entre irritación leve e inflamación grave. Las mujeres gestantes con tricomoniasis pueden notar picazón, ardor, enrojecimiento o dolor en los genitales, molestia al orinar, o una secreción clara con un olor inusual que puede ser transparente, blanca, amarillenta o verdosa. (9)

Signos y Síntomas de Infección Vaginal según Etiología

Signos y Síntomas	VB	CVV	Tricomoniasis
Secreción	Mínima	Abundante, Blanca	Escasa, Espesa
Olor	Sugiere A Pescado	No Mal Olor	Fétido
Prurito	NO	Prurito Vulvar	Prurito Vulvar
Otros Síntomas Posibles		Dolor, Dispareunia, Disuria	Disuria, Dolor Abdominal
Signos Visibles	Secreción En La Vagina Y El Vestíbulo, No Inflamación Vulvar	Hallazgos Normales O Eritema Vulvar, Edema	Secreción Amarilla Espumosas, Vulvitis, Cervicitis
PH Vaginal	Mayor A 4,5	Menor O Igual A 4,5	Mayor A 4,5

Fuente Diagnóstico y tratamiento de la infección vaginal en obstetricia 2014 Guía de Práctica Clínica (GPC)

Tratamiento de la Vaginosis Bacteriana

El tratamiento se debe realizar en toda embarazada con sintomatología antes o después de las 20 semanas de gestación, aunque la VB se asocia a resultados perinatales y maternos adversos según lo señalado previamente, en la actualidad el tratamiento se considera beneficioso en la reducción de eventos adversos durante el embarazo, en particular el riesgo de un parto pretérmino. (10)

Terapia Farmacológica

	Terapias Orales	**Terapias Intravaginales**
Medicamento de Elección	**METRONIDAZOL 500 MG** dos veces al día durante 7 días	**METRONIDAZOL:** un óvulo de 500 mg diario intravaginal por 7 días.
Medicamento Alternativo	**CLINDAMICINA 300 MG** dos veces al día por 7 días.	**CLINDAMICINA:** aplicar 5 g(un aplicador lleno) profundamente en la vagina por la noche por 7 días.

En la actualidad el medicamento de primera línea continúa siendo el metronidazol ya sea por vía oral o vía vaginal. Las mujeres con VB en el embarazo pueden recibir metronidazol en el primer trimestre, considerando siempre el riesgo-beneficio.(3)

El tratamiento de la pareja NO ha demostrado ser eficaz, por lo tanto, su uso no se recomienda actualmente.

Tratamiento de la Candidiasis Vaginal

En cuanto a la candidiasis vulvovaginal, el tratamiento de elección es el clotrimazol tópico durante 7 días, las terapias más largas entre 7-14 días, estarían indicadas en vulvovaginitis complicadas (recurrencias severas, sintomatología severa). (9)

	Terapias Orales	**Terapias Intravaginales**
Medicamento De Elección	**Medicación Intravaginal De Primera Elección**	**CLOTRIMAZOL** 2% crema. Aplicar 5 g (un aplicador lleno) profundamente en la vagina y en la vulva por la noche por 7 días.
Medicamento Alternativo	**FLUCONAZOL** 150 mg. Una tableta cada 3 días (día 1, 3 y 7). **Valorar Riesgo-Beneficio.**	**MICONAZOL** crema al 2% o al 4%. Aplicar 5 g(un aplicador lleno) profundamente en la vagina y en la vulva por la noche por 7 días.

Fuente Diagnóstico y tratamiento de la infección vaginal en obstetricia 2014 Guía de Práctica Clínica (GPC)

Las mujeres con CCV en el embarazo pueden recibir antifúngicos orales, considerando siempre el riesgo-beneficio.

El tratamiento de las parejas sexuales se realiza en el caso de vulvovaginitis recurrente o parejas con balanitis clínica, para lo cual emplearíamos como tratamiento Clotrimazol tópico, por uno a dos días. (10)

Recomendación
Las cremas y supositorios vaginales contienen aceites que podrían debilitar condones y otros métodos anticonceptivos que contengan látex, por lo que se recomienda verificar las condiciones del fabricante previo su uso. (3)

Tratamiento de la Tricomoniasis Vaginal
El Metronidazol es el medicamento de elección para combatir la tricomoniasis vaginal.

Al ser una infección que se transmite casi exclusivamente por vía sexual en adultos, se recomienda el tratamiento a la pareja sexual con metronidazol. (3)

Terapia Farmacológica

	Terapias Orales
medicamento de elección	**METRONIDAZOL 500 MG** VO cada 12 horas por 7 días o **METRONIDAZOL 2 GR** VO en dosis única.

Fuente Diagnóstico y tratamiento de la infección vaginal en obstetricia 2014 Guía de Práctica Clínica (GPC)

En caso de recurrencia se puede emplear el Metronidazol por 7 días más, hasta completar los 14 días de tratamiento. (10)

Las mujeres gestantes con TV que cursan el primer trimestre pueden recibir metronidazol como tratamiento, considerando siempre el riesgo-beneficio. (9)

1.Perea EJ. *Infecciones del aparato genital femenino: vaginitis, vaginosis y cervicitis. Medicine [Internet]. 2010 [citado 20 Ene 2012];10(57).*

2.Workowski KA, Bolan GA. *Centers for Disease Control and Prevention. Sexually transmitted diseases treatment guidelines, 2015 MMWR Recomm Rep. 2015;64(RR-03):1-137.*

3.Ministerio de Salud Pública del Ecuador. *Diagnóstico y tratamiento de infección vaginal en obstetricia. Guía Práctica Clínica 2014 [Internet]. Quito: Ministerio de Salud Pública; 2014 [citado 20/7/2018].*

4.R. Duff, Maternal, Fetal, Infections, R. Creasy, R. Resnik.*Maternal-Fetal Medicine Principles and Practice.7th, Elsevier Saunders, (2014), pp. 802-811*

5.J. Sobel, H. Wiesenfeld, M. Martens, et al.*Maintenancefluconazoletherapy for recurrentvulvovaginal candidiasis.N EnglJ Med., 351 (2004), pp. 876-883*

6.Centers for Disease Control and Prevention (CDC). *Sexually transmitted disease treatment guidelines 2010. Accesado en http://www.cdc.gov/std/treatment/2010/vaginal-discharge.htm#a1 Junio 2014.*

7.P. Nyirjesy.*Vulvovaginal candidiasis and bacterial vaginosis.Infect Dis Clin North Am., 22 (2008), pp. 637-652.*

8.Centers for Disease Control and Prevention: *Sexually transmitted diseases treatment guidelines, 2010. MMWR Morb Mortal Wkly Rep, 59 (2010), pp. 1-111*

9.Infecciones vaginales en pacientes gestantes. *1 , Johan Sebastián Lopera Valle2 , Libia María Rodríguez Padilla, MSc3 , Lina María Martínez Sánchez, MSc4 2016*

10.Genital infections and pregnancy Unidad de Medicina Materno Fetal. *Departamento Ginecología y Obstetricia. Clínica Las Condes 2014.*

CAPÍTULO 9

OBESIDAD
Autor: Dr. Stalin Fernando Torres Segovia
Coautor: Dra. Mirta Marlene Puchaicela Poma

Definición

La obesidad es una enfermedad crónica multifactorial fruto de la interacción entre el genotipo y el ambiente. Se define como un exceso de peso debido a la acumulación de grasa corporal, con respecto al que le correspondería tener a una persona por su talla, sexo y edad, que compromete a la salud. El porcentaje de grasa corporal normal para un hombre sano es del 15-20%, y para una mujer sana es del 25-30%. (1)

Clasificación

Generalmente se clasifica atendiendo al índice de masa corporal (IMC) o índice de Quetelet, definido como el cociente entre el peso en kg por la talla al cuadrado en metros (IMC= Peso (kg) / Talla (m2) = kg/ m2. El IMC permite diagnosticar diversos grados de obesidad con implicaciones pronosticas y terapéuticas. Tabla 1. (2)

Tabla 1. Clasificación de la Organización Mundial de la Salud (OMS) basada en el índice de masa corporal (IMC) y los riesgos de salud asociados

	IMC	RIESGO
Bajo Peso	<18,5	
Límites normales	18,5-24,99	
Sobrepeso	>25	
Preobeso	25-29,99	Aumentado
Obeso de clase I	30-34,99	Moderado
Obeso de clase II	35-39,99	Elevado
Obeso de clase III	>40	Muy Elevado
Riesgo De Obesidad Determinado Por El Perímetro De Cintura		
	Riesgo Aumentado	Riesgo Grave
Varón	>94 cm	>102
Mujer	>80 cm	>88

Fuente: Tomado de Farreras-Rozman Medicina Interna. 18 ed. (2)(3)

Además, se usa una clasificación diferente para reconocer la obesidad particularmente severa. Las categorías son las siguientes:
• Obesidad severa - IMC mayor a 40 kg / m2
• Obesidad mórbida - IMC de 40-50 kg / m2
• Super obeso - IMC mayor a 50 kg / m2. (1)

El perímetro de cintura o circunferencia abdominal es un buen indicador de la grasa visceral y el riesgo cardiovascular. La medición de dicha circunferencia se realiza justo por encima de las crestas ilíacas. Una circunferencia de cintura mayor de 102 cm en varones y de 89 cm en mujeres no embarazadas puede indicar un aumento en el riesgo de cardiopatías y de Diabetes tipo II. Es importante medir la circunferencia de la cintura de forma estandarizada, como se muestra en la figura 1. (4)

Figura 1 Medición de la circunferencia de cintura

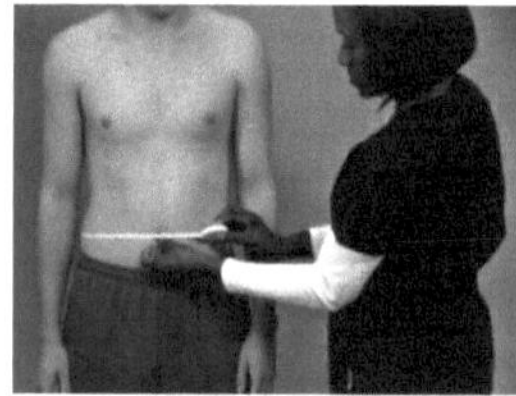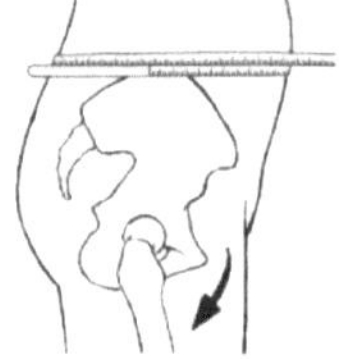

(Tomada de los Centers for Disease Control and Prevention: Healthy Weight: Assessing Your Weight. May 15, 2015. Disponible en: https://www.cdc.gov/ healthyweight/assessing/).(4)(5)

Cuando se combina con la medida de la circunferencia de la cintura aumenta su valor predictivo de riesgo cardiovascular. El valor predictivo del IMC depende de la edad y de factores étnicos, geográficos y culturales. Una limitación del IMC es su escasa sensibilidad para detectar variabilidad en la composición corporal relacionada con la sarcopenia típicamente asociada con la ancianidad o el aumento de masa muscular en determinados grupos étnicos, en algunas razas o en ciertos atletas. (2)

Tambien existe una clasificación desde un punto de vista morfológico, para lo cual se emplea el perímetro de cintura o circunferencia abdominal. De esta forma la obesidad se clasifica en:

Obesidad abdominal, central o superior (androide): La masa grasa se acumula en la región cervical, fascies, tronco y abdomen superior. Este tipo de obesidad incrementa el riesgo cardiovascular a igualdad de IMC tanto en el varón como en la mujer.

Obesidad gluetofemoral o periférica (ginoide): La acumulación del tejido adiposo se produce en la parte inferior del cuerpo (caderas, región glútea y muslos).

Obesidad de distribución homogénea: El exceso de grasa no predomina en ninguna zona del cuerpo.(5)

Epidemiología

La incidencia y la prevalencia de la obesidad han aumentado en las últimas dos décadas hasta convertirse en un problema grave de salud pública. (2) Actualmente, hay 93.3 millones de obesos adultos en los EE. UU., que representa el 39.8% de los adultos. (6). La prevalencia de obesidad (IMC > 30) en Europa se sitúa en el 10%-20% en varones y el 15%-25% de mujeres. Globalmente, casi el 50% de la población europea se puede considerar con sobrepeso u obesa (IMC > 25). En España, según datos de la Sociedad Española para el Estudio de la Obesidad (SEEDO), el 19,4% de los individuos de 25 a 60 años tienen un IMC entre 27 y 30 y el 13,4% de la población alcanza un IMC mayor que 30.(7) El mayor aumento de la obesidad se registra entre la población urbana de nivel socioeconómico inferior. (2)

En un estudio realizado en la consulta externa de un hospital de la ciudad de Cuenca en el 2015, la prevalencia de sobrepeso y obesidad fue del 77.7%. El nivel socio económico bajo, el sedentarismo, un antecedente familiar de obesidad e ingesta de alcohol se asociaron a sobrepeso y obesidad. Las frecuencias de sobrepeso y obesidad en mujeres fue del 78.3% y en los hombres de 76.9%. Las frecuencias de sobrepeso y obesidad en el grupo etario de 50 a 65 años fue del 78.9% y en el grupo de 40 a 49 años fue del 75.6%.(8)

Comorbilidad Asociada a la Obesidad

El excesivo aumento de peso supone un incremento proporcional en mortalidad atribuible principalmente a enfermedad cardiovascular, Diabetes, Hipertensión arterial, y cáncer. Además de estas, son múltiples las comorbilidades cuya asociación con la obesidad ha quedado demostrada.(9)

Tabla 2. Principales comorbilidades asociadas a la obesidad

Enfermedades endócrino-metabólicas	•Hiperinsulinismo y Diabetes Mellitus II •Dislipidemia •Hiperuricemia •Corticosoluria elevada (Pseudocushing) •Disminución de GH •Disminución de testosterona •Hiperestrogenismo y ciclos anovulatorios de la mujer, SOP •Edad ósea avanzada en el niño, con adelanto puberal secundario
Enfermedades Vasculares	•Enfermedad cardiovascular y tromboembólica •HTA •Insuficiencia venosa
Patología respiratoria	•Síndrome de obesidad-hipoventilación •Síndrome de apnea-hipoapnea del sueño
Patología del aparato digestivo	•Esteatosis hepática/cirrosis •Colelitiasis •Hernia del Hiato, reflujo gastroesofágico •Hernias inguinales y abdominales
Alteraciones músculoesqueléticas	•Artrosis •Deformidades óseas
Neoplasias	•Varón: colon, recto, próstata •Mujer: mama, vesícula y vía biliar, endometrio en posmenopausia
Alteraciones dermatológicas	•Intertrigo, foliculitis, acantosis nigricans
Patología gravídica	•Diabetes gestacional, hipertensión, anemia •Gestaciones múltiples •Malformaciones tubo neural •Muerte fetal •Mayor tasa de partos por cesárea
Otros	•Trastornos del comportamiento alimentario, alteraciones psicológicas, depresión, estigmatización social

Fuente: Tomado de Harrison, Principios de Medicina Interna. 19a ed.
México DF; 2016(9)

Fisiopatología

La etiología de la obesidad es mucho más compleja que simplemente un desequilibrio entre la ingesta de energía y el gasto de energía.(1) El desarrollo de la forma común de obesidad requiere la interacción entre un componente genético poligénico y otro ambiental. (2) Además de estos, los posibles factores en el desarrollo de la obesidad incluyen los siguientes: Factores metabólicos, genéticos, endocrinos, étnicos, culturales, Nivel de actividad física, Raza, sexo y factores de edad, Estatus socioeconómicos, hábitos dietéticos, tabaquismo, embarazo y menopausia, factores psicológicos, historia de diabetes gestacional.(1)

Tabla 3. Causas de Obesidad

Causas Primarias	
Causas genéticas	Trastornos monogénicos. Mutación del receptor de melanocortina-4 Deficiencia de leptina Deficiencia de POMC
Síndromes	Prader-Willi Bardet-Biedl Cohen Alström Froehlich
Causas secundarias	
Causas Neurológicas	Daño cerebral Tumor cerebral Consecuencias de la irradiación craneal. Obesidad hipotalámica
Causas Endocrinilógicas	Hipotiroidismo síndrome de Cushing Deficiencia de GH Seudohipoparatiroidismo
Causas psicológicas	Depresión Trastornos de la alimentación
Inducido por drogas	Antidepresivos tricíclicos Anticonceptivos orales Antipsicóticos Anticonvulsivos Glucocorticoides Sulfonilureas Glitazones Beta-bloqueadores

Fuente. Tomado de Apovian CM, Aronne LJ, Bessesen DH, Mcdonnell ME, Murad MH, Pagotto U, et al. Pharmacological Management of Obesity: An Endocrine Society Clinical Practice Guideline. 2015) jcem.endojournals.org J Clin Endocrinol Metab [Internet]. 3 de enero de 2015 (10)

Factores Genéticos

Se presume que los factores genéticos explican el 40-70% de la varianza en la obesidad.(1)

Aunque la susceptibilidad a la obesidad es un rasgo típicamente poligénico, también se conocen varios síndromes de obesidad de tipo sindrómico y monogénico. Entre los defectos genéticos que conducen a la obesidad y que se conocen desde hace tiempo se encuentran los síndromes de Prader-Willi y de Laurence-Moon-Biedl. (11) Además, se sugiere un papel para los factores epigenéticos en el riesgo hereditario. (12) Los defectos genéticos en la producción de proopiomelanocortina (POMC) y las mutaciones en el gen MC4, que actúa a nivel central para reducir la ingesta dietética, se describen como causas monogénicas de obesidad en humanos. Existen casos raros de humanos con deficiencia congénita de leptina causada por mutaciones en el gen de la leptina. (La banda involucrada está en 7q31.) El trastorno es autosómico recesivo y se manifiesta por obesidad severa e hiperfagia acompañada de disfunción metabólica, neuroendocrina e inmune. Es muy sensible a la inyección exógena de leptina. (1)

Maduración- Diferenciación de Adipocitos

El adipocito, que es la base celular de la obesidad, puede aumentar de tamaño o de número en personas obesas. La obesidad hipertrófica, caracterizada por células grasas aumentadas, es típica de la obesidad abdominal androide. La obesidad hipercelular es más variable que la obesidad hipertrófica; Por lo general, ocurre en personas que desarrollan obesidad en la infancia o la adolescencia, pero también se encuentra invariablemente en sujetos con obesidad severa.(1)

La obesidad hipertrófica generalmente comienza en la edad adulta, se asocia con un mayor riesgo cardiovascular y responde rápidamente a las medidas de reducción de peso. En cambio, los pacientes con obesidad hipercelular pueden tener dificultades para perder peso a través de intervenciones no quirúrgicas. En la actualidad, el adipocito se percibe como una glándula endocrina activa que produce varios péptidos y metabolitos que pueden ser relevantes para el control del peso corporal. Muchas de las adipocitocinas secretadas por los adipocitos son proinflamatorias o juegan un papel en la coagulación de la sangre. Otros están involucrados en la sensibilidad a la insulina y la regulación del apetito. Algunos de los productos proinflamatorios del adipocito incluyen los siguientes: Factor de necrosis tumoral alfa, Interleucina 6, Proteína quimioatrayente de monocitos – 1 (MCP-1). (1)

Factores Ambientales

Los principales factores ambientales que se incluyen son los hábitos dietéticos y los niveles de actividad física. (2) Los patrones de dieta y actividad física son modificados por la biología, el comportamiento y el entorno del paciente. Durante el tratamiento de la obesidad se ha podido cambiar la biología y el comportamiento de las personas, sin embargo, ha habido poco éxito en la alteración del entorno del paciente. La experiencia ha demostrado que pocas personas pueden lograr un equilibrio energético con un peso saludable en el entorno actual. (13) En general la cantidad de calorías consumidas en la dieta de cada persona ha aumentado. Actualmente, la persona promedio en Estados Unidos consume 3800 kcal / día, a pesar de las pautas que aconsejar una dieta de 1600-3000 kcal / día para mantener el equilibrio calórico. (14) El gasto energético, o la falta del mismo, también juega un papel significativo en el desarrollo de la obesidad. Las personas no cumplen con las recomendaciones diarias de actividades física, lo cual se atribuye a varios factores. En primer lugar, la actividad relacionada con el trabajo se ha reducido debido a una disminución en la participación en ocupaciones de alta actividad como la agricultura y la construcción. Segundo, el uso generalizado de automóviles y transporte público. ha disminuido la necesidad de actividad física requerida para viajes diarios o diligencias. Finalmente, ha habido un aumento general de las actividades sedentarias como ver televisión, videojuegos, etc. (13)

Control hormonal del metabolismo

La adiponectina es un regulador de la sensibilidad a la insulina secretada por adipocitos. Los niveles de la misma están reducidos en pacientes con obesidad y Diabetes Mellitus 2. De la misma manera, la pérdida de peso aumenta significativamente los niveles de adiponectina. La adiponectina puede suprimir la gluconeogénesis hepática independiente de los niveles de insulina. En general, la adiponectina conduce a una sensibilización total del cuerpo a la insulina sin alterar la cantidad circulante de insulina. (15)

La colecistoquinina (CCK) es la hormona de saciedad prototípica, aunque la obesidad no la altera dramáticamente. Secretado por las células I en el intestino delgado en respuesta a los alimentos, funciona para disminuir el consumo de comida. A través de mecanismos neuronales y endocrinos, CCK se cree que retrasa el vaciado gástrico y evoca saciedad. (13)

La leptina es un mediador a largo plazo de la saciedad, con niveles sanguíneos correlacionando con la cantidad de grasa corporal. La leptina actúa sobre el hipotálamo a través de un transductor y activador de señal de Janus quinasa para suprimir el apetito, reducir peso corporal y disminuir los niveles de glucosa. La leptina exógena no ha demostrado beneficios significativos cuando se administra a pacientes con obesidad, lo que sugiere un estado de resistencia a la leptina en la obesidad. (13)

El péptido YY (PYY) se produce dentro de las células L intestinales en respuesta al paso de la comida en el intestino delgado, y actúa a nivel neural y gastrointestinal para reducir la ingesta de alimentos y producir saciedad. PYY, al igual que la leptina, estimula la saciedad hipotalámica, mientras retrasa simultáneamente el vaciado gástrico. Los niveles de PYY se reducen en la obesidad, lo que resulta en un pobre control postprandial del apetito. A diferencia de la leptina, la administración exógena de PYY puede activar las vías de saciedad, haciendolo un objetivo farmacológico potencial.(13)

El péptido similar al glucagón 1 (GLP-1) se secreta conjuntamente con PYY por las células L del intestino delgado en respuesta al alto contenido de grasa y comidas con carbohidratos. Induce saciedad de 2 maneras. Primero, retrasa el vaciado gástrico al unirse a las células parietales y bloquear la estimulación vagal del estómago. Segundo, suprime el apetito al actuar sobre los receptores dentro del tronco cerebral. Además, GLP-1 promueve la secreción de insulina, e incluso puede aumentar la sensibilidad a la glucosa. (13)

La grelina es la única hormona orexigénica o estimulante del hambre conocida. Se sintetiza predominantemente en el fondo gástrico, aunque también se produce en otros lugares. Los receptores de grelina se encuentran en los centros de control del apetito del sistema nervioso central. La grelina aumenta durante el ayuno, lo que contribuye a la dificultad de la dieta hipocalórica para perder peso. Paradójicamente, la grelina es más baja en personas obesas, pero no se puede suprimir adecuadamente después de las comidas en comparación con las personas con IMC normal. (16)

Figura 2. Señales periféricas reguladoras de la ingesta.

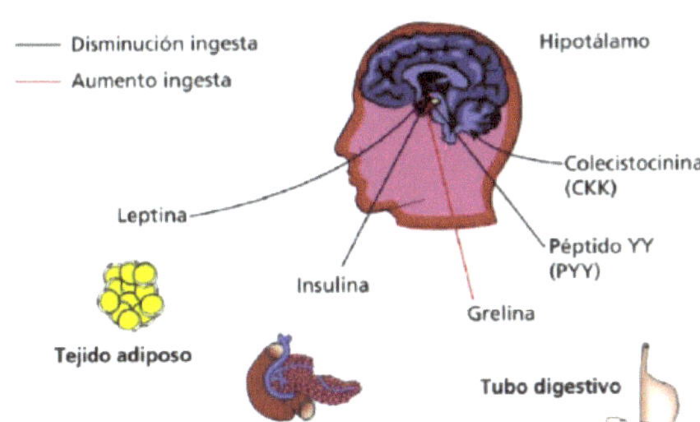

Fuente: Tomado de Farreras-Rozman. Medicina Interna. 18 ed.(2)

Evaluación del paciente con Obesidad

Se deben realizar pruebas de deteccion sistematica en todos los adultos para identificar la obesidad, y brindar orientacion e intervenciones conductuales para la perdida sostenida de peso. Las cinco etapas principales para valorar la obesidad, como se describe mas adelante, son: 1) anamnesis centrada en la obesidad; 2) exploración fisica para determinar el grado y tipo de obesidad; 3) valoracion de enfermedades concomitantes; 4) determinacion del nivel de condicion fisica, y 5) valoracion de la disposición de la persona a adoptar cambios en su estilo de vida.(9)

Tabla 4. Evaluación del paciente con Obesidad

Anamnesis	**Exploración física**
Factores de riesgo y complicaciones Evolución del peso (pubertad, empleo, matrimonio, embarazos, accidentes) Tratamientos previos de la obesidad Antecedentes familiares, entre ellos obesidad, sus complicaciones y factores de riesgo Historia dietética y alcohólica Actividad, estilo de vida, libido Historia social (tabaco, nivel económico y cultural) Fármacos (los relacionados con aumento de peso) Historia ginecológica (síndrome de ovario poliquístico)	Altura, peso, índice de masa corporal (IMC) Circunferencia de la cintura Presión arterial Piel: acumulación de grasa en el tejido subcutáneo, acantosis nigricans, hirsutismo, estrías abdominales y axilares Valoración del funcionalismo valvular cardíaco Valoración de hipertensión pulmonar, cor pulmonale o insuficiencia cardíaca congestiva Genitales externos Signos de hiperlipemia Signos de enfermedad tiroidea Fondo de ojo: diabetes mellitus/hipertensión arterial Tofos gotosos
Exploración bioquímica inicial	**Métodos de valoración**
Glucemia Gammaglutamil-transpeptidasa (alcohol) Funcion tiroidea Lípidos plasmáticos (historia de cardiopatía isquémica, diabetes mellitus, hipertensión arterial)	Monitorización de la frecuencia cardíaca Composición corporal Distribución regional de la grasa Relación cintura/cadera TC Ultrasonografía RM

Fuente: Tomado de Farreras-Rozman. Medicina Interna. 18 ed.(2)

Tratamiento

El tratamiento efectivo de la obesidad debe basarse en una asociación entre un paciente altamente motivado y un equipo comprometido de profesionales de la salud.(1) La evidencia científica indica que los programas multidisciplinarios producen y sostienen de manera confiable una modesta pérdida de peso entre 5% y 10% a largo plazo. (17)

La pérdida de peso intencionada ha demostrado disminuir las cifras de PA en pacientes hipertensos, disminuir la incidencia de Diabetes Mellitus en pacientes de riesgo, mejorar el perfil lipídico, mejorar la resistencia a la insulina, disminuir el estado proinflamatorio asociado a la obesidad y mejorar la función endotelial d ellos pacientes obesos, así como disminuir la mortalidad cardiovascular y por neoplasias malignas. (17)

Tabla 5. Objetivos del tratamiento e intervención terapéutica en función del IMC.

IMC	Objetivo pérdida de peso	Dieta hipocalórica + ejercicio físico	Fármacos (si no hay pérdida en 6 meses)	Cirugía*
Sobrepeso	5-10%	+	Si comorbilidad	-
Obesidad 1	10 %	+	+	-
Obesidad 2	>10%	+	+	Si comorbilidad
Obesidad 3	>= 20%	+	+	+

**Si no hay contraindicación y no hay respuesta en los tratamientos previos*
Fuente: Basado en la 2013 AHA/ACC/TOS Guía para el manejo del sobrepeso y la obesidad. (3)

Dieta y Ejercicio

Los cambios del estilo de vida son el pilar fundamental del tratamiento, siendo insustituible, incluso cuando se plantea una cirugía bariátrica. Al aconsejar a los pacientes, se debe hacer hincapié en bajar la ingesta calórica para producir un déficit de 500 kcal / día. Esta simple intervención puede ser bastante efectiva, como lo han demostrado los ensayos que las dietas bajas en calorías inducen una pérdida de peso del 7% al 10% en 6 meses. Las pautas actuales para la ingesta dietética de macronutrientes se recomienda que el 45% -65% de carbohidratos, 20% -35% de grasas y 10% -35% de proteínas. (18) La mayoría de las dietas populares varían parámetros para lograr un efecto de pérdida de peso. Por ejemplo, la dieta mediterránea altamente efectiva consiste en 50% -55% de carbohidratos, 30% de grasa y 15% -20% de proteína, donde se debe priorizar frutas, verduras, grasas saludables, nueces y pescado. Las dietas bajas en carbohidratos sugieren 35% de carbohidratos, 45% de grasas y 15% proteínas. A pesar de estos hallazgos, ningún plan específico ha demostrado ser más efectivo siempre que se produzca un déficit de consumo de energía. (13)

La American Heart Association AHA recomienda que los pacientes deben realizar entre 200-300 minutos / semana de actividad física de alto nivel para bajar de peso, y al menos 150 minutos / semana de actividad física moderada repartidos en al menos 3 días durante la semana, para prevenir el aumento de peso. (3)

Los efectos beneficiosos del ejercicio difieren según su duración e intensidad. Se debe tener cuidado para aumentar la actividad física gradualmente con hitos realistas y progresiones de objetivos. El ejercicio aeróbico sin el beneficio de modificaciones en la dieta solo logra una pérdida de peso del 3% al 5% en pacientes con obesidad. (13)

Tratamiento Farmacológico

La intervención farmacológica para pacientes con obesidad está indicada para personas con un IMC> 30 kg / m2, o con un IMC ≥27 kg / m2. con comorbilidades relacionadas con la obesidad. Típicamente, la farmacoterapia se suspende si el paciente no pierde ≥5% del peso corporal inicial dentro de los 3 meses. Sin embargo se debe reiterar que el método más eficaz y sostenido de pérdida de peso para la obesidad es a través de cambios de estilo de vida.(10)

Tabla 6. Alternativas farmacológicas para la obesidad

Fármaco	Como funciona	Perdida de peso (kg)/ % de pacientes	Efectos secundarios	Precauciones
Lorcaserina (10 mg diarios)	Anórexico, 5HT agonista	3.2/38-48%	Náusea, sequedad de boca, cefalea, mareo	Múltiples interacciones farmacológicas, No usar en cardiopatía, Precaución en Diabetes.
Orlistat (120 mg 3 veces al día)	Inhibidor de la lipasa, previene la absorción de grasa	2.5-3.5/35-73%	Diarrea, flatulencia, esteatorrea, disminución absorción vitaminas liposolubles	Inhibe la lipasa pancreática
Fentermina-topiramato (una vez al día)	Anticonvulsivo con efecto secundario de pérdida de peso	6.7-8.9/45-70%	Náusea, sequedad de boca, estreñimiento, alteraciones gustativas, parestesias	No usar en cardiopatía, glaucoma, hipertiroidismo, Hipertension arterial no controlada

Fármaco	Mecanismo	Dosis/%	Efectos adversos	Precauciones
Naltrexona/ bupropión (8mg/90mg diarios hasta 16/180 mg 2 veces al día)	Antagonista del receptor de opioides más inhibidor de la recaptación de dopamina/ noradrenalina	2-4/36-57%	Náusea, estreñimiento, cefalea, mareo	No en niños o adolescentes, puede aumentar presión arterial
Simpaticomiméticos *Fentermina (15-37.5 mg por la mañana) *Dietilpropión	Supresores del apetito (psicoestimulantes)		Palpitaciones, taquicardia, hipertensión, náusea	Potencial adictivo No usar en cardiopatía, Hipertension arterial no
Liraglutida	GLP-1 agonista	5-6/51-73%	Náusea, cefalea, hipoglicemia	Pancreatitis, falla renal

Fuente. Tomado de Benjamin J, McCafferty B, James O, Andrew J. Obesity: Scope, Lifestyle Interventions, and Medical Management - Techniques in Vascular & Interventional Radiology [Internet]. Techniques in Vascular an Interventional Radiology. 2020

Tratamiento Quirúrgico

Cuando el tratamiento conservador fracasa en algunos casos esta indicada la cirugía.

Tabla 7. Criterios de selección de cirugía bariátrica.

- Edad 18-60 años
- IMC>=40 o >= 35 kg/m^2 mas comorbilidades asociadas (Dislipidemia, HTA, DM II)
- Evolución de la obesidad mórbida > 5 años.
- Fracaso continuado del tratamiento convencional supervisado
- Ausencia de trastornos endócrinos causantes de obesidad mórbida.
- Estabilidad psicológica con ausencia de abuso d etóxicos y alteraciones psiquiátricas.
- Comprender los objetivos, riesgos y complicaciones de la cirugía.
- Mujeres en edad fértil deben evitar gestación al menos durante un año.

Fuente: Tomado de Harrison, Principios de Medicina Interna. 19a ed. México DF; 2016 (9)

La cirugía provee un rango de pérdida de peso de 25-75 kg luego de 2-4 años (el mayor decremento tiene lugar después de la derivación), y se ha demostrado que reduce la mortalidad por todas las causas, al igual que las tasas de diabetes, apnea del sueño y los síntomas de disnea y dolor torácico. (5) La mortalidad quirúrgica es de alrededor de 1% en la derivación gástrica y de 0.4% para la banda gástrica, con tasas similares de episodios adversos posoperatorios. Los efectos secundarios potenciales incluyen deficiencia de vitamina B12, hernia incisional, posible necesidad de repetir la cirugía, gastritis, enfermedad de la vesícula biliar, síndrome de vaciamiento rápido y malabsorción. (5)

Existen múltiples técnicas quirúrgicas que se pueden abordar por laparotomía o laparoscopia. Se dividen en

a) **Restrictivas puras.** Producen pérdida d epeso al disminuir la capacidad de reservorio gástrico.

  • **Gastrectomía tubular (tubulización o sleeve).** Consiste en realizar una resección gástrica (parte del cuerpo y fundus gástrico). Es una técnica en auge por su fácil realización y menor comorbilidad asociada. Puede servir de paso previo a cirugías posteriores en pacientes con obesidad extremas. Esta contraindicada en pacientes con reflujo gastroesofágico o hernia de hiato.

  • **Banda gástrica ajustable.** El grado de restricción del estómago es ajustable desde el exterior. Es un procedimiento reversible. Se consiguen menores pérdidas de peso que con la técnica anterior.

b) **Malabsortivas.** Producen pérdida de peso disminuyendo la capacidad de absorción de nutrientes, al acortar la longitud del intestino delgado funcional.

  • **Derivación biliopancreática tipo Scopinaro.** Consiste en la realización de una gastrectomía parcial y una gastroileostomía, realizando un bypass biliopancreático. Consigue una gran pérdida de peso, pero con muchas complicaciones asociadas a la malnutrición que deriva de bypass, motivo por el cual por el que sería una técnica realizada solo excepcinalmente en la actualiad.

c) **Mixtas o restrictivas parcialmente mal absortivas.** Cuentan con un componente malabsortivo y restrictivo.

- **Bypass gástrico en "Y" de Roux.** Es una técnica mixta de predominio restrictivo. Consiste en la creación de un reservorio gástrico aislado (>40 cc) anastomosado al yeyuno mediante una Y de Roux. Se considera la técnica de referencia al ofrecer mejores resultados que las técnicas restrictivas y menor comorbilidad que las malabsortivas. Es la técnica de elección en la cirugía metabólica. (5)

Para prevenir las deficiencias nutricionales, los pacientes bariátricos deben tomar:
- 1-2 multivitamínicos más minerales que contengan hierro, ácido fólico y tiamina.
- 1 200/1 500 mg de calcio elemental de fuentes alimenticias, complementos, o ambos.
- 3 000 IU de vitamina D (ajuste a concentraciones terapéuticas de 25-D >30 ng/mL).
- Vitamina B12.(5)

Figura 3. Procedimientos de banda gástrica y de derivación

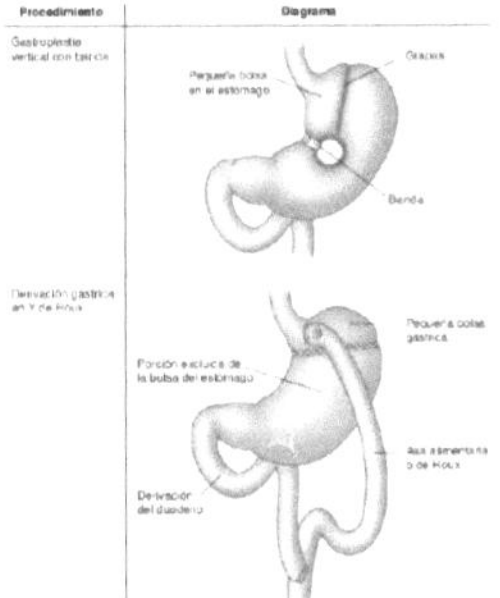

Fuente: Tomado de Smith M, Shrager K. Obesidad. En: Fundamentos de Medicina Familiar. 7a ed. Barcelona, España: Wolters Kluwer; 2018. p. 360. (5)

1.Osama H. Obesity: Practice Essentials, Background, Pathophysiology [Internet]. MedScape. 2020 [citado 5 de marzo de 2020]. Disponible en: https://emedicine.medscape.com/article/123702-overview#a2

2.Farreras P, Rozman C. Obesidad. En: Elsevier, editor. Medicina Interna. 18a Ed. España; 2016. p. 1898.

3.Jensen MD, Ryan DH, Apovian CM, Ard JD, Comuzzie AG, Donato KA, et al. 2013 AHA/ACC/TOS guideline for the management of overweight and obesity in adults: A report of the American College of cardiology/American Heart Association task force on practice guidelines and the obesity society. Vol. 129, Circulation. Lippincott Williams and Wilkins; 2014. p. S102.

4.CDC Centers for Disease Control and Prevention. Assessing Your Weight | Healthy Weight | CDC [Internet]. CDC Centers for Disease Control and Prevention. 2015 [citado 13 de marzo de 2020]. Disponible en: https://www.cdc.gov/healthyweight/assessing/

5.Smith M, Shrager K. Obesidad. En: Fundamentos de Medicina Familiar. 7a ed. Barcelona, España: Wolters Kluwer; 2018. p. 360.

6.CDC. Adullt Obesity Facts [Internet]. Overweight and Obesity. 2018 [citado 6 de marzo de 2019]. Disponible en: ww.cdc.gov/obesity/%0Adata/adult.html.

7.Rubio MA, De Endocrinología S, Hospital N, San C, Madrid C(. Panorama actual y epidemiología de la obesidad [Internet]. Sociedad Española para el Estudio de la Obesidad (SEEDO). 2017 [citado 9 de marzo de 2020]. Disponible en: https://www.seedo.es/images/site/cursos/obesidad/IX_Curso_Avanzado_en_Obesidad/Conferencia_1-EPIDEMIOLOGIA_OBESIDAD-curso_SEEDO(Miguel_A.Rubio).pdf

8.Molina Matute M, Ojeda Orellana M. Prevalencia y factores asociados a sobrepeso y obesidad en pacientes entre 40 y 65 años. Hospital José CarrascoArteaga, 2013. Rev méd Hosp José Carrasco Arteaga. 2015;24-7.

9.Kasper D, Hauser S, Larry Jameson J, Fauci A, Longo D, Loscalzo J. Obesidad. En: McGrawHill, editor. Harrison, Principios de Medicina Interna. 19a ed. México DF; 2016. p. 1956.

10.Apovian CM, Aronne LJ, Bessesen DH, Mcdonnell ME, Murad MH, Pagotto U, et al. Pharmacological Management of Obesity: An Endocrine Society Clinical Practice Guideline. 2015) jcem.endojournals.org J Clin Endocrinol Metab [Internet]. 3 de enero de 2015 [citado 10 de marzo de 2020];100(2):342-62. Disponible en: https://academic.oup.com/jcem/article-abstract/100/2/342/2813109

11.Goldman L, Schafer A. Goldman-Cecil Medicine. En: Elsevier, editor. Tratado de Medicina Interna. 25a ed. España; 2017.

12.Freeman E, Fletcher R, Collins C, Morgan P, Burrows T, Callister R. Preventing and treating childhood obesity: time to target fathers. [Internet]. International Journal of obesity. 2012 [citado 9 de marzo de 2020]. p. 12-5. Disponible en: https://reference.medscape.com/medline/abstract/22005717

13.Benjamin J, McCafferty B, James O, Andrew J. Obesity: Scope, Lifestyle Interventions, and Medical Management - Techniques in Vascular & Interventional Radiology [Internet]. Techniques in Vascular an Interventional Radiology. 2020 [citado 9 de marzo de 2020]. Disponible en: https://www.techvir.com/article/S1089-2516(20)30002-0/fulltext

14. U.S. Department of Health and Human Services and U.S. Department of Agriculture. 2015-2020 Dietary Guidelines for Americans [Internet]. 2015 [citado 9 de marzo de 2020]. Disponible en: http://health.gov/dietaryguidelines/2015/guidelines/.

15. Wang Z V, Scherer PE. Adiponectin, the past two decades. J Mol Cell Biol [Internet]. 2016 [citado 10 de marzo de 2020];8(2):93-100. Disponible en: https://www.ncbi.nlm.nih.gov/pmc/articles/PMC4816148/pdf/mjw011.pdf

16. Moris D, Makris MC, Alexandrou A, Papatsoutsos EG, Malietzis G, Tsilimigras DI, et al. Ghrelin and Obesity: Identifying Gaps and Dispelling Myths. A Reappraisal. In Vivo (Brooklyn) [Internet]. 2017 [citado 10 de marzo de 2020]; 31:1047-50. Disponible en: https://www.ncbi.nlm.nih.gov/pmc/articles/PMC5756630/pdf/in_vivo-31-1047.pdf

17. Tucker M. New US Obesity Guidelines: Treat the Weight First [Internet]. Medscape. 2015 [citado 10 de marzo de 2020]. Disponible en: https://www.medscape.com/viewarticle/838285

18. Yarborough III CM, Brethauer S, Burton WN, Fabius RJ, Hymel P, Kothari S, et al. ACOEM Guidance Statement: Obesity in the Workplace: Impact, Outcomes, and Recommendations. J Occup Env Med [Internet]. 1 de enero de 2018 [citado 11 de marzo de 2020];60(1):97-107. Disponible en: https://www.ncbi.nlm.nih.gov/pmc/articles/PMC6034693/pdf/nihms916289.pdf.

CAPÍTULO 10

HIPERTENSION ARTERIAL

Autor: Dra. Ligia Maritza Bonilla Venegas
Coautor: MSc. Diana Fernanda Ramos Armijos

Definición

La hipertensión arterial es una enfermedad crónica de etiología variada que se caracteriza por el aumento sostenido de la presión arterial, ya sea sistólica, diastólica o de ambas.

Es un problema de salud pública de gran importancia ya que se estima que su prevalencia se encuentra entre el 21 y el 25% de la población adulta general.

En el 90% de los casos la causa es desconocida por lo cual se ha denominado hipertensión arterial esencial, con una fuerte influencia hereditaria. En el 5 al 10% de los casos existe una causa directamente responsable de la elevación de las cifras tensionales: es la hipertensión arterial secundaria.

Epidemiología

La Hipertensión Arterial es una patología que causa gran impacto a nivel mundial, siendo la responsable del 45% de muertes por cardiopatías y 51% de muertes por enfermedad cerebro vascular al año. En el año 2008 se reportó que el 40% de diagnósticos se dan en personas mayores a 25 años. (1)

Además, la Hipertensión arterial, se ubica dentro de las cinco principales causas de morbilidad y mortalidad a nivel mundial, ya que causa el 4.4% de la totalidad de discapacidad. (1)

En el 2015 se reportan un total de 1.130 millones de casos de personas diagnosticadas con HTA, con una prevalencia de 30/45% en adultos mayores de 25 años a nivel mundial. La etnia con mayor prevalencia a la HTA, es la etnia afrodescendiente, con un 42% de los casos en adultos. Además, se estima que la HTA es más frecuente en edades avanzadas, alcanzando una prevalencia del 60% en personas que sobrepasan los 60 años. (2)

Dado al crecimiento tecnológico e industrial, la población mundial ha adoptado un estilo de vida más sedentario y un mayor consumo de comida rápida con grasas saturadas, lo que ha provocado un aumento del IMC, incrementando la prevalencia de HTA, así como, de otras enfermedades crónicas. Se prevé que para el 2025, la cantidad de diagnósticos de HTA aumentará a 1.500 millones, es decir, un 15 a 20%. (2)

Según el INEC, en el año 2017, las enfermedades hipertensivas en el Ecuador, correspondieron a la 5ta causa de muerte en la población, con un total de 3409 casos registrados. (2)

En el Ecuador en 2012 la prevalencia de hipertensión arterial medida por la Encuesta Nacional de Nutrición (Ensanut) en la población de 18 a 59 años fue de 9,3%. (3)

De acuerdo a los resultados de la Encuesta Nacional de Salud (ENSANUT) del año 2012, en el Ecuador, la prevalencia de HTA en la población de 18 a 59 años es de 9.3%; siendo más frecuente en hombres que en mujeres (11.2% vs. 7.5%) y aumentando con la edad. (3)

Para el grupo de 18 a 59 años el grupo étnico montubio registra la prevalencia más alta de hipertensión (13.6%), seguido del grupo afroecuatoriano (13.4%), y la más baja es la indígena (5.3%). (3)

En Ecuador, con respecto al área, la población urbana presenta la prevalencia de hipertensión media con 9.4%, y la rural, 8.9%. (3)

Las prevalencias de hipertensión arterial por provincias se encuentran en Los Ríos (16.6%), Guayas (13.5%), Santa Elena (12.9%), Galápagos (12.1%), El Oro (11.8%) y Esmeraldas (11.7%). Las cifras más bajas se encuentran en las provincias de Pastaza (2.5%). (3)

Fisiopatología
Diversos factores están implicados en la fisiopatología de la hipertensión arterial esencial. El elemento básico es la disfunción endotelial y la ruptura del equilibrio entre los factores vasoconstrictores (principalmente endotelinas) y los vasodilatadores (principalmente óxido 15 nítrico). Además, contribuyen a lo anterior diversos factores hormonales y el síndrome anémico. (5)

Las endotelinas (ET) son factores vasoconstrictores locales muy potentes, cerca de 10 a 100 veces más poderosos que la angiotensina II. Las ET ejercen diversas acciones: sobre el tono vascular, la excreción renal de sodio y agua y la producción de la matriz extracelular. Se ha descrito disfunción del sistema de las ET en estados de proteinuria crónica, en la acumulación de matriz extracelular glomerular e intersticial, así como en la nefropatía diabética, en la glomerulopatía hipertensivas y en otros tipos de glomerulonefritis. Los efectos biológicos de las ET difieren de acuerdo a su concentración en el seno de cada tejido. Están implicadas en el proceso de remodelamiento vascular y de regulación de la proliferación celular produciendo hiperplasia e hipertrofia del músculo liso vascular.(6–7)

Sistema Renina Angiotensina Aldosterona (SRAA): se trata de un sistema complejo, que comprende una serie de proteínas y 4 angiotensinas (I, II, III y IV), además de sus acciones propiamente vasculares, induce estrés oxidativo a nivel tisular, el que produce tanto cambios estructurales como funcionales, especialmente disfunción endotelial, que configuran la patología hipertensiva.

Las acciones de la angiotensina II incluyen: contracción del músculo liso vascular arterial y venoso, estimulación de la síntesis y secreción de aldosterona, liberación de noradrenalina en las terminaciones simpáticas, modulación del transporte del sodio (Na) por las células tubulares renales, aumento del estrés oxidativo por activación de oxidasas NADH y NADPH dependientes, estimulación de la vasopresina/ADH, estimulación del centro dipsógeno en el sistema nervioso central, antagonismo del sistema del péptido atrial natriurético-natural (PAN) y tipo C (PNC), incremento de la producción de endotelina (ET1) y de prostaglandinas vasoconstrictoras (TXA2, PF2α).

La angiotensina II (AII) y la aldosterona juntas poseen acciones no hemodinámicas como:

1. Aumento del factor de crecimiento endotelial vascular (FCEV) con actividad proinflamatoria, estimulación de la producción de especies reactivas de oxígeno nefrotóxicas, incremento de la proliferación celular y de la remodelación tisular, con aumento de la síntesis de citoquinas profibróticas

y factores de crecimiento y reducción de la síntesis del ON y del PAN.

2. Incremento el tejido colágeno a nivel cardíaco y vascular, por inhibición de la actividad de la metaloproteinasa (MMP1) que destruye el colágeno e incrementa los inhibidores tisulares específicos de la MMP1. El resultado es el incremento del colágeno 3 en el corazón y vasos sanguíneos de los pacientes hipertensos. Estos efectos son mediados por el aumento de la expresión del factor de crecimiento tumoral beta 1 (FCTβ1). Acción estimulante sobre el factor de crecimiento del tejido conectivo (FCTC).

Se han descrito dos enzimas convertidoras de angiotensina (ECA): la ECA1, que es la enzima fisiológica clásica y la ECA2 que es la enzima que lleva a la formación de la A1–7, deprimida en algunos pacientes con HTA. El remodelamiento vascular estimulado por el SRAA, es diferente en las arterias grandes y en las pequeñas. En el primer caso, se trata de una remodelación hipertrófica; en el segundo, de una remodelación eutrófica.(8–9)

Hormonas gastrointestinales: algunas presentan acción vasoconstrictora (coherina) y otras vasodilatadoras (péptido intestinal vasoactivo [PIV], colecistokinina [CCK], sustancia P, bombesina, endorfinas y los eicosanoides). Existe la posibilidad de que estas hormonas contribuyan a la regulación de la presión arterial, regulación que se perdería en la HTA esencial. Debido a esto, se piensa que debe existir una cierta asociación entre las patologías funcionales digestivas con la HTA.(10)

Rol de la anemia en la HTA: la hemoglobina es renoprotectora. La disminución de la hemoglobina promueve fibrosis intersticial renal, que puede llevar a una enfermedad renal crónica (ERC) hipertensiva. Existe una probable estimulación del SRAA a la vía de las caspasas, que son enzimas proapoptóticas sobre las células eritropoyéticas y vasoconstrictoras, por un bloqueo del ON.(11)

Algunas condiciones individuales, familiares y ambientales pueden aumentar el riesgo de hipertensión arterial; éstas influyen en el riesgo cardiovascular: (12)

- Diabetes mellitus.
- Dieta no saludable.
- Inactividad física o sedentarismo.
- Obesidad.
- Ingesta alcohólica.
- Tabaquismo.
- Antecedentes familiares y genética.
- Edad avanzada.
- Etnia afrodescendiente.

Clasificación de la Presión Arterial

Se diagnostica HTA cuando el valor de TAS es $\geq$ a 140mmHg y/o TAD $\geq$ a 90mmHg, tomada repetidamente en la consulta o una sola toma cuando el estadío de la HTA sea grado 3.(13,14,15)

Es importante diferenciar la HTA esencial de la hipertensión de bata blanca, ésta última, se define como la presión sanguínea que se eleva constantemente por las lecturas en el consultorio, pero no cumple con los criterios diagnósticos de hipertensión basados en las lecturas realizadas fuera de la consulta médica. Por otro lado, también existe la hipertensión oculta, que se define como la presión arterial que aumenta constantemente con las mediciones fuera del consultorio, pero no cumple con los criterios para la hipertensión arterial, según las lecturas en la consulta médica.(16)

La evaluación inicial de un paciente con HTA debe confirmar:(13,14)
- El diagnóstico de hipertensión.
- Detectar causas de HTA secundaria.
- Evaluar el riesgo cardiovascular (CV), daño de órgano blanco y las condiciones clínicas concomitantes.

Estadio	Sistólica		Diastólica
Óptima	<120	y	<80
Normal	120-129	y/o	80-84
Normal alta	130-139	y/o	85-89
Hipertensión grado 1	140-159	y/o	90-99
Hipertensión grado 2	160-179	y/o	100-109
Hipertensión grado 3	≥180	y/o	≥110
Hipertensión sistólica aislada	≥140	y	<90

Modificado de. ESH/ESC Guidelines for the management of arterial hypertension, 2018.(13)

Estadío	Sistólica	Diastólica	Estilos de Vida	Tratamiento
Óptima	<120	<80	ESTIMULAR	
Normal	120-129	80-84	SI	**NO**
Normal alta	130-139	85-89		
Hipertensión grado 1	140-159	90-99	**SI**	**Monodroga**
Hipertensión grado 2	160-179	100-109	**SI**	Combinación dos fármacos en la mayoría **(usualmente tiazídicos, IECAs, ARA II, BBs o BCC)
Hipertensión grado 3	$\geq$180	$\geq$110		
Hipertensión sistólica aislada	$\geq$140	$\geq$140		

La mayor parte de las veces, hablamos de HTA idiopática o esencial, pero en el 10% de los casos hay que descartar causas secundarias de HTA. Sospecharemos HTA secundaria cuando aparece en individuos jóvenes, es difícil de controlar con fármacos, y presentan episodios precoces de HTA maligna. Son causas de HTA secundaria las siguientes:

1. Inducida por fármacos:
• Ciclosporina.
• Corticoides.
• Cocaína.
• Anfetaminas.
• Otras sustancias simpaticomiméticas.
• Inhibidores de la monoaminooxidasa y alimentos con tiramina.
• Antiinflamatorios no esteroideos.
• Eritropoyetina.
 • Alcohol.

2. Asociada a patología renal:
 • Enfermedades del parénquima renal:
        Glomerulonefritis aguda.
        Pielonefritis crónica.

Nefropatía obstructiva.
Poliquistosis.
Nefropatía diabética.
Hidronefrosis.
• Estenosis vascular renal o hipertensión renovascular.
• Tumores secretores de renina.
• Retención primaria de sodio.

3. Asociada a patología endocrina:
• Anticonceptivos orales.
• Acromegalia.
• Síndrome de Cushing.
• Hipertiroidismo.
• Feocromocitoma.
• Hipercalcemia.
 • Síndrome carcinoide.

4. Asociada a coartación de aorta.
5. Inducida por el embarazo.
6. Asociada a patología neurológica:
• Hipertensión intracraneal.
• Apnea del sueño.
• Encefalitis.
• Disautonomía familiar.
• Polineuritis.
• Síndromes de sección medular.

Las enfermedades renales, en particular la HTA vasculorrenal, constituyen la causa más frecuente de HTA secundaria. Por otro lado, la causa endocrina más frecuente de HTA secundaria es el uso de anticonceptivos orales. En pacientes de edad avanzada puede encontrarse HTA exclusivamente sistólica (HTA sistólica aislada), probablemente condicionada por rigidez aórtica. Comporta un riesgo cardiovascular similar, por lo que se beneficia igualmente del tratamiento. Es relativamente frecuente que se asocie a hipotensión ortostatica

Características de los pacientes que deben plantear la sospecha de hipertensión secundaria

Característica
Pacientes jóvenes (<40 años) con hipertensión grado 2 o aparición de cualquier grado de hipertensión en la infancia.
Empeoramiento agudo de la hipertensión en pacientes con normotensión crónica estable previamente documentada.
Hipertensión resistente.
Hipertensión grado 3 (grave) o una emergencia de hipertensiva.
Presencia o sospecha de daño extenso a los órganos blanco, mediados por la HTA.
Características clínicas o bioquímicas sugestivas de causas endocrinas de hipertensión o ERC.
Características clínicas sugestivas de apnea obstructiva del sueño.
Síntomas sugestivos de feocromocitoma o antecedentes familiares de feocromocitoma.

Fuente: ESH/ESC Guidelines for the management of arterial hypertension, 2018.(13)

Hipertensión y Evaluación del Riesgo Cardiovascular Total Importante para Inicio de Tratamiento

La HTA rara vez se produce sola y con frecuencia se agrupa con otros factores de riesgo CV, como la dislipemia y la intolerancia a la glucosa 17,18. Esta agrupación de riesgo metabólico tiene un efecto multiplicador en el riesgo CV19. Así, la cuantificación del riesgo CV total (es decir, la probabilidad de que una persona sufra una complicación CV en un periodo de tiempo determinado) es una parte importante del proceso de estratificación del riesgo de las personas con HTA.

El sistema SCORE estima el riesgo de sufrir una primera complicación ateroesclerótica mortal en 10 años, según la edad, el sexo, los hábitos de consumo de tabaco, la concentración de colesterol total y la PAS. El sistema SCORE permite, además, calibrar los niveles de riesgo CV en numerosos países europeos y ha sido validado externamente (20). Anteriormente, el sistema SCORE solo se podía aplicar a pacientes de edades entre los 40 y los 65 años, pero recientemente se ha adaptado para pacientes de más de 65 años (21).

El sistema SCORE solo permite estimar el riesgo de complicaciones CV mortales. El riesgo total de complicaciones CV (mortales y no mortales) es aproximadamente 3 veces mayor que el riesgo de complicaciones mortales para los varones y 4 veces mayor para las mujeres.

Este multiplicador desciende a menos de 3 en ancianos, para quienes es más probable que una primera complicación sea mortal 22

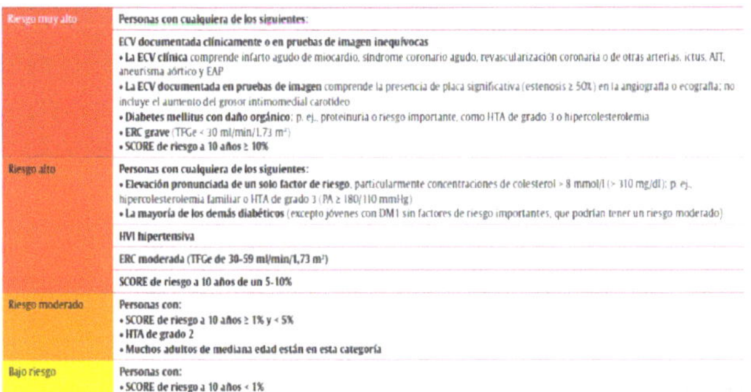

Riesgo muy alto	Personas con cualquiera de los siguientes:
	ECV documentada clínicamente o en pruebas de imagen inequívocas • **La ECV clínica** comprende infarto agudo de miocardio, síndrome coronario agudo, revascularización coronaria o de otras arterias, ictus, AIT, aneurisma aórtico y EAP • **La ECV documentada en pruebas de imagen** comprende la presencia de placa significativa (estenosis ≥ 50%) en la angiografía o ecografía; no incluye el aumento del grosor intimomedial carotídeo • **Diabetes mellitus con daño orgánico**: p. ej., proteinuria o riesgo importante, como HTA de grado 3 o hipercolesterolemia • **ERC grave** (TFGe < 30 ml/min/1,73 m²) • **SCORE de riesgo a 10 años ≥ 10%**
Riesgo alto	Personas con cualquiera de los siguientes: • **Elevación pronunciada de un solo factor de riesgo**, particularmente concentraciones de colesterol > 8 mmol/l (> 310 mg/dl); p. ej., hipercolesterolemia familiar o HTA de grado 3 (PA ≥ 180/110 mmHg) • **La mayoría de los demás diabéticos** (excepto jóvenes con DM1 sin factores de riesgo importantes, que podrían tener un riesgo moderado)
	HVI hipertensiva
	ERC moderada (TFGe de 30-59 ml/min/1,73 m²)
	SCORE de riesgo a 10 años de un 5-10%
Riesgo moderado	Personas con: • **SCORE de riesgo a 10 años ≥ 1% y < 5%** • **HTA de grado 2** • **Muchos adultos de mediana edad están en esta categoría**
Bajo riesgo	Personas con: • **SCORE de riesgo a 10 años < 1%**

AIT: accidente isquémico transitorio; DM1: diabetes mellitus tipo 1; EAP: enfermedad arterial periférica; ECV: enfermedad cardiovascular; ERC: enfermedad renal crónica; HTA: hipertensión arterial; HVI: hipertrofia ventricular izquierda; PA: presión arterial; TFGe: tasa de filtrado glomerular estimada

Medición de la Presión Arterial
Medición Convencional de la Presión Arterial en la Consulta

Los esfigmomanómetros semiautomáticos auscultatorios u Ocilométricos son el método preferido para medir la PA en la consulta. Estos dispositivos deben estar validados según protocolos estandarizados (23). La PA debe medirse inicialmente en la parte superior de ambos brazos y el manguito de presión debe adaptarse al perímetro del brazo. Una diferencia constante y significativa (> 15 mmHg) de la PA entre ambos brazos se asocia con un incremento del riesgo CV (24), probablemente debido a vasculopatía ateromatosa. Cuando haya una diferencia de presión entre uno y otro brazo, establecida referiblemente con mediciones simultáneas, debe utilizarse el brazo con los valores de presión más altos en todas las mediciones siguientes. Para los pacientes mayores, diabéticos o con otras causas de hipotensión ortostática, se recomienda medir la PA tras 1 y 3 min de bipedestación. La hipotensión ortostática se define como una reducción de la PAS ≥ 20 mmHg o de la PAD ≥ 10 mmHg a los 3 min de bipedestación y se asocia con un incremento del riesgo de mortalidad y complicaciones CV (25). La frecuencia cardiaca también debe registrarse en el momento de medir la PA, ya que los valores de frecuencia cardiaca en reposo son predictores independientes de morbimortalidad CV (26), aunque no están incluidos en ningún algoritmo de riesgo CV. Hay que subrayar que la medición de la PA en la consulta a menudo se realiza incorrectamente, sin atender a las condiciones estandarizadas que se recomiendan para la medición válida de la PA. La medición inadecuada de la PA en la consulta puede llevar a una incorrecta clasificación de los pacientes, a una sobrestimación de los valores reales de PA y a la administración de tratamiento innecesario.

Medición Automática no Presenciada de la Presión Arterial en la Consulta

El registro automático de múltiples lecturas de PA en la consulta mejora la reproducibilidad de la medición y, si el paciente se encuentra sentado en una sala aislada, el «efecto de bata blanca»puede reducirse sustancialmente 27 o eliminarse 28. Con este método, los valores de PA son más bajos que los obtenidos con la medición convencional en consulta y similares, o incluso más bajos, que los valores de la monitorización ambulatoria de la PA (MAPA) diurna o los registrados con automedición de la PA (AMPA)30. En el reciente estudio SPRINT (31), el uso de la medición automática de la PA en consulta generó controversia debido a la relación cuantitativa con la medición convencional de la PA en consulta (que ha sido la base de todos los datos de estudios clínicos y epidemiológicos realizados con anterioridad); su viabilidad en la práctica clínica también ha sido cuestionada. Por el momento, la relación entre los valores de PA medida de manera convencional en consulta y los obtenidos con medición automática no atendida es incierta, pero la evidencia disponible indica que los valores de PAS obtenidos de manera convencional pueden ser como mínimo 5-15 mmHg más altos que los obtenidos con medición automática en consulta (32). Además, la evidencia sobre el valor pronóstico de la medición automática no atendida es escasa y no puede garantizar, como mínimo, la misma capacidad para predecir complicaciones que la medición convencional de la PA en consulta (33).

Definiciones de HTA según cifras de PA en consulta, ambulatoria y domiciliaria

Categoría	PAS (mmHg)		PAD (mmHg)
PA en consulta*	≥ 140	y/o	≥ 90
PA ambulatoria			
Diurna (o en vigilia), media	≥ 135	y/o	≥ 85
Nocturna (o del sueño), media	≥ 120	y/o	≥ 70
Promedio de 24 h	≥ 130	y/o	≥ 80
Promedio de PA domiciliaria	≥ 135	y/o	≥ 80

*PA: presión arterial; PAD: presión arterial diastólica; PAS: presión arterial sistólica. *Se refiere a la medición convencional de la PA en consulta y no a la medición no presenciada. from http://www.revespcardiol.org/, day 14/03/2020.*

Confirmación del diagnóstico de hipertensión

La PA puede ser muy variable, por lo que el diagnóstico de hipertensión no debe basarse en una sola sesión de lecturas en el consultorio, excepto cuando la PA haya aumentado significativamente (p. ej., HTA de grado 3) o cuando haya evidencia clara de daño orgánico inducido por HTA (p. ej., retinopatía hipertensiva con exudados y hemorragias, HVI o daño vascular o renal). En el resto de los casos (es decir, la mayoría de los pacientes), la repetición de las mediciones en consulta es la estrategia tradicional utilizada para confirmar la elevación persistente de la PA y para la clasificación de la hipertensión en la práctica clínica y en estudios de investigación. El número de consultas y el intervalo entre ellas dependen del grado de HTA y tienen relación inversa con este. Por lo tanto, los pacientes con pronunciada elevación de la PA (p. ej., grado 2 o más) requieren menos consultas e intervalos más cortos entre consultas (unos días o semanas), dependiendo del grado de elevación de la PA y de si hay evidencia de enfermedad CV o daño orgánico inducido por HTA. Por el contrario, para pacientes con una elevación de la PA de grado 1, el lapso para repetición de las mediciones puede extenderse varios meses, especialmente cuando el paciente tenga riesgo bajo y no haya evidencia de daño orgánico inducido por HTA. Durante este periodo se suele realizar la evaluación del riesgo CV y pruebas sistemáticas de cribado.

Tratamiento

Consiste en una serie de medidas de cambio en prácticas de la vida diaria, las cuales incluyen: restricción de sal, moderación del consumo de alcohol y tabaco, cambios en la dieta, disminución del consumo de azúcar, reducción de peso y actividad física regular (6).

Seleccionando estilos de vida saludables, disminuye la aparición de la hipertensión y por ende reduce el riesgo CV. Los cambios efectivos en las prácticas de vida pueden ser suficientes para retrasar o evitar la necesidad de la terapia farmacológica en pacientes con hipertensión de grado 1. También pueden aumentar los efectos de la terapia de reducción de la TA, pero nunca deben retrasar el inicio de la terapia farmacológica en pacientes con HTA con daño de órgano blanco o con riesgo CV alto.(13,14,34,35)

Restricción de sal, demostrándose que su reducción en aproximadamente 5-6 g/día tiene un efecto moderado de disminución de la TAS/TAD (2-4 mmHg) en individuos normotensos y un efecto algo más pronunciado (3-6 mmHg) en individuos hipertensos (tabla 15) (36). El efecto de la restricción de sodio es mayor en personas de etnia afrodescendiente, adultos mayores, pacientes con diabetes, síndrome metabólico o enfermedad renal crónica (37). En personas con hipertensión tratada, la restricción efectiva de sal puede reducir el número o la dosis de medicamentos que son necesarios para controlar la TA. (38,39).

Moderación en el consumo de alcohol donde el Estudio de Prevención y Tratamiento de la Hipertensión (PATHS) investigó los efectos de la reducción de alcohol en la TA. El grupo de intervención tuvo una reducción mayor de 0,7-1,2 mmHg en la TA que el grupo de control al final del período de 6 meses (40).

Consumo de cigarrillo puesto que el tabaquismo es un factor de riesgo importante para la enfermedad CV y cáncer, así también como el tabaquismo pasivo. Luego de la elevación de la TA, fumar es la segunda causa de carga mundial de la enfermedad. Dejar de fumar es una de las medidas de cambios de prácticas de vida más eficaz para la prevención de enfermedad CV, incluyendo: apoplejía, infarto de miocardio y enfermedad vascular periférica. (41,42)

Cambios en la dieta, pues en varios estudios y metaanálisis han informado sobre el efecto protector CV de la dieta mediterránea. El ajuste de la dieta debe ir acompañado de otros cambios en las prácticas de vida. Las características de una dieta saludable son: (43) - Alto consumo de grasas monoinsaturadas: aceite de oliva. - Alto consumo de pescado, por su aporte de ácidos grasos poliinsaturados (2- 3 veces por semana). - Elevado consumo de verduras, leguminosas, frutas, cereales y frutos secos. - Consumo frecuente de productos lácteos. - Moderado consumo de carnes rojas. El beneficio del uso de esta dieta se relaciona con:(44,45) - Reducir el riesgo de enfermedades cardiovasculares. - Reducir de la presión arterial (8-14 mmHg). - Reducir la resistencia a la insulina. - Reducir sobrepeso y obesidad (29). Reducción de peso, pues la hipertensión arterial está estrechamente relacionada con el exceso de peso corporal y la reducción de peso va seguida de una disminución de la TA (5-20 mmHg). La pérdida de peso también puede mejorar la eficacia del medicamento y el perfil de riesgo CV (46). Ejercicio físico, pues los estudios epidemiológicos sugieren que la actividad física aeróbica regular puede ser beneficiosa tanto para la prevención y el tratamiento de la hipertensión arterial (4-9 mmHg),(45,47) como para reducir el riesgo CV y la mortalidad (48).

Cambio de prácticas de vida	Recomendación	Reducción aproximada de la TAS
Restricción de sal	5-6 gramos al día	2 - 8 mmHg
Moderación en el consumo de alcohol	Limitar a 30 ml al día	2 - 4 mmHg
Cambios en la dieta	Dieta rica en frutas, vegetales y reducida en grasas saturadas	8 - 14 mmHg
Reducción de peso	10 Kg IMC normal (18,5 – 24,9)	5 – 20 mmHg
Actividad física	30 minutos al día por 5 días a la semana	4 – 9 mmHg

Fuente: The Seventh Report of the Joint National Committee on Prevention, Detection, Evaluation, and Treatment of High Blood Pressure (JNC 7), Conflicts of Interest - Financial Disclosure, 2003. (45) Elaboración propia

Tratamiento Farmacológico de la Hta

La mayoría de los pacientes requerirán terapia con medicamentos, además de medidas de prácticas de vida para lograr un control óptimo de su TA. La monoterapia inicial es exitosa en muchos pacientes con hipertensión primaria leve. Sin embargo, es poco probable que la terapia con un solo fármaco alcance la presión arterial deseada en pacientes cuya presión arterial esté a más de 20/10 mmHg por encima de la meta. Solamente se debe considerar la posibilidad de monoterapia en hipertensión grado 1 de bajo riesgo (presión sistólica Beta bloqueantes (BB) Los beta bloqueantes (BB) tienen más efectos secundarios y en cierto grado son menos eficaces que los bloqueadores del sistema renina angiotensina aldosterona (SRAA) y los CA en regresión o retraso de daño orgánico como: hipertrofia del ventrículo izquierdo (HVI), grosor miointimal carotideo (GMI), rigidez aórtica y remodelamiento de las arterias pequeñas.(13,14) En sujetos predispuestos (en su mayoría, aquellos con síndrome metabólico),los BB así como los diuréticos, y en particular combinados, están asociados con un mayor riesgo de diabetes de nueva aparición. También muestran un perfil de efectos secundarios algo menos favorable que el de los bloqueadores del SRAA, con una tasa más alta de interrupción del tratamiento.(49)

En específico, la evidencia científica demuestra que los diuréticos tiazídicos se asocian con un riesgo significativamente menor de accidente cerebrovascular y eventos cardiovasculares en comparación con los beta bloqueantes y un menor riesgo de insuficiencia cardíaca en comparación con los bloqueadores de los canales de calcio. Los diuréticos tiazídicos también se asocian con un menor riesgo de eventos cardiovasculares y accidentes cerebrovasculares en comparación con los IECA.(50)

En cualquier caso, los diuréticos tiazídicos, calcio antagonistas (CA), inhibidores de la enzima convertidora de angiotensina (IECA) y los antagonistas de los receptores de angiotensina II (ARAII) son adecuados para el inicio y mantenimiento del tratamiento de la HTA, tanto en monoterapia o combinados.(13,14,51)

Diuréticos Tiazídicos
La evidencia científica demuestra que los diuréticos son medicamentos efectivos para reducir mortalidad y eventos adversos cardiovasculares en pacientes hipertensos.(52–53)

Calcio antagonista (CA)

Si bien todos los subgrupos están indicados y se han estudiado con resultados similares, existe mayor evidencia con los dihidropiridínicos y en especial con amlodipino. Dos metaanálisis,(54) demostraron que los CA presentan efectividad similar a otros grupos de medicamentos de primera línea en términos de control tensional y prevención de eventos cardiovasculares mayores.(55,56)

Antagonistas de los receptores de angiotensina II (ARAII) Los ARAII tienen un efecto similar al observado con la monoterapia en base a otros medicamentos antihipertensivos.(57) Las indicaciones específicas y la eficacia de los ARAII son similares a las de los IECA.(58) Un ARAII está particularmente indicado en pacientes que no toleran los inhibidores de la ECA (principalmente debido a la tos).(13)

Inhibidores de la enzima convertidora de angiotensina (IECA) Los IECA son medicamentos efectivos para reducir mortalidad y eventos adversos cardiovasculares en pacientes hipertensos.(106) El uso de los IECA puede retrasar la progresión a la insuficiencia renal y reducir la mortalidad cardiovascular, por lo que son preferidos en pacientes con DM2.(59)

Otros Los medicamentos de acción central, los bloqueadores de los receptores alfa y vasodilatadores directos son agentes eficaces para tratar la hipertensión en casos específicos. Se utilizan en combinación con otros; sin embargo, su uso se ha reducido debido a la frecuencia e intensidad de los efectos secundarios.(60)

1.Organización Mundial De La Salud. Informacion general sobre la hipertensión en el mundo. Día Mundial de la Salud 2013. Ginebra, Organización Mundial de la Salud, 2013.

2.Instituto Nacional de Estadística y Censos. Registro estadístico de nacidos vivos y defunciones 2017. Inst Nac Estadística y Censos [Internet].2018;1-69. Disponible en: https://www.ecuadorencifras.gob.ec/documentos/web-inec/poblacion_y_Demografia/Nacimientos_Defunciones/2017/presentacion_Nac_y_Def_2017.pdf

3.Freire W.B, Ramírez M.J., Belmont P, Mendieta M.J., Silva M.K., Romero N. et al. ENSANUT_2011-2013_tomo_1. Vol. 1, Resumen Ejecutivo. 2013.

4.Ministerio de Salud Pública. Hipertensión arterial: Guía de Práctica Clínica (GPC). Quito: Dirección Nacional de Normatización; 2019. Disponible en: http://salud.gob.ec

5.Wagner-Grau P. Fisiopatología de la hipertensión arterial. An Fac med [Internet]. 2010;71(4):225–9. Disponible en: http://www.scielo.org.pe/pdf/afm/v71n4/a03v71n4.pdf

6.Yanagisawa M, Kurihara H, Kimura S, Tomobe Y, Kobayashi M, Mitsui Y, et al. A novel potent vasoconstrictor peptide produced by vascular endothelial cells. Nature. 1988;332(6163):411–415.

7.Dupuis J, Stewart D, Cernacek P, Gosselin G. Human pulmonary circulation is an important site for both clearance and production of endothelin in the anesthetized dog. Circulation. 1996;94(7):1578–84.

8.Pagliaro P, Penna C. Rethinking the 12. renin-angiotensin system and its role in cardiovascular regulation. Cardiovasc Drugs Ther. 2005;19(1):77–87.

9.Dzau V, Re T. Tissue angiotensin system in cardiovascular system. Basic Res Cardiol. 2008;93(suppl 2:7–14.

10.Wagner P. La anemia, consider aciones fisiopatológicas, clínicas y terapéuticas. 4 a . 2008. 160 p.

11.Kurella Tamura M, Xie D, Yaffe K, Cohen D, Teal V, Kasner S, et al. Vascular Risk Factors and Cognitive Impairment in Chronic Kidney Disease: The Chronic Renal Insufficiency Cohort (CRIC). Clin J Am Soc Nephrol. 2010;

12.CDC. Conditions that increase risk for high blood pressure. 2014;

13.Esh H, Agabiti E, France MA, Uk AD, Germany FM, Kerins M, et al. 2018 ESC / ESH Guidelines for the management of arterial hypertension The Task Force for the management of arterial hypertension of the European Society of Cardiology (ESC) and the European Society of. 2018. 1-98 p.

14.Mancia G, Fagard R, Narkiewicz K, Redon J, Zanchetti A, Böhm M, et al. 2013 ESH/ESC guidelines for the management of arterial hypertension: The Task Force for the management of arterial hypertension of the European Society of Hypertension (ESH) and of the European Society of Cardiology (ESC). Eur Heart J. 2013;34(28):2159–219.

15.Sforza VF. 2003 European Society of Hypertension – European Society of Cardiology guidelines for the management of arterial hypertension. 2003;1011–54.

16.Bloch MJ, Basile J. Overview of hypertension in adults. UpToDate [Internet]. 2019; Disponible en: https://www.uptodate.com/contents/antihypertensive-drugs-and-lipids 61. Conlin PR. Blood-Pressure Measurement. 2009;3–6.16.- hatt DL, Steg PG, Ohman EM, Hirsch AT, Ikeda Y, Mas JL, Goto S, Liau CS, Richard AJ, Rother J, Wilson PW, REACH Registry Investigators. International prevalence, recognition, and treatment of cardiovascular risk factors in outpatients with atherothrombosis. JAMA. 2006;295:180–189

17.Mancia G, Facchetti R, Bombelli M, Polo Friz H, Grassi G, Giannattasio C, Sega R. Relationship of office, home, and ambulatory blood pressure to blood glucose and lipid variables in the PAMELA population. Hypertension. 2005;45:1072–1077

18.erry JD, Dyer A, Cai X, Garside DB, Ning H, Thomas A, Greenland P, Van Horn L, Tracy RP, Lloyd-Jones DM. Lifetime risks of cardiovascular disease. N Engl J Med.2012;366:321–329

19.BXerry JD, Dyer A, Cai X, Garside DB, Ning H, Thomas A, Greenland P, Van Horn L, Tracy RP, Lloyd-Jones DM. Lifetime risks of cardiovascular disease. N Engl J Med.2012;366:321–329.

20.Aktas MK, Ozduran V, Pothier CE, Lang R, Lauer MS. Global risk scores and exercise testing for predicting all-cause mortality in a preventive medicine program. JAMA. 2004;292:1462–1468

21.Cooney MT, Dudina AL, Graham IM. Value and limitations of existing scores for the assessment of cardiovascular risk: a review for clinicians. J Am Coll Cardiol.2009;54:1209–1227.

22.van Dis I, Geleijnse JM, Boer JM, Kromhout D, Boshuizen H, Grobbee DE, van der Schouw YT, Verschuren WM. Effect of including nonfatal events in cardiovascular risk estimation, illustrated with data from The Netherlands. Eur J Prev Cardiol.2014;21:377–383

23.Stergiou GS, Alpert B, Mieke S, Asmar R, Atkins N, Eckert S, Frick G, Friedman B, Grassl T, Ichikawa T, Ioannidis JP, Lacy P, McManus R, Murray A, Myers M, Palatini P, Parati G, Quinn D, Sarkis J, Shennan A, Usuda T, Wang J, Wu CO, O'Brien E. A universal standard for the validation of blood pressure measuring devices: Association for the Advancement of Medical Instrumentation/European Society of Hypertension/International Organization for Standardization (AAMI/ ESH/ISO) Collaboration Statement. J Hypertens. 2018;36:472–478

24.Clark CE, Taylor RS, Shore AC, Ukoumunne OC, Campbell JL. Association of a difference in systolic blood pressure between arms with vascular disease and mortality: a systematic review and meta-analysis. Lancet. 2012;379:905–914.

25.Fagard RH, De Cort P. Orthostatic hypotension is a more robust predictor of cardiovascular events than nighttime reverse dipping in elderly. Hypertension.2010;56:56–61.

26.Julius S, Palatini P, Kjeldsen SE, Zanchetti A, Weber MA, McInnes GT, Brunner HR, Mancia G, Schork MA, Hua TA, Holzhauer B, Zappe D, Majahalme S, Jamerson K, Koylan N. Usefulness of heart rate to predict cardiac events in treated patients with high-risk systemic hypertension. Am J Cardiol. 2012;109:685–692.

27.Myers MG. A short history of automated office blood pressure - 15 years to SPRINT. J Clin Hypertens (Greenwich). 2016;18:721–724

28.Parati G, Pomidossi G, Casadei R, Mancia G. Lack of alerting reactions to intermitent cuff inflations during noninvasive blood pressure monitoring. Hypertension.1985;7:597–601

29.Myers MG, Godwin M, Dawes M, Kiss A, Tobe SW, Kaczorowski J. Measurement of blood pressure in the office: recognizing the problem and proposing the solution. Hypertension.2010;55:195–200.Document downloaded from http://www.revespcardiol.org/, day 14/03/2020. This copy is for personal use. Any transmission of this document by any media or format is strictly prohibited.Document downloaded from http://www.revespcardiol.org/, day 14/03/2020. This copy is for personal use. Any transmission of this document by any media or format is strictly prohibited.

30.SPRINT Research Group, Wright JT Jr, Williamson JD, Whelton PK, Snyder JK, Sink KM, Rocco MV, Reboussin DM, Rahman M, Oparil S, Lewis CE, Kimmel PL, Johnson KC, Goff DC Jr, Fine LJ, Cutler JA, Cushman WC, Cheung AK, Ambrosius WT. A randomized trial of intensive versus standard blood-pressure control. N Engl J Med. 2015;373:2103–2116

31.Filipovsky J, Seidlerova J, Kratochvil Z, Karnosova P, Hronova M, Mayer O Jr. Automated compared to manual office blood pressure and to home blood pressure in hypertensive patients. Blood Press. 2016;25:228–234.

32.Myers MG, Kaczorowski J, Dolovich L, Tu K, Paterson JM. Cardiovascular risk in hypertension in relation to achieved blood pressure using automated office blood pressure measurement. Hypertension. 2016;68:866–872

33.Stevens V, Obarzanek E, Cook N, Lee I, Appel L, Smith West D, et al. Long-term weight loss and changes in blood pressure: results of the Trials of Hypertension Prevention, phase II. Trials for the Hypertension Prevention Research Group. Ann Intern Med. 2001;134(1):1–11.

34.Whelton PK, Appel LJ, Espeland MA, Applegate WB, Ettinger WH, Kostis JB, et al. Sodium Reduction and Weight Loss in the Treatment of Hypertension in Older PersonsA Randomized Controlled Trial of Nonpharmacologic Interventions in the Elderly (TONE). JAMA. 1998;279(11):839–46.

35.Fj H, Li J, Ga M. Effect of longer-term modest salt reduction on blood pressure (Review). 2013;(4).

36.Suckling RJ, He FJ, Markandu ND, Macgregor GA. *Clinical Trial Modest Salt Reduction Lowers Blood Pressure and Albumin Excretion in Impaired Glucose Tolerance and Type 2 Diabetes Mellitus. 2016;1189–95.*

37.Na G, Jurgens G. *Effects of low sodium diet versus high sodium diet on blood pressure , renin , aldosterone , catecholamines , cholesterol , and triglyceride (Review). 2017;(4).*

38.39.- He FJ, Macgregor GA. *How Far Should Salt Intake Be Reduced ? 2003;1093–9.*

39.Cushman WC, Cutler JA, Hanna E, et al Stephen F. Bingham, PhD; Dean Follmann, PhD; Thomas Harford, PhD; Patricia Dubbert, PhD; P. Scott Allender, MD; Mary Dufour, MD; Joseph F. Collins, ScD; Sandra M. Walsh, MA; Gail F. Kirk, MS; Matthew Burg, PhD; James V. Felicetta, MD; Bruce P. Hamil M. *Prevention and Treatment of Hypertension Study (PATHS): Effects of an Alcohol Treatment Program on Blood Pressure. Arch Intern Med. 1998;158(11): 1197–207*

40.Kotseva K, Wood D, De Bacquer D, De Backer G, Rydén L, Jennings C, Gyberg V5, Amouyel P6, Bruthans J7, Castro Conde A8, Cífková R7, Deckers JW9, De Sutter J10, Dilic M11, Dolzhenko M12, Erglis A13, Fras Z14, Gaita D15, Gotcheva N16, Goudevenos J17, Heuschmann P18, Laucevicius A19, Lehto S20, Lovic D2 VDEI. *EUROASPIRE IV: A European Society of Cardiology survey on the lifestyle, risk factor and therapeutic management of coronary patients from 24 European countries. Eur J Prev Cardiol. 2016;23(6):636–48.*

41.Yarlioglues M, Gungor M, Ardic KI, Calapkorur B, Oguzhan ODMAMONKADIOA. *Acute effects of passive smoking on blood pressure and heart ate in healthy females. Blood Press Monit. 2010;15(5):251–6.*

42.Estruch R, Martínez-González MÁ, Corella D. *Effects of a Mediterranean-Style Diet on Cardiovascular Risk Factors: A Randomized Trial. Ann Intern Med. 2006;*

43.Ortega RM. *Importance of functional foods in the Mediterranean diet. Public Health Nutr. 2006;9(8A):1136–40.*

44.Lenfant C, Chobanian AA V, Jones DWD, Roccella EEJ, Bakris GL, Black HR, et al. *Conflicts of Interest - Financial Disclosure: The Seventh Report of the Joint National Committee on Prevention, Detection, Evaluation, and Treatment of High Blood Pressure (JNC 7) [Internet]. Vol. 289, The Seventh Report of the Joint National Committee on Prevention, Detection, Evaluation, and Treatment of High Blood Pressure (JNC 7). 2003. p. 1206–52. Disponible en: http:// www.nhlbi.nih.gov/guidelines/hypertension/writers.htm%5Cnhttp:// jama.jamanetwor k.com.ezpprod1.hul.harvard.edu/article.aspx? articleid=196589&resultClick=3%5Cnhttp://www.nhlbi. nih.gov/guidelines/ hypertension/disclose.htm*

45.Jebb SA, Ahern AL, Olson AD, Aston LM, Holzapfel C, Stoll J, et al. *Primary care referral to a commercial provider for weight loss treatment versus standard care: A randomised controlled trial. Lancet [Internet]. 2011;378(9801):1485–92. Disponible en: http://dx.doi.org/10.1016/S0140-6736(11)61344-5*

46. Hall JE, Do Carmo JM, Da Silva AA, Wang Z, Hall ME. Obesity-Induced Hypertension: Interaction of Neurohumoral and Renal Mechanisms. Circ Res. 2015;116(6):991–1006.

47. Nakamoto AYK. Hipertensão arterial sistêmica. Rev Bras Med. 2012;69(4):78–86.

48. Corrao G, Zambon A, Parodi A, Poluzzi E, Mancia IBLMGCG. Discontinuation of and changes in drug therapy for hypertension among newly-treated patients: a populationbased study in Italy. J Hypertens. 2008;26(4):819–824.

49. Reboussin DM, Allen NB, Griswold ME, Guallar E, Hong Y, Lackland DT, et al. Systematic Review for the 2017 ACC/AHA/AAPA/ABC/ ACPM/AGS/APhA/ASH/ ASPC/NMA/PCNA Guideline for the Prevention, Detection, Evaluation, and Management of High Blood Pressure in Adults A Report of the American College of Cardiology/American Heart Association. Am Coll Cardiol Am Hear Assoc Task Force Clin Pract Guidel [Internet]. 2017;116–31. Disponible en: https:// www.ncbi.nlm.nih.gov/pubmed/29133355

50. Whelton PK, Carey RM, Aronow WS, Casey DE, Collins KJ, Dennison Himmelfarb C, et al. 2017 ACC/AHA/AAPA/ABC/ACPM/AGS/APhA/ASH/ASPC/ NMA/PCNA Guideline for the Prevention, Detection, Evaluation, and Management of High Blood Pressure in Adults: Executive Summary. J Am Coll Cardiol [Internet]. 2017; Disponible en: http://linkinghub.elsevier.com/retrieve/ pii/S073510971741518X

51. Anguita Sánchez M. Comentarios a la guía de práctica clínica de la ESC/ESH sobre manejo de la hipertensión arterial de la Sociedad Europea de Cardiología y la Sociedad Europea de Hipertensión 2013. Un informe del Grupo de Trabajo del Comité de Guías de Práctica Clínica de l. Rev Esp Cardiol [Internet]. 2013;66(11):842–7. Disponible en: http://dx.doi.org/10.1016/j.recesp. 2013.08.003

52. Springer K. Chlorthalidone vs. Hydrochlorothiazide for Treatment of Hypertension. Am Fam Physician. 2015;92(11):1015–6.

53. Thomopoulos C, Parati G, Zanchetti A. Effects of blood pressure-lowering on outcome incidence in hypertension: 5. Head-to-head comparisons of various classes of antihypertensive drugs – overview and meta-analyses. J Hypertens. 2015;33(7):1321– 1341.

54. Paz MA, de-La-Sierra A, Sáez M, Barceló MA, Rodríguez JJ, Castro S, et al. Treatment efficacy of anti-hypertensive drugs in monotherapy or combination: ATOM systematic review and meta-analysis of randomized clinical trials according to PRISMA statement. Medicine (Baltimore). 2016;95(30):e4071.

55. Law MR, Morris JK, Wald NJ. Use of blood pressure lowering drugs in the prevention of cardiovascular disease: Meta-analysis of 147 randomised trials in the context of expectations from prospective epidemiological studies. BMJ. 2009;338(7705):1245.

56. Grossman E, Peleg E, Carroll J, Shamiss A, Rosenthal T. *Hemodynamic and humoral effects of the angiotensin II antagonist losartan in essential hypertension. Am J Hypertens. diciembre de 1994;7(12):1041–4.*

57. Reboldi G, Angeli F, Cavallini C, Gentile G, Mancia G, Verdecchia P. *Comparison between angiotensin-converting enzyme inhibitors and angiotensin receptor blockers on the risk of myocardial infarction, stroke and death: a meta-analysis. J Hypertens [Internet]. 2008;26(7):1282–1289. Disponible en: https://www.ncbi.nlm.nih.gov/pubmed/18550998*

58. Thomopoulos C, Parati G, Zanchetti A. *Effects of blood-pressure-lowering treatment on outcome incidence. 12. Effects in individuals with high-normal and normal blood pressure: overview and meta-analyses of randomized trials. J Hypertens. 2017;35(11):2150–2160.*

59. PARODI J. *HIPOTENSORES IMIDAZOLÍNICOS. Rev Perú Cardiol. 1997;XXIII (3):91–5.*

CAPÍTULO 11

INFECCIONES EN PACIENTES DIABETICOS
Autor: Dra. Paola Alexandra Medina Flores

Introducción

La evidencia experimental y epidemiológica sugiere que los pacientes con Diabetes Mellitus (DM) tienen mayor riesgo de sufrir infecciones, además que pueden cursar con cuadros más graves y evolucionar a sepsis con mayor probabilidad. (1) Lo que resulta algo contradictorio es que en los estudios realizados no se ha visto un incremento significativo en la mortalidad de pacientes con DM que cursan con algún tipo de infección. (1)

Fisiopatología

En el año 2002 efectuaron el primer estudio retrospectivo que analizó la tasa de infección y/o mortalidad en pacientes diabéticos y casos controles ajustados por grupos de edad, que incluyó a más de 500,000 pacientes por grupo. Los resultados demostraron que la tasa de infecciones fue significativamente mayor en pacientes con DM, en especial infecciones de etiología bacteriana como la pielonefritis, neumonía, celulitis, osteomielitis, peritonitis y sepsis. (2)

A pesar de que el efecto de la DM en el riesgo de infecciones es aún tema de investigación y la evidencia es limitada debido a la complejidad de los factores que intervienen, la bibliografía disponible propone diferentes factores que pueden ser dependientes del individuo o del organismo, los mismos que pueden explicar por qué las personas con DM son más propensas a determinadas infecciones.

Factores específicos del huésped que pueden predisponer a la infección

- **Hiperglucemia:** varios estudios han demostrado una alteración en la respuesta inmune en pacientes con hiperglucemia, ya que pueden deprimirse los mecanismos de respuesta inmune como la quimiotaxis neutrófila, la adhesión al endotelio vascular, la fagocitosis, la actividad bactericida intracelular, la opsonización y la inmunidad mediada por células. (3)
- **Insuficiencia vascular:** es común en pacientes con DM. Ocasiona isquemia tisular local, lo que aumenta el crecimiento de microorganismos aeróbicos y anaeróbicos, además deprime las funciones bactericidas dependientes del oxígeno que poseen los leucocitos. También puede afectar a la respuesta inflamatoria local y la absorción de antibióticos. (4)

- **Neuropatía periférica sensorial:** los traumatismos menores, que con frecuencia pasan desapercibidos en pacientes diabéticos con neuropatía periférica, pueden ocasionar úlceras en la piel que son propensas a infectarse.
- **Neuropatía autonómica:** Los pacientes con neuropatía autonómica asociada a DM pueden desarrollar trastornos de la motilidad urinaria y gastrointestinal lo que favorece el aparecimiento de infecciones.
- **Colonización de la piel y de las mucosas:** con patógenos como Staphylococcus aureus y especies de Candida. Los pacientes con DM que se inyectan insulina diariamente con frecuencia tienen colonización nasal y cutánea con S. aureus. Además presentan más probabilidades de ser portadores de S. aureus meticilino resistente. (5) La colonización puede predisponer a infecciones estafilocócicas cutáneas, así como a bacteriemia transitoria, y a su vez puede provocar infección en sitios distantes como una piomiositis. Las mujeres con DM y un control glucémico deficiente son más propensas a la candidiasis vulvovaginal. (6) (7)

Factores específicos del patógeno que pueden predisponer a la infección
- **Escherichia coli uropatogénica:** en pacientes con DM se acumulan los productos finales de la glicación avanzada lo que mejora la unión de los uropatógenos al epitelio del tracto urinario inferior, lo que predispone a las infecciones por este organismo. (8)
- **Candida albicans:** las proteínas inducibles por la glucosa promueven la adhesión de Candida albicans al epitelio bucal o vaginal, lo que a su vez, perjudica la fagocitosis, lo que da al microorganismo una ventaja sobre el huésped. (9)

Epidemiología
De acuerdo a la OMS a escala mundial se calcula que 422 millones de adultos tenían DM en el año 2014, una cifra alarmante, en relación a 108 millones reportados en 1980, lo que representa un aumento del 4.7% al 8.5% en los adultos. En el año 2012 la DM causó 1.5 millones de muertes, y la elevación de la glucemia por encima de valores normales ocasionó 2.2 millones de muertes más por efecto de un aumento del riesgo de sufrir enfermedades cardiovasculares y de otro tipo. (10)

Se estima que los pacientes con DM representan 13- 26% de los ingresos hospitalarios, lo que significa una importante carga a los sistemas de salud a nivel mundial. (11)

De acuerdo a estudios realizados en pacientes con DM se ha determinado que la mayor frecuencia de infecciones está en relación directa con las edades más avanzadas, mayor duración de DM, peor control glucémico, mayor número de complicaciones microvasculares o cardiopatía isquémica (12).

Según datos del INEC en el año 2018 en el Ecuador la Diabetes Mellitus constituye la segunda causa de muerte general. (13)

Tipos de infecciones en pacientes con DM
Dentro de las infecciones más frecuentes en pacientes con DM se encuentran las infecciones de la piel y tejidos blandos, infecciones del tracto urinario e infecciones respiratorias. Tabla 1.

Tabla 1. Infecciones en pacientes con DM

Tipo de infección	Germen implicado
Piel y tejidos blandos	
Celulitis	Staphylococcus aureus o Streptococcus pyogenes
Infección del pie diabético	Staphylococcus aureus, Streptococcus pyogenes, gramnegativos o anaerobios
Fascitis necrotizante	Streptococcus pyogenes, Clostridium spp. o polimicrobianas
Infecciones respiratorias	
Neumonía adquirida en la comunidad	Streptococcus pneumoniae , Haemophilus influenzae , Mycoplasma pneumoniae , Staphylococcus aureus , especies de Legionella , Chlamydia pneumoniae y Moraxella catarrhalis (14)
Infecciones del tracto urinario	
Bacteriuria asintomática	Enterobacterias
Pielonefritis	Enterobacterias
Cistitis	Enterobacterias, Staphylococcus saprophyticus, Enterococcus spp., Candida spp
Otras infecciones	
Otitis externa maligna	Pseudomonas aeruginosa
Mucormicosis rinocerebral	Rhizopus (> 90 %), Mucor o Absidia spp

Adaptado de Peleg (15)

Es común que los pacientes con DM que cursan con procesos infecciosos presenten además algún tipo de descompensación metabólica aguda como cetoacidosis diabética, estado hiperglicémico hiperosmolar o hipoglicemia.

A continuación detallaremos el cuadro clínico y el manejo de las principales infecciones:

Neumonía Adquirida en la Comunidad
Definición
La neumonía adquirida en la comunidad (NAC) es una infección aguda del parénquima pulmonar adquirida en la comunidad, que ocasiona síntomas y signos respiratorios y comúnmente se asocia a infiltrados en estudio de imagen del tórax. (16)

Factores de Riesgo
Los factores de riesgo para NAC son edad mayor de 65 años, alcoholismo, tabaquismo, comorbilidades como EPOC, cáncer, diabetes mellitus e insuficiencia cardiaca, inmunosupresión y tratamiento con esteroides. (17)

Epidemiologia
En el Ecuador durante los últimos diez años la neumonía se ha mantenido dentro de las 10 principales causas de morbilidad en la población general, con una incidencia de hasta 22,8 por cada 10.000 habitantes en el año 2011. (18) De acuerdo a datos del INEC en el año 2018 la neumonía constituyó la tercera causa de morbilidad general con 31.335 casos. (19) La mortalidad varía de acuerdo a las características de cada paciente y sus comorbilidades, va desde el 1 al 5% en pacientes ambulatorios, del 5.7 al 14% en pacientes hospitalizados y puede incrementarse desde el 34 al 50% en aquellos pacientes que requieren de una unidad de cuidados intensivos, especialmente en pacientes con necesidad de ventilación asistida. (20)

Etiología
Al igual que en otras infecciones respiratorias la etiología incluye bacterias, virus y otros microorganimos. La etiología bacteriana más frecuente es Streptococcus pneumoniae, Mycoplasma pneumoniae, Chlamydophila pneumoniae, Legionella pneumophila y Haemophilus influenzae. La

etiología de la NAC varía dependiendo de los factores de riesgo del huésped. Tabla 2.

Tabla 2. Etiología de la NAC según factores de riesgo

Factor	Microorganismo
Anciano	S. pneumoniae, H. influenzae, enterobacterias
Asilo	S. aureus, enterobacterias, S. pneumoniae, P. aeruginosa
Adictos a drogas parenterales	S. aureus, anaerobios, M. tuberculosis, Pneumocystis carinii
Diabetes mellitus	S. pneumoniae, S. aureus, Legionella
Alcoholismo	S. pneumoniae, anaerobios, enterobacterias, M. tuberculosis
EPOC/ fumadores	S. pneumoniae, H. influenzae, Moraxella catarralis, Legionella, Chlamydia pneumoniae
Enfermedad pulmonar estructural (Bronquiectasias, fibrosis quística)	P. aeruginosa, Burkholderia cepacia, S. aureus
Obstrucción endobronquial (neoplasia)	Anaerobios
Enfermedad de células falciformes, esplenectomía	S. pneumoniae, H. influenzae
Enfermedad periodontal	Polimicrobiana (aerobios y anaerobios)
Alteración del nivel de consciencia	Polimicrobiana (aerobios y anaerobios)
Aspiración de gran volumen	Anaerobios, neumonitis química
Tratamiento antibiótico previo	S. pneumoniae resistente, enterobacterias, P. aeruginosa
Malnutrición	P. aeruginosa
Tratamiento prolongado con esteroides	Legionella, Nocardia spp., Aspergillus, M. tuberculosis, P. aeruginosa

Tomado de Álvarez (21)

Cuadro Clínico

El cuadro clínico clásico incluye fiebre de inicio agudo con escalofríos, tos productiva, con esputo purulento, disnea y dolor pleurítico. Entre los signos se destacan la taquipnea, retracciones de la musculatura intercostal y abdominal, rales que comprometen un lóbulo o segmento, incremento del frémito táctil.

Diagnóstico sindrómico

En función de la presentación clínico radiológica podemos determinar tres síndromes que pueden ser útiles para valorar a los pacientes (Tabla 3), aunque es importante saber que no siempre es clínicamente evidente, y que en el caso de los ancianos y aquellos con comorbilidades el cuadro clínico puede ser muy inespecífico. (22)

Tabla 3. Síndromes en función de la forma de presentación clínico-radiológica

Síndrome típico	Presentación aguda Fiebre alta ($\geq$ 38°C) con escalofríos Tos productiva con expectoración purulenta Dolor pleurítico Auscultación: crepitantes y/o soplo tubárico Radiografía de tórax condensación bien delimitada y homogénea con broncograma aéreo. Suele corresponder, aunque no es exclusivo, con infección por S. pneumoniae, H. influenzae o M. catarrhalis.
Síndrome atípico	Inicio subagudo o insidioso Predominio de síntomas extrapulmonares al inicio: fiebre variable, artromialgias, cefalea, alteración de la consciencia, vómitos o diarrea, junto con tos seca o escasamente productiva Radiología: variable, desde afectación multifocal a patrones intersticiales. Puede acompañarse de otros hallazgos objetivos como hiponatremia, hipofosfatemia o hematuria
Síndrome mixto o indeterminado	De inicio, larvado o "atípico" que evoluciona hacia uno "típico" o sin orientación clara a ninguno de los dos síndromes o con datos compatibles con ambos.

Adaptada de Julián-Jiménez (23)

Valoración de Severidad

La valoración de la severidad en un paciente con NAC es útil ya que nos permite determinar si el tratamiento se lo puede realizar ambulatoriamente o es necesario derivar al paciente para tratamiento intrahospitalario. Para esto existen escalas que nos permiten estratificar el riesgo de mortalidad y que son útiles sobretodo en Atención Primaria. Dentro de estas tenemos el CRB65 que es una escala validada para determinar el riesgo de mortalidad a los 30 días. (24) Tabla 4.

Tabla 4. Escala CRB65

C	Confusión
R	Frecuencia respiratoria $\geq$ 30 rpm
B	Presión arterial diastólica $\leq$ 60 mmHg o sistólica < 90 mmHg
65	Edad $\geq$ 65 años

0 puntos: Tratamiento ambulatorio (riesgo de mortalidad <1%)
1-2 puntos: Tratamiento hospitalario o ambulatorio supervisado (riesgo de mortalidad 1-10%)
3-4 puntos: Tratamiento hospitalario (riesgo de mortalidad >10%)

Adaptado de Lim (25)

Existen otras escalas para predicción del riesgo de mortalidad, pero que son utilizadas a nivel hospitalario ya que incluyen estudios de laboratorio e imagen. Estas escalas son CURB65 y el índice de severidad de Neumonía (sus siglas en inglés PSI). En caso de que en atención primaria sea posible acceder a estudios complementarios es recomendable usar el PSI sobre CURB65como complemento del juicio clínico para guiar el lugar inicial del tratamiento. (14)

Tratamiento

El tratamiento se inicia en forma empírica y debe cubrir los principales agentes etiológicos que ya fueron nombrados anteriormente. En caso de que se decida tratamiento ambulatorio se pueden usar los antibióticos especificados en la Tabla 5. No se ha encontrado bibliografía para un tratamiento específico de NAC en pacientes con DM, pero en estos pacientes podemos guiar la terapéutica de acuerdo a los agentes etiológicos más comunes.

Tabla 5. Antibióticos recomendados en NAC

Sin comorbilidades ni factores de riesgo para MRSA o *Pseudomonas aeruginosa*	-Amoxicilina 1 gramo cada 8 horas, ó -Doxiciclina 100 mg cada 12 horas, ó -Macrólido (azitromicina 500 mg el primer día y luego 250 mg cada día ó claritromicina 500 mg cada 12 horas

| Con comorbilidades (enfermedades crónicas del corazón, pulmones, hígado o riñones, diabetes mellitus, alcoholismo, malignidad o asplenia) | **Terapia combinada**
-Amoxicilina y ácido clavulánico 500/125 mg cada 8 horas ó 875/125 mg cada 12 horas, ó
-Cefalosporina (Cefpodoxima 200 mg cada 12 horas, ó Cefuroxima 500 mg cada 12 horas
+
-Macrólido (Azitromicina 500 mg el primer día y luego 250 mg cada día, ó Claritromicina 500 mg cada 12 horas, ó Doxiciclina 100 mg cada 12 horas |
| | **Monoterapia**
-Fluorquinolona respiratoria (Levofloxacina 750 mg cada día, ó Moxifloxacina 400 mg cada día, ó Gemifloxacina 320 mg cada día |

Adaptado de Pakhale (26)

Es necesario realizar seguimiento y control a las 48-72 horas para valorar si la evolución es favorable, lo cual se define como la ausencia de fiebre, estabilización de signos y síntomas clínicos. (26)

Prevención

La vacunación antineumocócica y antigripal estacional disminuye el riesgo de infecciones respiratorias, la hospitalización y la mortalidad en pacientes con DM. (27)

Infección del Tracto Urinario
Definición

La infección del tracto urinario (ITU) es una infección que afecta a cualquier parte del tracto urinario como riñones, uréteres, vejiga y uretra. Es un motivo frecuente de consulta en Atención Primaria.

Epidemiología

En atención primaria la infección de vías urinarias es la segunda causa de visitas por patología infecciosa, después de las del tracto respiratorio. Afectan al 40 % de mujeres al menos una vez en su vida. Las mujeres adultas son 30 veces más propensas que los hombres a desarrollarlas. Su incidencia aumenta con la edad, la comorbilidad y la internación prolongada tanto en hombres como en mujeres. Se estima que las mujeres con DM tienen tres o cuatro veces más riesgo de bacteriuria asintomática. (28) Incluso cuando la DM está bien regulada se correlaciona con mayor frecuencia de ITU. (29)

También se ha comprobado que la DM es un factor de riesgo independiente de infección urinaria nosocomial. Las complicaciones graves de la ITU (como cistitis y pielonefritis enfisematosa, abscesos renales y necrosis papilar renal) son más frecuentes en los pacientes con DM tipo 2 que en la población general. (30) (31)

Etiología

Los microorganismos más comúnmente relacionados con ITU son Escherichia coli, Klebsiella pneumoniae y Candida. (32) En la Tabla 6 se mencionan las frecuencias.

Tabla 6. Microorganismos y frecuencia

Gramnegativos	Frecuencia %	Grampositivos	Frecuencia %
Escherichia coli	56,75	Estreptococos alfa	33,33
Klebsiella	21,62	*Staphylococcus aureus*	66,66
Pseudomonas aeruginosa	9,54	*Staphylococcus epidermidis*	0
Enterobacter aerogenes	4,05		
Proteus mirabilis	4,05		
Citrobacter freundii	4,05		

Adaptado de Kumar (33)

Cuadro Clínico

En el diabético la ITU puede presentarse con escasa sintomatología lo que hace de su diagnóstico un reto para el médico de atención primaria, los síntomas que orientan a una ITU baja son: polaquiuria, urgencia urinaria, disuria y dolor suprapúbico, mientras que para una ITU superior tenemos: dolor o sensibilidad en el ángulo costovertebral, fiebre y escalofríos, con o sin síntomas del tracto urinario inferior.

Debemos tener en cuenta que algunos pacientes con neuropatía diabética pueden tener signos clínicos alterados, pues la sintomatología no es tan florida. Los pacientes diabéticos tienen más probabilidad de presentar complicaciones de ITU tales como abscesos, cistitis enfisematosa o pielonefritis. (34)

Clasificación

Existen muchas formas de clasificar a la ITU, pero una de las más útiles desde el punto de vista clínico es determinar si se trata de ITU complicada o no complicada. (35)

• **ITU complicada:** es una infección asociada a una anormalidad estructural o funcional del tracto genitourinario, o a la presencia de una enfermedad sistémica subyacente. Tabla 6. Esto aumenta el riesgo de que la ITU sea más grave de lo esperado, en comparación con individuos sin ningún factor de riesgo identificado, lo que a su vez aumenta la mortalidad.

Tabla 6. Causas predisponentes para ITU complicada
Diabetes mellitus
Inmunodepresión
Anormalidad urológica funcional/estructural
Nefrolitiasis
Hospitalización reciente/residencia de ancianos
Sondaje
Síntomas durante > 10 día

Tomado de Barutell (36)

• **ITU no complicada:** es una infección aguda, esporádica o recurrente baja y/o ITU alta, limitada a mujer no embarazada sin anormalidades funcionales o anatómicas relevantes del tracto urinario o comorbilidades. (37)

Clasificar a una ITU como complicada y no complicada nos permite definir si tratamos al paciente ambulatoriamente o si requiere hospitalización, además de la elección y duración del tratamiento antimicrobiano. Esto no quiere decir que todos los pacientes con DM deberán ser ingresados, por lo cual se deberá valorar individualmente otros factores, como si tienen buen control metabólico o no tienen complicaciones por la DM, se puede considerar como ITU no complicada.

• Además la ITU puede clasificarse también como:
• Bacteriuria asintomática
• Cistitis aguda
• Infección urinaria baja incluida la infección asociada a catéter
• Pielonefritis no complicada
• Pielonefritis complicada / urosepsis complicada (33)

Diagnóstico

El diagnóstico se sospecha con una adecuada anamnesis y examen físico, pero es necesario confirmar el diagnóstico mediante auxiliares de laboratorio como el examen microscópico de orina, GRAM de gota fresca, y el cultivo de orina que nos guiará para el seguimiento del tratamiento instaurado. Además otros estudios como biometría hemática, química sanguínea básica, electrolitos y estudio de gases nos ayudarán a determinar descompensaciones sistémicas, que a su vez nos orientarán a determinar el tratamiento.

Tratamiento

El tratamiento de pacientes diabéticos con ITU depende de varios factores como presencia de síntomas, localización en la vejiga (infección urinaria inferior) o con afección renal (infección urinaria superior), presencia de anomalías urológicas, gravedad de los síntomas sistémicos, alteraciones metabólicas acompañantes y función renal.

La regla general es que el tratamiento de la infección urinaria en pacientes diabéticos es similar al de la infección urinaria en pacientes no diabéticos. La elección de antibióticos también debe guiarse por los estudios locales de resistencia bacteriana. El tratamiento también debe incluir la corrección de las complicaciones metabólicas causadas por el proceso infeccioso.

El tratamiento antibiótico de la bacteriuria asintomática sea en hombres o mujeres no se justifica; en pacientes con cistitis podemos utilizar nitrofurantoina 100 mg vía oral cada 12 horas, TMP-SMX o fosfomicina. En infecciones bajas complicadas la ciprofloxacina 500 mg vía oral cada 12 horas es otra opción válida de tratamiento.

La pielonefritis complicada puede tratarse con cefalosporinas, macrólidos o aminoglucósidos, en situaciones más avanzadas puede llegar a necesitarse piperacilina-tazobactam o carbapenémicos. (38)

La cistitis debe tratarse con antibioticoterapia de corta duración y la pielonefritis aguda durante 7 a 14 días. Las infecciones complicadas pueden requerir una terapia antimicrobiana más prolongada.

La pielonefritis enfisematosa es manejada con terapia antimicrobiana y drenaje percutáneo inicial, y de ser necesario una nefrectomía tardía, que se recomienda sea realizada cuando el paciente se estabiliza. Los abscesos renales pequeños menores de 3 cm de diámetro se tratan de forma conservadora con antibioticoterapia que debe mantenerse hasta que el absceso se resuelva en las imágenes de control. Los abscesos de mayor tamaño requieren drenaje, el mismo que puede realizarse de forma percutánea o convencional. (39)

1.Donnelly, John P. Sunil Nair, Russell Griffin, John W. Baddley, Monika M. Safford, Henry E. Wang, and Nathan I. Shapiro. *Association of Diabetes and Insulin Therapy With Risk of Hospitalization for Infection and 28-Day Mortality Risk. Clinical Infectious Diseases. 2017 Feb; 64(4): p. 435-442.*

2.Shah BR, Hux JE. *Quantifying the risk of infectious diseases for people with diabetes. Diabetes Care. 2003; 26: p. 510-513.*

3.Llorente L, De La Fuente H, Richaud-Patin Y, Alvarado-De La Barrera C, Diaz-Borjón A, López-Ponce A, et al. *Innate immune response mechanisms in non-insulin dependent diabetes mellitus patients assessed by flow cytoenzymology. Immunol Lett. 2000; 144: p. 318-325.*

4.Artola Menédez S. *Las infecciones en las personas con diabetes. Diabetes práctica. Actualización y habilidades en Atención Primaria. 2016; 07(04): p. 169-224.*

5.Graham PL 3rd, Lin SX, Larson EL. *A U.S. population-based survey of Staphylococcus aureus colonization. Ann Intern Med. 2006; 144: p. 318-25.*

6.Donders GG. *Lower genital tract infections in diabetic women. Curr Infect Dis Rep. 2002; 4: p. 536-539.*

7.De Leon EM, Jacober SJ, Sobel JD, Foxman B. *Prevalence and risk factors for vaginal Candida colonization in women with type 1 and type 2 diabetes. BMC Infect Dis. 2002; 2(1).*

8.Ozer A, Altuntas CZ, Izgi K, Bicer F, Hultgren SJ, Liu G, et al. *Advanced glycation end products facilitate bacterial adherence in urinary tract infection in diabetic mice. Pathog Dis. 2015; 73.*

9.Hostetter MK. *Handicaps to host defense. Effects of hyperglycemia on C3 and Candida albicans. Diabetes. 1990; 39: p. 271-5.*

10.Informe mundial sobre la diabetes OMS. *Informe mundial sobre la diabetes. Geneva, Switzerland:; 2016.*

11.Liberty IF, Freha NA, Baumfeld Y, Codish S, Schlaeffer F, Novack V. *Prognostic value of glycated hemoglobin for one year mortality following hospitalization in the internal medicine ward. Isr Med Assoc J. 2015; 17: p. 277-281.*

12.Rodriguez Armando, Broche Oscar, Rodriguez Robin, et al. *Infecciones en pacientes diabéticos tipo II. Acta Médica del Centro. 2013; 7(2).*

13.Instituto Nacional de Estadistica y Censos (INEC). *Registro Estadistico de Defunciones Generales. Boletín Técnico N°01-2019-REMD. ; 2018.*

14.Joshua P. Metlay*, Grant W. Waterer*, Ann C. Long, Antonio Anzueto, Jan Brozek, Kristina Crothers, Laura A. Cooley. *Diagnosis and Treatment of Adults with Community-acquired Pneumonia. American Journal of Respiratory and Critical Care Medicine. 2019 October; 200(7).*

15.Peleg AY, Weerarathna T, McCarthy JS, Davis TM. *Common infections in diabetes: pathogenesis, management and relationship to glycaemic control. Diabetes Metab Res Rev. 2007; 23: p. 3-13*

16.Rosero Herrera C. *Patología respiratoria aguda, Protocolos de manejo. Tercera edición ed. Quito: INKPRIMA; 2013.*

17. Prevención, diagnóstico y tratamiento de neumonía adquirida en la comunidad. Guía de Evidencias y Recomendaciones: Guía de Práctica Clínica. México: Instituto Mexicano del Seguro Social (IMSS); 2017.

18. Gonzalez, M. Neumonía: Principal Causa de Morbilidad en el Ecuador - año 2011. Instituto Nacional de Estadística y Censos: e-Analisis Revista Coyuntural; 2013.

19. Instituto Nacional de Estadística y Censos (INEC). Registro estadístico de camas y egresos hospitalarios. Boletín Técnico. Quito:; 2018. Report No.: N°-01-2019-ECEH.

20. Fine MJ, Smith MA, Carson CA, Mutha SS, Sankey SS, Weissfeld LA, et al. Prognosis and outcomes of patients with community-acquired pneumonia. A meta-analysis. JAMA. 1996; 275: p. 134-141.

21. Álvarez-Rocha L, Alos JI, Blanquer J, Álvarez-Lerma J, et al. Guías para el manejo de la neumonía comunitaria del adulto que precisa ingreso en el hospital. Med Intensiva. 2005; 29(1): p. 21-62.

22. Martín-Sánchez FJ, Julián-Jiménez A, Candel González FJ, Llopis. Profile and initial management of infection in elderly patients in an Emergency Department. Rev Esp Geriatr Gerontol. 2017; 52: p. 9-14.

23. Julián-Jiménez A, et al. Recomendaciones para la atención del paciente con neumonía adquirida en la comunidad en los Servicios de Urgencias. Rev Esp Quimioter. 2017; 31(2): p. 186-202.

24. Pneumonia in adults: diagnosis and management. Clinical guideline. National Institute for Helalth anc Care Excellence NICE; 2019.

25. Lim WS, van der Eerden MM, Laing R, et al. Defining community-acquired pneumonia severity on presentation to hospital: an international derivation and validation study. Thorax. 2003; 58: p. 377-82.

26. Pakhale S, Mulpuru S, Verheij TJ, Kochen MM, Rohde GG, Bjerre LM. Antibiotics for community-acquired pneumonia in adult outpatients. Cochrane Database Syst Rev. 2014; 10.

27. Casqueiro J, Casquerio J, Alves C. Infections in patients with diabetes mellitus: a review of pathogenesis. Ind J EndocrinolMetabol. 2012; 16(1): p. 27-36.

28. Weintrob AC, Sexton DJ. UpToDate. [Online].; 2016. Available from: www.uptodate.com [Último acceso: 1 de noviembre de 2016.

29. Zhanel, G.G., et al. Asymptomatic bacteriuria in patients with diabetes mellitus. Rev Infect Dis. 1991; 13: p. 150.

30. Nitzan O, Elias M, Chazan B, Saliba W. Urinary tract infections in patients with type 2 diabetes mellitus: review of prevalence, diagnosis, and management. Diabetes Metab Syndr Obes. 2015; 8: p. 129-36.

31. Geerlings SE. Urinary tract infections in patients with diabetes mellitus: epidemiology, pathogenesis and treatment. Int J Antimicrob Agents. 2008; 31(1): p. 54-57.

32. Huang JJ, Tseng CC. Emphysematous pyelonephritis: clinicoradiological classification, management, prognosis, and pathogenesis. Arch Intern Med. 2000 Mar; 160(6): p. 797-805.

33. Kumar Prajapati A. *Infección del tracto urinario en diabéticos. In Microbiology of Urinary Tract Infections - Microbial Agents and Predisposing Factors.; 2018. p. 45-60.*

34. Nicolle LE. *Urinary tract infections in special populations: diabetes, renal transplant, HIV infection, and spinal cord injury. Infect Dis Clin North Am. 2014 Mar; 28(1): p. 91-104. doi: 10.1016/j.idc.2013.09.006.*

35. Naber KgG, Morrissey I, Ambler JeE. *Clinician's Manualon Urinary Tract Infections and Fluoroquinolones. London: Science Press Ltd. 2000.*

36. Barutell Rubio L. *Paciente diabética con infecciones urinarias de repetición. Diabetes Práctica. 2016; 07(04): p. 169-224.*

37. Bonkat G, Bartoletti R, et al. *EAU Guidelines on Urological Infections. Guidelines. European Association of Urology; 2019.*

38. Nitzan O, Elias M, Chazan B, Saliba W. *Urinary tract infections in patients with type 2 diabetes mellitus: review of prevalence, diagnosis, and management. Diabetes Metab Syndr Obes. 2015 Feb; 26(8): p. 129-36. doi: 10.2147/ DMSO.S51792.*

39. Nicolle LE. *Urinary Tract Infections in the Older Adult. Clin Geriatr Med. 2016 Aug; 32(3): p. 523-38. doi: 10.1016/j.cger.2016.03.002.*

40. Boada Valmaseda A. *Atención al paciente con diabetes y neumonía en Atención Primaria. Diabetes Práctica. 2017; 08(01).*

CAPÍTULO 12

INFECCIÓN DE VÍAS URINARIAS

Autor: Dra. Erika Guadalupe Parra Chávez

Definición

La infección de vías urinarias, es una enfermedad que consiste en la colonización y multiplicación microbiana a lo largo del trayecto urinario. Producida por uropatógenos que colonizan la mucosa, muchas de las veces son procedentes del tracto digestivo que de manera ascendente llegan a la zona genito-uretral causando la patología. (1,2)

Una infección de vías urinarias bajas recurrentes es definida como 3 o más episodios en los últimos 12 meses o 2 episodios en los últimos 6 meses. (12)

Epidemiología

Estadísticamente las infecciones de vías urinarias representan, del 2 al 5% de las consultas de atención primaria, de acuerdo a un estudio realizado por el médico Ronny De La Torre mediante la herramienta digital SURVIO, realizada a 60 médicos ecuatorianos de atención primaria de salud de tres regiones diferentes del Ecuador se obtuvo que un 63,6% considera que la infección de vías urinarias es frecuente en la consulta y un20% considera que es una patología muy frecuente. (3,10)

Se estima una incidencia de 250 millones de casos anuales en el mundo aproximadamente. Después de las infecciones respiratorias, las infecciones urinarias son la patología más frecuente.

Existe una relación 30:1 de mujeres y hombres, esto se debe principalmente a la disposición anatómica de la uretra femenina; estimándose que un 10% del total de la población femenina mundial la padece. En el 1 al 3% de la población de adolescentes escolares padece de infección de vías urinarias, esta cifra se incrementa con el inicio de la actividad sexual, y en consecuencia es muy común en mujeres en el rango de edad de los 20 a los 50 años. Una de cada tres mujeres aproximadamente requerirán tratamiento antibiótico antes de los 24 años por esta patología, y entre el 40 a 50 % tendrán una infección urinaria en algún momento de su vida. Existen aproximadamente 250.000 casos de pielonefritis por año, de los cuales más de 100.000 requieren hospitalización. (3)

En el hombre, la infección del tracto urinario tiene dos picos de máxima incidencia: durante el primer año de vida y pasados los 50 años, en relación con la presencia de prepucio íntegro y alteraciones prostáticas, manipulaciones urológicas, respectivamente. (2)

En el Ecuador según cifras estadísticas del INEC, para las mujeres, se encontró 14.764 casos de trastornos del sistema urinario, solo precedida por la colelitiasis con 25.969 casos y 17.840 casos de apendicitis aguda. (4)

Fisiopatología

El tracto urinario, desde los riñones hasta el meato uretral, normalmente es estéril y resistente a la colonización bacteriana a pesar de la contaminación frecuente de la uretra distal con bacterias del colon. Existen algunos mecanismos que se encargan de mantener la esterilidad del tracto urinario los cuales son:

- El vaciado completo de la vejiga durante la micción (la principal defensa contra la infección del tracto urinario)
- La acidez de la orina
- Las válvulas vesicoureterales
- Diversas barreras inmunitarias y de las mucosas (5)

Los microorganismos pueden alcanzar el tracto urinario por tres mecanismos básicos: vía hematógena, linfática y ascendente por gérmenes del tracto digestivo bajo, esta última es la más frecuente en un 95%; por lo cual se explica la frecuencia alta de esta patología en las mujeres y porque la instrumentación de la vía urinaria es un factor de riesgo.

Los siguientes factores son determinantes para aumentar el riesgo de desarrollar infección de vías urinarias:

- Los que corresponden al huésped: edad, inmunosupresión, gravidez, presencia de enfermedades crónicas, malformación de las vías urinarias, cateterismo, alteraciones químicas y hormonales del epitelio uretral o genital, hábitos higiénicos.
- La virulencia bacteriana (6,7)

La cercanía del orificio uretral con el ano y por la corta longitud de la uretra es causante de la patología en las niñas, mientras que en los niños varones la

causa principal es el prepucio íntegro. Son factores de riesgo en la infancia:
- Las anomalías congénitas de las vías urinarias
- La uropatía obstructiva,
- El reflujo.
- Vejiga neurógena
- Cateterismo vesical intermitente.

En adultos y de preferencia en las mujeres se relaciona con aspectos como:
- El inicio de la vida sexual
- Embarazo con importante riesgo de morbimortalidad perinatal. (8)

En cuanto a la virulencia o patogenicidad de los microrganismos implicados en la infección de vías urinarias, es decir la capacidad de un microorganismo dado de producir una infección, depende de si este está equipado o no con mecanismos especializados que le permiten el ascenso desde el área perineal o periuretral, como por ejemplo diferentes tipos de "Pilli" o fimbrias; hay que tener en cuenta entonces que algunos microorganismos no tienen tal capacidad y cuanto más comprometidos están los factores de defensa natural del huésped (obstrucción o cateterismo), menores son los factores de virulencia requeridos por el microorganismo para producir infección.

En ausencia de anormalidades de la vía urinaria o de alteraciones en los mecanismos de inmunidad natural se han identificado como factores de riesgo predisponentes la presencia de atrofia vaginal y el estado "no secretor" de antígenos del grupo sanguíneo (grupo sanguíneo O), es decir la no presencia de dichos antígenos en los líquidos corporales como el sudor, la saliva o el líquido peritoneal. (6)

En el caso de la cistitis sola o los defectos anatómicos pueden causar reflujo. El riesgo de ascenso de las bacterias aumenta en gran medida cuando está inhibido el peristaltismo del uréter (embarazo, por una obstrucción, por endotoxinas de bacterias gramnegativas).

En el caso de la pielonefritis es común en mujeres jóvenes y embarazadas después del cateterismo de la vejiga. El riñón afectado suele tener un tamaño aumentado debido a los polimorfonucleares inflamatorios y el edema. La infección es focal y en parches, comienza en la pelvis y la médula y se extiende dentro de la corteza como una cuña. Aparecen células mediadoras de la inflamación crónica en unos días, y pueden desarrollarse abscesos medulares y subcorticales. Es común que haya tejido parenquimático normal entre los focos infecciosos. (5)

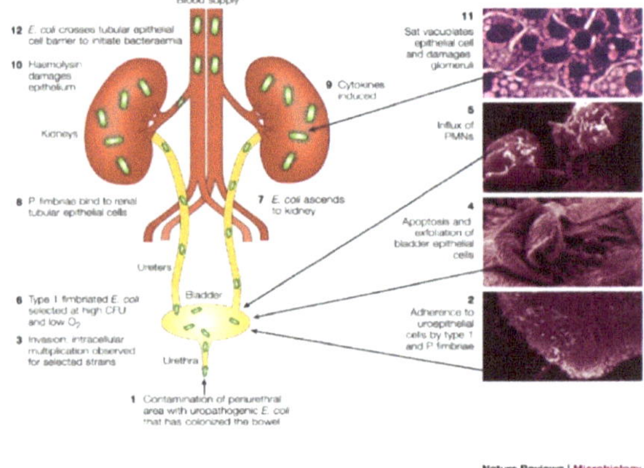

Figura 1. Patogenia de la infección de vías urinarias por E. coli

Etiología
Las principales bacterias que están relacionadas a la infección del sistema urinario son las del grupo gram negativo de origen intestinal, las cuales son:
- Escherichia (E.) Coli representa el 75 a 90 %,
- Klebsiella especies (sp.) (segundo en orden de frecuencia)
- Proteus sp.
- Enterobacter sp.

Entre las bacterias gram positivas las más frecuentes son:
- Enterococcus faecalis,

- Staphylococcus saprophylocus
- Streptococcus agalactiae (causante de infecciones en grupos especiales como las embarazadas y en ancianos) (8)

La diseminación hematógena es relativamente infrecuente y limitada a ciertos gérmenes como Estafilococo Aureus, Especies (spp) de Candida, Salmonella y Micobacterium tuberculosis, siendo un fenómeno propio aunque no exclusivo de pacientes con algún grado de inmunosupresión o compromiso sistémico grave. (6)

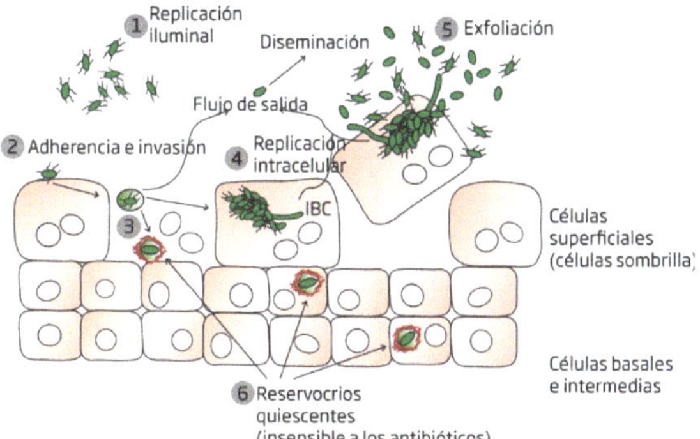

Figura 2. Eventos que promueven la recurrencia de las ITU. 1) Durante la infección urinaria UPEC (verde), se replica en el lumen de la vejiga o 2) se adhiere e invade las células epiteliales de la vejiga. 3) Después de la invasión, las bacterias regresan al lumen o permanecen intracelularmente. 4) Replicación bacteriana y desarrollo de comunidades bacterianas intracelulares (IBC). 5) La infección dispara el desprendimiento de células de la vejiga. La salida de UPEC de las células de la vejiga del hospedero facilita la diseminación del patógeno. 6) Las UPEC que permanecen dentro de las células pueden iniciar infecciones recurrentes. Figura tomada de Barber et al. 2013

Clasificación

Por su localización se clasifican en:
- Infecciones de vías urinarias bajas: Cistitis, Uretritis
- Infecciones de vías urinarias altas: Pielonefritis aguda, Abscesos intrarrenales y perinéfricos, Prostatitis. (9)

Cistitis

Es la infección de la vejiga, es común en las mujeres, en quienes los cuadros de cistitis no complicada suelen estar precedidos por relaciones sexuales (cistitis de la luna de miel). En los varones, se produce por una infección ascendente de la uretra o la próstata por una instrumentación uretral. La causa más común de cistitis recurrente en varones es la prostatitis bacteriana crónica. (5)

Uretritis

Se produce cuando los microorganismos logran acceder y colonizar de forma crónica o aguda a las glándulas periuretrales en las porciones bulbar y péndula de la uretra masculina y en toda la uretra femenina. (5)

Pielonefritis

Es la infección bacteriana del parénquima del riñón. La causa es el ascenso de las bacterias a través del tracto urinario en un 95%. A pesar de que las obstrucciones (estenosis, cálculos, tumores, vejiga neurogénica, reflujo vesicoureteral) predisponen a la pielonefritis, la mayoría de las mujeres con esta patología no presenta defectos funcionales ni anatómicos. En los hombres, la pielonefritis se debe siempre a algún defecto funcional o anatómico. (5)

Para un mejor abordaje de la patología se ha clasificado también en infecciones urinarias complicadas o no complicadas:

Infecciones urinarias no complicadas

Se consideran infecciones urinarias no complicadas a las cistitis o pielonefritis que ocurren en mujeres adultas pre menopáusicas sin anormalidades estructurales o funcionales de las vías urinarias, sin patologías asociadas que puedan agravar estas infecciones, que no se encuentren en en estado de gestación, mujeres menopáusicas o con diabetes bien controlada. (5)

En el caso de los hombres de 15 a 50 años, que tienen relaciones sexuales sin protección por vía anal o los que no están circuncidados que se ven afectados por infecciones urinarias se consideran no complicadas y son bastante infrecuentes. Hombres con infecciones urinarias de este grupo etario, sin las condiciones mencionadas de igual manera se consideran infecciones no complicadas pero demandan una evaluación en busca de anomalías urológicas. (5)

Infecciones urinarias complicadas

Las infecciones urinarias complicadas se consideran a las cistitis o la pielonefritis que no cumplen con los criterios para considerarse no complicadas, pueden afectar a cualquier sexo y edad.

Se consideran en este grupo las siguientes:

- Infecciones en niños
- Mujeres embarazadas
- Anormalidad estructural o funcional de las vías urinarias y obstrucción del flujo de orina.
- Una enfermedad concomitante que aumenta el riesgo de adquirir la infección o resistencia al tratamiento (diabetes mal controlada, enfermedad renal crónica o inmunodepresión)
- Instrumentación o cirugía reciente de las vías urinarias.
- En los hombres: niños (anomalías anatómicas), pacientes de edad avanzada (instrumentación) la mayoría de las infecciones (5)

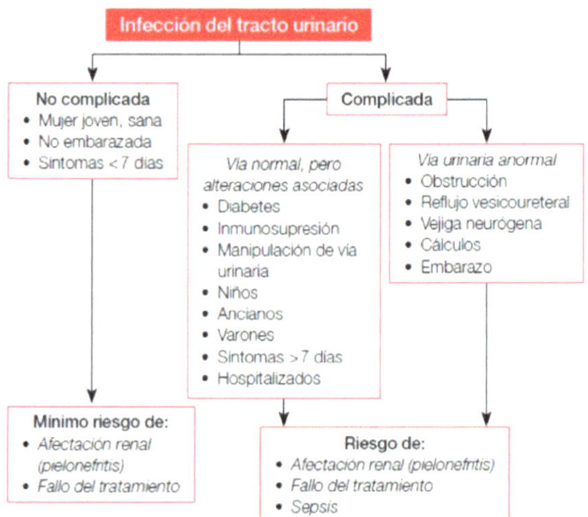

Figura 3. Concepto de infección del tracto urinario complicada y no complicada.

Cuadro Clínico

Cistitis

Disuria, polaquiuria, tenesmo vesical, urgencia miccional, dolor suprapúbico, orina turbia sanguinolenta en un 30%, volúmenes pequeños de la orina, puede aparecer febrícula. Al examen físico se puede encontrar dolor a la palpación de la uretra o de la región suprapúbica. (5,9).

Uretritis

Disuria, secreción uretral especialmente en los hombres, de color blanquecina o mucoide, polaquiuria y piuria, los urocultivos de la mitad del chorro tienen un recuento bacteriano insignificante o nulo (30%).   No siempre resulta posible distinguir a estas mujeres de las que padecen cistitis desde el punto de vista clínico. Por lo que hay que investigar y diferenciar en estos casos, patógenos transmitidos por contacto sexual como C. trachomatis, N. gonorrhoeae o el virus del herpes simple, y las que sufren una infección de la uretra y la vejiga con títulos bajos de E. coli o S. saprophyticus. (5,9)

Pielonefritis Aguda

Fiebre, escalofríos, náusea, vómito, diarrea, taquicardia, dolor muscular generalizado, a veces síntomas de cistitis (un tercio de los pacientes presenta polaquiuria y disuria).

Los síntomas se desarrollan con rapidez, en unas horas o en un día, la gravedad puede variar desde una infección leve hasta manifestaciones de sepsis por gramnegativos.

Al examen físico revela dolor notable a la presión en una o ambas fosas lumbares o a la palpación abdominal profunda, si no hay defensa abdominal o ésta es leve, a veces es posible palpar un riñón sensible y de tamaño aumentado; puede haber sensibilidad a la percusión en el ángulo costovertebral en el lado afectado. (5,9)

Con excepción de los casos de necrosis papilar, formación de abscesos u obstrucción urinaria, las manifestaciones de la pielonefritis aguda suelen responder al tratamiento en 48 a 72 h. Si la fiebre no cede en máximo 72 horas es indicativo realizar estudios de imagen. (9)

Diagnóstico

En el caso de la cistitis el diagnóstico de basa en la clínica, se puede utilizar la tira reactiva para favorecer el diagnóstico de laboratorio. En la tira reactiva una prueba de nitrito positiva en una muestra de orina reciente es muy específica de una infección urinaria, pero no es muy sensible (si no se analiza inmediatamente la replicación bacteriana en el recipiente resta confiabilidad a este resultado). La prueba de esterasa leucocitaria es muy específica para la presencia de > 10 leucocitos/μL y es bastante sensible. (5,10)

- El uso de urocultivo no se aconseja de manera rutinaria, únicamente en los siguientes casos:
- Sospecha de pielonefritis aguda o sepsis
- Síntomas que no mejoran o que reaparecen en las 2-4 semanas posteriores a la finalización del tratamiento.
- Mujeres con síntomas atípicos.
- Mujeres embarazadas
- Mujeres posmenopáusicas
- Hombres
- Niños prepúberes
- Anomalías del tracto urinario o instrumentación reciente
- Inmunosupresión o comorbilidades importantes
- Infecciones urinarias recurrentes ($\geq$ 3 al año) (5,10)

En el urocultivo en los pacientes sintomáticos se considera cistitis no complicada en mujeres una cifra de > 103 UFC/mL.

Independientemente del recuento de colonias, en una muestra obtenida por punción suprapúbica se considera un verdadero positivo a cualquier cultivo positivo.

En ciertas situaciones como una terapia previa con antibióticos, una orina muy diluida (densidad < 1,003), a pesar de tener un recuente de colonias bajo podría tratarse de una infección de vías urinarias. Por lo cual es conveniente repetir el cultivo, que aumenta la precisión diagnóstica de un resultado positivo, es decir, puede diferenciar entre una contaminación y un resultado positivo verdadero. (5)

Para el diagnóstico de la pielonefritis aguda se consideran los siguientes criterios:
- Clínica compatible con el cuadro.
- Análisis de orina con detección de leucocitos, eritrocitos y nitratos.
- Urocultivo: un recuento de > 104UFC/ml.
- Pruebas de imagen: se recomienda la realización de ecografía para evaluación de la vía urinaria superior descartando obstrucción o litiasis. (10)

Examen de Orina

El examen microscópico de orina es útil pero no definitivo, en este la piuria está definida por la presencia de más de 8 leucocitos/µL de orina sin centrifugar, que equivale a 2 a 5 leucocitos por campo en un sedimento obtenido por centrifugación (la mayoría de los pacientes con infección verdadera presentan > 10 leucocitos/µL).

Al obtener en una muestra varias cepas de diferentes bacterias en ausencia de piuria existe con gran probabilidad una contaminación en la obtención de la muestra.

En un 50% de los pacientes se presenta hematuria microscópica, la macróscopica es infrecuente. Para diferenciar los cilindros de leucocitos de los cilindros tubulares renales se pueden requerir tinciones especiales para diferenciarse, los mismos que indican solo una reacción inflamatoria como se puede evidenciar en la pielonefritis, glomerulonefritis y la nefritis tubulointersticial no infecciosa. (5)

Se puede tener piuria en ausencia de bacteriuria y de infección urinaria en algunos casos, a continuación algunos ejemplos:
• Nefrolitiasis
• Tumores uroepiteliales,
• Apendicitis
• Enfermedad inflamatoria intestinal
• Muestra contaminada con leucocitos vaginales (5)

Las mujeres que presentan disuria y piuria pero sin bacteriuria significativa tienen síndrome uretral o síndrome de disuria-piuria.

La forma de la obtención de la muestra de orina es de gran importancia para la correcta interpretación de resultados. Por ende para obtener una muestra limpia del chorro medio de orina se deben seguir los siguientes pasos:

1. El meato uretral se limpia con un desinfectante suave no espumoso y se seca al aire. Separar los labios en la mujer y retraer el prepucio en los varones no circuncidados para minimizar el contacto de la mucosa con el

chorro de orina.
2. Los primeros 5 mL de orina se descartan
3. Los siguientes 5 a 10 mL se recogen en un recipiente estéril.

Una muestra por cateterismo se prefiere en los siguientes casos:
• En las mujeres de edad avanzada (que suelen tener dificultad para obtener una muestra limpia)
• Cuando se encuentre con algún sangrado
• Secreciones vaginales

Los análisis, particularmente el cultivo, se deben hacer dentro de las 2 horas de recogida la muestra si no es así, la muestra debe refrigerarse. Se obtiene una muestra de hisopado uretral para detectarla antes de la micción, en el caso de sospecha de presencia de una enfermedad de transmisión sexual (ETS). La orina luego se obtiene por toma limpia o cateterismo. (5)

Tratamiento
La elección de un antibiótico como tratamiento empírico para la cistitis aguda se basa en factores como patrones de sensibilidad del área, la eficacia, efectos adversos. La resistencia a Ciprofloxacina y Cotrimoxazol son altas, mayores al 20 por ciento según los estudios que se han realizado en el Ecuador acerca del tema, lo que los descarta como posibles alternativas de tratamiento empírico ya que el mismo debe contar con una resistencia inferior para disminuir la posibilidad de seleccionar a las cepas resistentes. (11)

Por lo cual para el protocolo de tratamiento se podría considerar las siguientes opciones:
• Elección: Fosfomicina trometamol (monodosis de 3 gramos), que es eficaz incluso en cepas productoras de β-lactamasa de espectro extendido (BLEE).
• Alternativas: - Nitrofurantoína, sobre todo si existe sospecha de infección por S. saprophyticus, donde fosfomicina no es activa. - Quinolonas, amoxicilina-clavulánico o cefalosporinas de segunda generación.

Los antibióticos utilizados en el tratamiento de la pielonefritis deben alcanzar concentraciones elevadas y mantenidas en vía urinaria, tejido renal y en suero, dado la posibilidad de bacteriemia. Es por esto que no está indicado el tratamiento con fosfomicina ni nirofurantoína. (10)

- Pielonefritis no complicada leve-moderada: En casos leves puede ser suficiente una pauta oral durante 10-14 días teniendo en cuenta las mismas consideraciones que en las cistitis, posteriores a realizar una vigilancia de 6 a 12 horas en el servicio de urgencias. Control médico en 2 a 3 días. En regiones con tasas elevadas de BLEE (>10%) se recomienda tratamiento empírico con aminoglucósidos o carbapenémicos hasta disponer de antibiograma.
- Pielonefritis no complicada grave (síntomas sistémicos que impidan un tratamiento oral): Pacientes con intolerancia a vía oral deben empezar tratamiento IV con cefotaxima (actúan sobre los Enterococcus) más un aminoglucósido, con las mismas consideraciones anteriores en función de tasas de resistencias. Tras la mejoría inicial se puede plantear paso a vía oral con quinolonas. El tratamiento debe durar entre 10 a 21 días (2,10)

Si no se evidencia mejoría en 72 horas o se produce un empeoramiento del estado del paciente con pielonefritis debe valorarse una posible existencia de microorganismos resistentes, obstrucción de la vía urinaria, quiste renal infectado, absceso renal o nefritis. Por lo cual se debe valorar el tratamiento antibiótico y realizarse una ecografía y una TAC. (2)

Algunas consideraciones a tener en cuenta en el tratamiento son:
Factores de riesgo para BLEE: relación con la asistencia sanitaria, tratamiento en los meses previos con cefalosporinas de 2-3ª generación o quinolonas, infección urinaria recurrente.

Criterios de Ingreso
- Clínica sugestiva de complicación local
- Patología de base
- No estabilización tras 24h de observación y/o imposibilidad de cumplir tratamiento vía oral. (10)

Bacteriuria Asintomática
Definida como la presencia de > 105UFC/ml en mujeres o de > 104UFC/ml

ml en varones, en dos ocasiones sin síntomas de cistitis ni fiebre. Solo se debe tratar en las siguientes circunstancias:
* Embarazo
* Posterior a retirar una sonda vesical
* Antes de realizar una exploración urológica o litotricia
* Anomalías anatómicas de la vía urinaria
* Reflujo vesicoureteral importante en niños menores de 7 años
* Primeros 4 a 6 meses de un trasplante (2)

Prevención

La forma correcta de limpiarse después de realizar la micción debe ser de adelante hacia atrás.
* Evitar contener la orina durante largo período de tiempo.
* Mantener la zona genital limpia y seca: cambio regular de tampones y toallas higiénicas durante el período, no tomar duchas o baños de burbujas ni tampoco jabones íntimos (pueden irritar la zona vaginal)
* usar de preferencia ropa interior de algodón, no usar ropa interior apretada, cambiarse inmediatamente si esta se encuentra húmeda
* Realizar la micción antes y dentro de los 15 minutos después de mantener relaciones sexuales, además se recomienda realizar un lavado genital posterior a las relaciones sexuales.
* Beber abundante agua (13)

1.Herrera R. y Ramos P. Incidencia de infección de vías urinarias en los comerciantes pertenecientes a la Organización "9 de Enero", Cuenca, 2018. [Tesis para optar por el grado de Licenciado en Laboratorio Clínico]. Cuenca: Universidad de Cuenca; 2019.

2.González E. Infecciones de tracto urinario. Revista de Nefrología [Publicación periódica en línea] 2012 Octubre [citada: 2020 febrero 25]; [página 98]. Disponible en: https://www.revistanefrologia.com/index.php?p=revista&tipo=pdf-simple&pii=XX342164212001941

3.Rengifo D. Prevalencia de las Infecciones Genitourinarias en mujeres de 14 a 49 años de edad, en el Hospital Delfina Torres y Área 1 de la Provincia de Esmeraldas, de enero a agosto de 2013 y evaluación de su manejo clínico terapéutico. [Tesis para optar por el grado de Médico]. Quito: Universidad San Francisco de Quito; 2013.

4.La apendicitis aguda, primera causa de morbilidad en el Ecuador, INEC [Internet] Quito, [actualizado 2018 junio 15; citado 2020 febrero 25]. Disponible en: https://www.ecuadorencifras.gob.ec/la-apendicitis-aguda-primera-causa-de-morbilidad-en-el-ecuador/

5.Imam T., Manual MSD [Internet]. Riverside. [actualizado 2018 junio; citado 2020 febrero 25]. Disponible en: https://www.msdmanuals.com/es/professional/trastornos-urogenitales/infecciones-urinarias-iu/infecciones-urinarias-iu-bacterianas

6.Restrepo C., Buitrago C., Torres J., y Serna J. Nefrología Básica 2 [en línea]. Colombia. 2018. [Citado: 2020 febrero 25]. Capítulo 41. Infección del tracto urinario. Disponible en: http://asocolnef.com/wp-content/uploads/2018/03/Cap41.pdf

7.Alvarez J., Iregui J., Diaz D., Cardenas A., Chavarriaga J., Godoy M.,. Revista Urología Colombiana [Publicación periódica en línea] 2018. Agosto [citada: 2020 febrero 25]; 27(02): [126-131]. DOI: 10.1055/s-0038-1660528. Disponible en: https://www.thiemeconnect.com/products/ejournals/abstract/10.1055/s-0038-1660528

8.Chafla P., Cerón E., Ortíz E., La Ciencia al Servicio de la Salud y la Nutrición [Publicación periódica en línea] 2018. Abril [citada: 2020 febrero 25]; 9(01): [20-24]. Disponible en: http://revistas.espoch.edu.ec/index.php/cssn/article/view/71/65

9.Stamm W. Infecciones urinarias, pielonefritis y prostatitis. En: Kasper D, Fauci A, Hauser S, Longo D, Jameson J, y Loscalzo J. Harrison principios de medicina interna. Vol. 2. 19ª ed. México: McGraw-Hill; 2015. p. 1820 – 1827.

10.Franco M., Patiño D., Conde M., Protocolo de infecciones urinarias. [Publicación periódica en línea] 2017 Abril [citada: 2020 marzo 08]. Disponible en: https://www.serviciofarmaciamanchacentro.es/images/stories/recursos/recursos/protocolo/infecciones/2017/protocolo_itu_2017.pdf

11.De la Torre R., Ediciónmedica [Internet]. Estudio demuestra manejo inadecuado de Infección de Vías Urinarias; [actualizado 2016 agosto 9; citado 2020 marzo 08] Disponible en: https://www.edicionmedica.ec/secciones/profesionales/estudio-demuestra-manejo-inadecuado-de-infecci-n-de-v-as-urinarias-88392

12.Guía de referencia rápida: Diagnóstico y tratamiento de la Infección Aguda, no Complicada del Tracto Urinario en la Mujer. [Internet]. México: Consejo de Salubridad General; 2017 [citado 2020 marzo 8]. Disponible: http://www.cenetec.salud.gob.mx/descargas/gpc/CatalogoMaestro/077_GPC_InfAgnocompdeltractourinariomujer/GPCRAPIDAtractourinario.pdf

13.Figueroa T. TeensHealth [Internet]. Infecciones del tracto urinario. [actualizado 2016 May; citado 2020 marzo 8]. Disponible en: https://kidshealth.org/es/teens/uti-esp.html

CAPÍTULO 13

NEUMONIA ADQUIRIDA EN LA COMUNIDAD
Autor: Dr. Carlos Adrián Ramos Robalino

Definición

Se denomina neumonía adquirida en la comunidad (NAC), al proceso inflamatorio agudo del parénquima pulmonar, de origen extrahospitalario excluyendo a los pacientes dados de alta hospitalaria en los 14 días previos o a los ingresados hace menos de 72 horas en el hospital. (1,10)

Epidemiología

Según la OMS, la neumonía afecta a una gran población de niños, la cual está entre las primeras causas de mortalidad y morbilidad, responsable del 15% de todas las defunciones de menores de 5 años y se calcula que mató a unos 920 136 niños en 2015 (2). Mundialmente, la NAC es la sexta causa de mortalidad general y la primera causa por enfermedades infecciosas. Al año, su incidencia se encuentra alrededor de 1 y 11 por cada 1000 habitantes; de ellos, el 20-42% requiere hospitalización, y el 10-30%, manejo en la unidad de cuidados intensivos (UCI) (6).

En América Latina y el Caribe más de 80 000 niños menores a 5 años mueren cada año a causas de enfermedades infecciosas provenientes del tracto respiratorio y de los cuales el 85% son casos de neumonía. Según el INEC (2008) sobre neumonías bacterianas, determinó que en el Ecuador más de 4 niños menores de 11 meses son hospitalizados diariamente por neumonía. El Ministerio de Salud Pública del Ecuador identifica a la Neumonía como la primera causa de morbilidad infantil en el Ecuador (11).

En el Ecuador, en el 2011, la tasa de morbilidad infantil por neumonía adquirida en la comunidad fue de 210 por cada 100 000 habitantes, con una mortalidad de 9,70 % respecto de la mortalidad general (5).

Fisiopatología

Los pulmones están protegidos de las infecciones por mecanismos de defensa dentro de los que están, las barreras anatómicas y mecánicas (la filtración del aire por las fosas nasales, el reflejo de la tos, el estornudo y el aparato mucociliar), los factores locales y la inmunidad (secreción local de Ig A secretora, complemento, antiproteasas, opsoninas, lactoferrina, macrófagos alveolares, neutrófilos y células asesinas naturales, además de la respuesta inmune mediada por la producción de anticuerpos y respuesta celular específica, que neutralizan y destruyen los microorganismos) (12).

Las vías por las cuales los microorganismos penetran al parénquima pulmonar son (5):
Descendente: relacionada con un cuadro respiratorio viral alto previo.

Por aspiración: debido a alteraciones en la mecánica de deglución, reflujo gastroesofágico y episodios agudos de epilepsia.

Por alteraciones anatómicas, funcionales o inmunológicas: relacionadas con enfermedades como fibrosis quística, tratamientos inmunosupresores e inmunodeficiencias.

Por diseminación hematógena.
La invasión bacteriana del parénquima pulmonar lleva inicialmente a vasodilatación, con el aumento en el reclutamiento celular, a esta fase se denomina inflamación; posteriormente persiste la congestión y el aumento de la permeabilidad vascular con paso de exudado intraalveolar, depósito de fibrina e infiltrado de neutrófilos, a esta etapa se conoce como "hepatización roja". Este fenómeno lleva al aumento de shunt y trastornos de la ventilación perfusión, que se traduce en hipoxemia, y alteración en el gasto cardíaco. Luego hay un predominio de depósitos de fibrina con progresiva desintegración de las células inflamatorias, denominándose esta etapa como "hepatización gris". En la mayoría de los casos, la consolidación se resuelve de 8 a 10 días por digestión enzimática con reabsorción o eliminación por la tos a esta etapa se denomina "resolución". Si la infección bacteriana no se resuelve se puede presentar absceso pulmonar o empiema (12).

Agentes Etiológicos
La prevalencia de los diferentes microorganismos causantes de neumonía varía: según los pacientes estén hospitalizados o no, pero también según la edad, los criterios diagnósticos utilizados, las pruebas empleadas, el índice de gravedad de la NAC, o la presencia de diferentes comorbilidades (8).

Edad	Bacteria	Virus
Neonato a 1 mes	Streptococcus Beta Hemolítico del grupo B Escherichia coli Gram negativos, bacterias entéricas Listeria monocytogenes Chlamydia trachomatis Staphylococcus aureus Ureaplasma urealyticum	Citomegalovirus (CMV) VRS Herpes virus
1 mes a 3 meses	Streptococcus pneumoniae Chlamydia trachomatis Haemophilus influenzae tipo b Staphylococcus aureus Bordetella pertussis Listeria monocytogenes Mycoplasma pneumoniae Pseudomonas aeruginosa	VRS Virus de Influenza A y B Virus de Parainfluenza Adenovirus Metapneumovirus
4 meses a 4 años	Streptococcus pneumoniae Haemophilus influenzae tipo b Mycoplasma pneumoniae Mycobacterium tuberculosis	Virus Sincitial Respiratorio (VRS) Virus de Influenza A y B Virus de Parainfluenza Adenovirus Metapneumovirus Rhinovirus
5 años a 12 años	Streptococcus pneumoniae Mycoplasma pneumoniae Chlamydophila pneumoniae Coxiella burnetti Mycobacterium tuberculosis	Virus de Influenza A y B

Fuente: Etiología de las Neumonías adquiridas en Comunidad en la población infantil (12).

Cuadro Clínico

Dentro del cuadro clínico de la NAC tenemos lo siguiente (2,9):

- Fiebre alta mayor a 38°C precedida de escalofríos
- Tos con expectoración
- Dolor pleurítico
- Disnea

A la exploración física se detecta presencia de (9):

- Taquipnea
- Desaturación de oxígeno

• Aleteo nasal
• Tiraje intercostal
• Presencia de estertores y crepitantes inspiratorios
• Soplo tubárico en fases avanzadas
• Taquicardia

Diagnóstico
El diagnóstico se realiza a partir de los datos obtenidos durante la anamnesis y el examen físico, así como interpretación de imágenes y exámenes paraclínicos. Los siguientes criterios ayudan a un diagnóstico adecuado: tos expectorante o disnea, taquipnea o tiraje, desaturación de oxígeno. (5,7).

Entre los exámenes complementarios que se puede requerir según disponibilidad son:

Analítica básica: biometría hemática (leucocitosis más neutrofilia), función renal (urea, creatinina) marcadores inflamatorios de fase aguda (PCR o PCT) (7,9).

Exámenes de Imagen: Radiografía de tórax confirmará el diagnóstico de sospecha. Los patrones característicos son la consolidación alveolar con broncograma aéreo en las neumonías típicas y un patrón intersticio alveolar en las neumonías atípicas. En neumonías complicadas podrá observarse derrame pleural, afectación multilobar, cavitación, etc (9).

Criterios de Gravedad
La NAC se clasifica de acuerdo con puntajes o escalas que evalúan diversas características clínicas y paraclínicas. Las dos escalas más utilizadas para estimar la gravedad (entendida como mortalidad a 30 días) del paciente son la escala CURB-65 y Pneumonia Severity Index. (7,9)

Escala de gravedad de Neumonía CURB-65

Parámetros
Confusión mental
Urea > 44 mg/dl o BUM > 20 mg/dl
Respiratory Rate: Frecuancia Respiratoria > 30 rpm
Blood presure: tensión arterial sistólica < 90 mmHg y/o tensión arterial diastólica < 60 mmHg
65: edad mayor o igual a 65 años
Cada uno de los criterios anteriores se puntúa como presente (1punto) o ausente (0 puntos) Mortalidad estimada a los 30 días en función de la suma de criterios CURB-65: 0-1 riego bajo (<2%): 1-2, riesgo intermedio (9%); y 3-5, riesgo elevado (>20%) Se recomienda ingreso hospitalario a pacientes con CURB-65 >1
Fuente: Protocolo diagnóstico y terapéutico de la Neumonía adquirida en la comunidad (9)

Escala de Gravedad de Neumonía PSI (Pneumonia Severity Index)

	Factores de Riesgo	**Puntuación**
Factores epidemiologicos	Edad (hombre) Edad (mujer) Residencia	Edad (en anos) Edad (en anos) -10 + 10
Comorbilidad	Enfermedad oncologica activa Enfermedad hepatica cronica Insuficiencia cardiaca Enfermedad cerebrovascular Enfermedad renal cronica	+30 +20 +10 +10 +10
Exploracion clinica	Confusion Frecuencia respiratoria > 30 rpm Presion arterial sistolica < 90 mm Hg Temperatura < 35oC o > 40oC Frecuencia cardiaca > 125 lpm	+20 +20 +20 +15 +10
Pruebas complementarias	pH arterial < 7,35 Nitrogeno ureico en sangre (BUN) > 30 mg/dl Sodio < 130 mmol/l Glucosa > 250 mg/dl Hematocrito < 30% PaO2 < 60 mm Hg (o saturacion O2 < 90%) Derrame pleural en radiografia de torax	+30 +20 +20 +10 +10 +10 +10

Se recomienda ingreso hospitalario a partir de clase III. Fuente: Protocolo diagnóstico y terapéutico de la Neumonía adquirida en la comunidad (9)

Tratamiento

Las recomendaciones terapéuticas para el tratamiento de NAC se basan en relación con la eliminación de los signos y síntomas y la eliminación del agente etiológico.

En cuanto a las medidas generales encontramos: Tomar precauciones para evitar la transmisión con las debidas medidas de protección. Mantener una buena hidratación del paciente. Suplementación de oxígeno para lograr una saturación mayor del 90%. Tratamiento sintomático de la fiebre y el dolor a base de antiinflamatorios no esteroideos (AINES) (5).

El tratamiento antibiótico se debe iniciar de forma empírica, administrado por vía oral ya que el organismo causante no se identifica en una gran proporción de casos de NAC que se tratan de forma ambulatoria. Se debe tomar en cuenta la epidemiología local. El tratamiento antibiótico de debe iniciar lo antes posible una vez que el diagnóstico de NAC se establezca. (8)

Cabe recalcar que no se recomienda prescribir antibióticos de manera rutinaria en preescolares con NAC, ya que los virus son la etiología más frecuente en este grupo etario. Se recomienda utilizar la amoxicilina como tratamiento de primera elección para lactantes y niños en edad preescolar, escolar y adolescentes con NAC no grave con sospecha de etiología bacteriana ya sea en monoterapia o unido a un inhibidor de b-lactamasas. Aproximadamente en 48 horas de haber iniciado el tratamiento debería haber mejoría clínica sustancial. (5)

Amoxicilina
Dosis niños: 90 mg/kg cada 12 horas por 7 a 10 días
Dosis adulto: 1g cada 8 horas por 7 a 10 días (en nuestro medio debido a la resistencia a este medicamento se le suele combinar con un inhibidor de b-lactamasas (Acido clavulánico).
Amoxicilina + ácido Clavulánico 875mg/125mg cada 12 horas por 7-10 días.
En pacientes alérgicos a la penicilina se sugiere iniciar con macrólidos.
Claritromicina: 7,5 mg/Kg de peso/día en 2 dosis, durante 10 días
Azitromicina: 10 mg/Kg de peso/día, dosis inicial, seguida de 5 mg/Kg de peso/día 1 vez al día del segundo al quinto día de tratamiento. Dosis máxima 500 mg el primer día, y 250 mg del segundo al quinto día
Alternativa: Eritromicina 30 a 50 mg/Kg de peso/día dividido cada 6 a 8 horas (dosis máxima 2 gramos por día) por 7 a 14 días. (11)

En el adulto mayor, dada la heterogeneidad del paciente, tanto desde un punto de vista de la comorbilidad como de la situación funcional, cognitiva y social, así como de los factores de riesgo individuales para determinados microorganismos y posibles resistencias a los antimicrobianos, se recomienda la elección del tratamiento empírico teniendo en consideración si el paciente tiene factores de riesgo de microorganismos no habituales y en caso de tratarse de un adulto mayor frágil se debe tomar en cuenta el grado de fragilidad. (4)

1.Jimenez A., Valero I., Lopez A., Cano L., Rodriguez O., Diaz R., et al. Recomendaciones para la atención del paciente con neumonía adquirida en la comunidad en los servicios de urgencias. [Internet] 2018;31(2): 186-202. Available from: https://seq es/wp-content/uploads/2018/04/Julian05apr2018.pdf

2.Organización Mundial de la Salud. Neumonía. Estimación mundial de la Incidencia de neumonía clínica entre los menores de 5 años. [Internet] 2019. Available from: https://www.who.int/es/news-room/fact-sheets/detail/pneumonia

3.Cofré J., Pavez D., Pérez R., Rodriguez J. Recomendaciones para el diagnóstico y tratamiento antimicrobiano de la neumonía bacteriana adquirida en la comunidad en pediatría. [Internet] 2019; 36 (4): 505-512. Available from: http://revinf.cl/index.php/revinf/article/view/540

4.Montero G., Hernández G., Vega J., Ramirez M. Manejo de la Neumonía adquirida en la comunidad en el adulto mayor. [Internet] 2017 Vol 7: No II. Available from: https://www.medigraphic.com/pdfs/revcliescmed/ucr-2017/ucr172d.pdf

5.Ministerio de Salud Pública del Ecuador. Neumonía Adquirida en la comunidad en pacientes de 3 meses a 15 años. Guía de Práctica Clínica. 2017. 14-21pp

6.Postma D., van Werkhoven C., van Elden L., Thijsen S., Hoepelman A., Kluytmans J., et al. Antibiotic treatment strategies for community-acquired pneumonia un adults. [Internet] 2015. 372;14: 1312-1323. Available from: https://www.nejm.org/doi/pdf/10.1056/NEJMoa1406330

7.Martínez S., Mckinley E., Soto M., Gualtero S. Neumonía adquirida en la comunidad: una revisión narrativa [Internet] 2018; 59 (4): 1-10. Available from: http://www.scielo.org.co/pdf/unmed/v59n4/0041-9095-unmed-59-04-00093.pdf

8.Instituto mexicano del seguro social. Prevención, diagnóstico y tratamiento de la Neumonía adquirida en la comunidad. Guía de práctica clínica. [Internet] 2017. Available from: http://www.imss.gob.mx/sites/all/statics/guiasclinicas/234GER.pdf

9.Girón J., Pérez S., Girón J. Protocolo diagnóstico y terapéutico de la neumonía adquirida en la comunidad. [Internet]. 2018;12(53):3162-7. Available from: https://www.medicineonline.es/es-protocolo-diagnostico-terapeutico-neumonia-adquirida-articulo-S0304541218300829

10.Pérez B., Alonso C., Elvira C., Murcia A., Martínez M. Epidemiología y manejo de la neumonía adquirida en la comunidad durante más de una década. [Internet] 2018. 1-6pp. Available from: https://www.elsevier.es/es-revista-medicina-familia-semergen-40-articulo-epidemiologia-manejo-neumonia-adquirida-comunidad-S1138359318300510

11.Toapanta G. Efectividad de las técnicas de terapia respiratoria en pacientes con neumonía adquirida en la comunidad. [Internet]. Quito: Pontificia Universidad Católica del Ecuador; 2018. Available from:

12.http://repositorio.puce.edu.ec/bitstream/handle/22000/14726/Disertaci%C3%B3n%20Toapanta.pdf?sequence=1&isAllowed=yMorales O., Durango H., González Y. Etiología de las neumonías adquiridas en la comunidad en la población infantil. [Internet]. 2013; 8 (2): 53-65. Available from: https://www.neumologia-pediatrica.cl/wp-content/uploads/2017/06/etilogia-neumonia.pdf

CAPÍTULO 14

NEUMONÍAS VIRALES EN ATENCIÓN PRIMARIA DE SALUD

Autor: Dra. Maritza Viviana Cali Padilla

Definición

La neumonía es una enfermedad del aparato respiratorio que consiste en la inflamación de los sacos aéreos de uno o ambos pulmones. Muchas de las veces son de causa infecciosa provocada por diversos microrganismos, como bacterias, virus y hongos, en este capítulo hablaremos de causas virales. (1)

La neumonía puede variar en gravedad desde leve a potencialmente mortal. Es más grave en bebés y niños pequeños, personas mayores a 65 años, y personas con problemas de salud o sistemas inmunitarios debilitados. (2)

Etiología

La neumonía viral casi siempre es causada por uno de varios virus:
• Virus sincicial respiratorio (VSR)
• Influenza
• Parainfluenza
• Adenovirus (menos frecuente)
• Sarampión

Agentes Etiológicos Asociados de Acuerdo a Edad de Neumonía Adquirida en la Comunidad (3)

Neonatos	1 mes – 3 meses	4 meses - 5 años	Mayores de 5 años
Streptococcus grupo B Enterobacterias *S. aureus* *L. monocytogenes* *C. trachomatis* *U. urealyticum* **Virus** *Herpes simples* *Citomegalovirus* *Enterovirus*	*C. trachomatis* **Virus** *VSR* *Influenza* *Parainfluenza* *Adenovirus* *S. pneumoniae* *B. pertussis* *Streptococcus* grupo B *S. aureus* *H. influenzae* *U. urealyticum*	**Virus** *VSR* *Influenza* *Parainfluenza* *Adenovirus* *Rhinovirus* *S. pneumoniae* *H. influenzae* *M. pneumoniae* *C. pneumoniae* *S. aureus*	*S. pneumoniae* *M. pneumoniae* *C. pneumoniae* *S. aureus* *M. tuberculosis* **Virus** *VSR* *Influenza* *Parainfluenza* *Adenovirus* *Rhinovirus*

Fuente: Guía de práctica clínica Neumonía Adquirida en la comunidad de 3 meses a 15 años

Virus Asociados de Acuerdo a Edad de Neumonía Adquirida en la Comunidad (4)

Virus sincitial respiratorio	Enterovuris
Runovirus	Parchenovirus
Virus de la influenza A,B,C	Herpes virus humano 6y7
Metapneumvoris Humano	Virus de la Epstein Barr
Virus paraunfluenza tipo1,2,3 y 4	Virus herpes simplex
Adenovirus	Citomegalovirus
Bocavirus Humano	Virus del sarampión
Virus de la varicela -zoster	Hnatavirus

Fuente: Neumonías virales

En los últimos años se han identificado nuevos virus causantes de Neumonías; como metapneuvirus humano (MPVh); coronavirus NL63 y HKU1; y bocavirus Humano. Por otro lado, la epidemia del síndrome respiratorio agudo y grave (SARS) causada por un nuevo coronavirus (SARS-COV) en el año 2003; el nuevo MERS (coronavirus causante del síndrome respiratorio de Medio Oriente), la pandemia de gripe del virus de la influenza A (H1N1) pdm09, los nuevos virus de la gripe aviaria. (4)

Actualmente enfermedad del coronavirus 2019 COVID-19; causante de la pandemia actual 2020. (5) Todas estas han hecho considerar su intervención como causa potencial de Neumonía Grave; en efecto en este capítulo revisaremos NAC en pacientes producidos por virus respiratorios comunes.

Epidemiologia

Las infecciones víricas del tracto respiratorio son una de las patologías más prevalentes a nivel mundial. De acuerdo a la OMS se ha estimado que cada año mueren alrededor de 3 millones de personas a causa de infecciones respiratorias bajas; principalmente neumonía. (4)

La neumonía es la principal causa única de mortalidad entre los menores de cinco años. Se estima que la incidencia en ese grupo de edad es de 0,29 episodios por niño y año en los países en desarrollo y de 0,05 episodios por niño y año en los países desarrollados.

Ello se traduce en unos 156 millones de episodios nuevos cada año en todo el mundo, de los cuales 151 millones se registran en el mundo en desarrollo. La mayoría de los casos se dan en la India (43 millones), China (21 millones), el Pakistán (10 millones), y también presentan cifras altas Bangladesh, Indonesia y Nigeria (6 millones cada uno). De todos los casos comunitarios, un 7%-13% son lo bastante graves para poner en peligro la vida y requerir hospitalización. Numerosos datos demuestran que los principales factores de riesgo de la incidencia de neumonía son la falta de lactancia materna exclusiva, la desnutrición, la contaminación del aire en locales cerrados, el bajo peso al nacer, el hacinamiento y la falta de inmunización contra el sarampión. La neumonía provoca aproximadamente un 19% de todas las defunciones entre los niños menores de cinco años, y más del 70% de esas muertes se producen en el África subsahariana y en Asia sudoriental. Aunque la evidencia disponible es aún limitada, estudios recientes señalan a Streptococcus pneumoniae, Haemophilus influenzae y el virus sincitial respiratorio como los principales agentes patógenos asociados a la neumonía en la niñez. (6)

En pacientes menores de dos años, las causas más frecuentes son las virales (80 %), producidas por el virus sincitial respiratorio, rinovirus, parainfluenza, influenza y adenovirus. A medida que se incrementa la edad, predomina la etiología bacteriana, como el Streptococcus pneumoniae, Mycoplasma pneumoniae y Chlamydia pneumoniae. Las coinfecciones se presentan en un tercio de los casos. (3)

Aunque no está demostrado, se piensa que las infecciones víricas facilitan las infecciones bacterianas e incluso potencian su efecto. Aproximadamente entre el 20-30 % de las neumonías adquiridas en la comunidad son causadas por infecciones mixtas virus-bacteria, siendo el neumococo la bacteria que se presenta con más frecuencia asociada a virus sincitial respiratorio. Otra coinfección que se menciona por su capacidad de generar neumonía necrotizante de elevada mortalidad es la de Influenza con Staphylococcus aureus. (3)

Factores de Riesgo
Existen factores de riesgo para neumonía grave dependientes del huésped y

del ambiente. Dentro del primer grupo, se incluye prematuridad, bajo peso al nacer, no haber recibido lactancia materna durante los primeros cuatro meses de vida, malnutrición, inmunización incompleta (neumococo, Haemophilus, sarampión, pertusis), asma e hiperreactividad bronquial, infecciones respiratorias recurrentes, antecedentes de otitis media con tubos de timpanostomía y enfermedades crónicas (cardiorrespiratorias, inmunitarias, neuromusculares). Además, se menciona que determinados polimorfismos genéticos de la respuesta inmune innata o específica se encuentran aún en estudio. Entre los factores dependientes del ambiente, se identifican: madre adolescente, analfabetismo materno, hacinamiento, asistencia a guarderías y exposición al humo del tabaco. (3)

- Sexo masculino
- Nivel socioeconómico bajo
- Exposición al humo de cigarrillo
- Cardiopatías congénitas
- Displasia broncopulmonar
- Fibrosis quística
- Desórdenes neuromusculares
- Desórdenes gastrointestinales
- Inmunodeficiencia congénita y adquirida

Fisiopatología

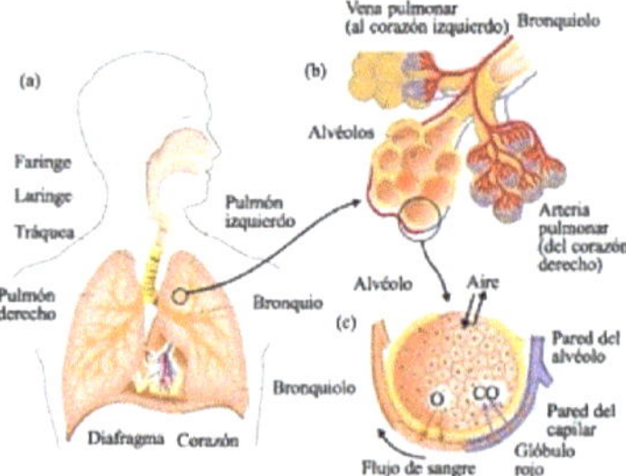

Fuente:http://3.bp.blogspot.com/_p5gwR6OP8XE/TImwI0bASlI/ AAAAAAAAAAk/Dd3YT3eMp0k/s320/clip_image001.jpg

El trabajo respiratorio se incrementa como resultado del aumento en las demandas ventilatorias y el incremento de las cargas elásticas generadas por el parénquima pulmonar enfermo. (7)

Los microorganismos se adquieren, en la mayoría de los casos, por vía respiratoria, y alcanzan el pulmón por trayecto descendente desde las vías respiratorias altas. Al llegar al alvéolo y multiplicarse originan una respuesta inflamatoria. (8)

Sin embargo, en términos generales el microorganismo puede ingresar al parénquima pulmonar por varias vías:

Vía descendente: asociado la mayoría de las veces con un cuadro respiratorio generalmente viral alto previo y que existen condiciones favorables para que pueda ocurrir. Los gérmenes más relacionados son Haemophilus Influenzae.

Por alteraciones anatómicas, funcionales y/o inmunológicas: se relaciona con patologías como fibrosis quística, tratamientos inmunosupresores, entre otros.

Por aspiración: se asocia con alteración en la mecánica de deglución, reflujo gastroesofágico, episodios agudos de epilepsia, entre otros. La neumonía se localiza anatómicamente en el parénquima pulmonar; más precisamente, en las "unidades de intercambio gaseoso", a saber: bronquíolos terminales y respiratorios, alvéolos e intersticio. (8)

Cuadro Clínico

Las manifestaciones clínicas pueden variar en función de la edad, germen implicado y la presencia o no de patología de base previa. En los lactantes, aparecen primero síntomas generales, fiebre y, posteriormente, los síntomas respiratorios. En niños de más edad, suelen existir signos respiratorios ya al inicio del cuadro clínico, que permiten orientar el problema hacia un origen respiratorio.

Los signos respiratorios incluyen: aleteo nasal, retracciones, taquipnea o quejido. En la auscultación, pueden hallarse: estertores crepitantes, sobre todo al final de la inspiración, hipoventilación más o menos localizada y disminución del murmullo vesicular. A veces, soplo tubárico o roce pleural. Los roncus y sibilantes son más habituales en neumonías víricas, por VRS especialmente, pero pueden existir en las debidas a micoplasma.. La cianosis o la hipoxemia, aun sin cianosis franca, serían criterios de gravedad.

En los pacientes afectos de neumonía suele existir afectación del estado general, mayor en las bacterianas que en las víricas y micoplásmicas. Son habituales síntomas como: cefalea, dolor torácico o abdominal, vómitos, diarrea, meningismo y mayor o menor postración. La presencia de síntomas no respiratorios obliga al diagnóstico diferencial con cuadros distintos de la neumonía, como la meningitis o el abdomen agudo (apendicitis o adenitis mesentérica), hasta el punto de que, en la valoración del abdomen agudo, se recomienda incluir una radiografía de tórax para descartar una neumonía basal (9).

Existen cinco elementos fundamentales que apoyan mucho al clínico cuando se evidencia patología respiratoria: (4)
 • Sintomatología alta
 • Sintomatología baja
 • Presencia de fiebre
 • Frecuencia respiratoria y oximetría de pulso.

Signos sintomatología respiratoria alta: rinorrea, frémito nasal, malestar general, estornudos.

Signos sintomatologías respiratorias baja: tos, taquipnea, estridor, sibilancias, dificultad respiratoria, crépitos alveolares y retracciones subcostales.

Taquipnea: signo más sensible y específico en < 5 años La Organización Mundial de la Salud (OMS) considera la taquipnea como único signo predictor de neumonía con una sensibilidad del 50 - 75% y una especificidad del 67%. La ausencia de taquipnea tiene un valor predictivo negativo del 80% (25). Se define TAQUIPNEA como:

• FR > 60 por min. en menores de 2 meses
• FR > 50 por min. en niños de 2 – 12 meses
• FR > 40 por min. en niños de 1 a 5 años

Fiebre: La fiebre sola no es parámetro útil para el diagnóstico, la no presencia de fiebre tiene un valor predictivo negativo de hasta un 90%, sin embargo, la ausencia de fiebre en un paciente con neumonía es un factor pronóstico como riesgo de mortalidad o se puede estar ante la presencia de neumonía atípica.

Saturación de oxígeno baja: Útil para determinar severidad del cuadro clínico.

La capacidad de diferenciar la neumonía vírica respecto a la bacteriana puede tener importantes implicaciones sobre el tratamiento. Por este motivo se han intentado utilizar algunas variables clínicas para distinguir la neumonía viral de la bacteriana, aunque no existe un algoritmo capaz de diferenciar con certeza entre ambas clases de infecciones. Además, hay que considerar que, con frecuencia, virus y bacterias pueden coexistir

Cuadro Clínico Deferencial Entre Neumonía Adquirida en la Comunidad Bacteriana y Viral (10)

	Bacteriana	Viral
Inicio	Súbito	Gradual
Facies	Toxica	Normal
Tos	Productiva	Paroxística, No productiva
Esputo	Purulenta	Mucoide
Temperatura	39.4 -40 °C	< 39.5 °C
Aspectos generales	Estado toxico general	Concomitancia con otros casos en la familia, comunidad o centros cerrados.

Fuente: Diferencias entre neumonía bacteriana y viral

Complicaciones
En un paciente que permanece febril o no mejora dentro de 48 horas luego de

haber iniciado tratamiento, se debe sospechar una complicación.

Las complicaciones ocurren en tres niveles:
a) Pulmonar: derrame pleural o empiema, neumotórax, absceso pulmonar, fístula broncopleural, neumonía necrotizante e insuficiencia respiratoria aguda.
b) Metastásico: meningitis, absceso en sistema nervioso central, pericarditis, endocarditis, osteomielitis, artritis séptica.
c) Sistémico: síndrome de respuesta inflamatoria sistémica o sepsis, síndrome hemolítico urémico.

Diagnostico
Entre los parámetros que apoyan el diagnóstico están:
Cuadro clínico: Muy importante en atención primaria en salud. Las neumonías víricas suelen ir precedidas de catarro de vías altas, con rinitis y tos, y cursan con taquipnea, disnea, estertores bilaterales y/o sibilancias (VRS) y fiebre variable, a menudo escasa. Se presentan con máxima frecuencia alrededor de los 2-3 años de edad y predominan en la estación fría. La evolución suele ser buena, pero puede prolongarse más que en las bacterianas. (3)

Las pruebas de laboratorio: son de escasa utilidad para tomar decisiones terapéuticas. Ninguna suele ser necesaria en Atención Primaria y, si se dispone de ellas, la tardanza en disponer de sus resultados reduce aún más su utilidad. (10)

• Hemograma. La leucocitosis y la desviación a la izquierda sugieren etiología bacteriana (neumococo). La leucopenia, virus o micoplasma. Tiene insuficiente especificidad para diferenciar una neumonía bacteriana de una vírica. Una gran leucocitosis casi permite excluir micoplasma y clamidia.

• VSG. Mal marcador, por su ascenso y normalización lentos y su escasa especificidad para diferenciar infecciones bacterianas y víricas. Grandes incrementos (>100) sí tienen utilidad como marcador de infección bacteriana.

• PCR (proteína C reactiva). Su elevación (>80 mg/L) sugiere origen bacteriano. La PCR baja (<20 mg/L) orienta a un origen vírico o micoplásmico. Cifras intermedias tienen insuficiente (VPP (valor predictivo positivo) y VPN (valor predicitivo negativo).

• PCT (procalcitonina). Se eleva antes que la PCR y es más específica de infección y, concretamente, de infección bacteriana. La PCT >2 sugiere origen bacteriano (VPP 86%), una PCT <0,5 sugiere origen viral. Útil para tomar decisiones en Urgencias(10).

• Hemocultivo. Positivo sólo en un 10% de casos. Tiene especificidad muy alta pero escasa sensibilidad. Puede resultar útil en medio hospitalario.

• Cultivo de esputo. Sólo útil en los pocos casos con expectoración fácil. Puede proporcionar información importante en alguna patología, como la fibrosis quística.

• Cultivo faríngeo. No permite el diagnóstico etiológico, ya que los gérmenes que causan neumonía son habituales en las secreciones faríngeas.

• Antígenos bacterianos en orina. Tienen valor sobre todo si son negativos, pero no tanto si resultan positivos, pues pueden deberse a la presencia del germen en otros focos de infección o a colonización. Son muy sensibles pero poco específicos.

• PPD. Solo indicado si hay historia o sospecha de exposición o de viaje a zonas de alta prevalencia de infección tuberculosa.

• Cultivo nasofaríngeo. Salvo para B. pertussis, la presencia de bacterias en el cultivo nasofaríngeo carece de valor diagnóstico, pues los gérmenes que ocasionan neumonía son colonizadores habituales de la nasofaringe.

• Antígenos virales en el aspirado nasofaríngeo: VRS, influenza, parainfluenza, adenovirus. No permiten afirmar que ese virus concreto sea el causante de la neumonía.

• Serología. No se recomienda de rutina. La detección de anticuerpos específicos IgM o la elevación de los IgG. La seroconversión en dos muestras separadas 2-3 semanas, la primera obtenida al principio del cuadro y guardada congelada para cotejarla con una extraída más tarde si se considera necesario, permite demostrar la infección por VRS, CMV, influenza, parainfluenza y adenovirus.

La indicación de otras pruebas debe individualizarse: virus respiratorios (VRS y gripe), PPD, serología a micoplasma y clamidia. La obtención de secreciones traqueobronquiales por lavado broncoalveolar o la toracocentesis en el derrame pleural permiten el estudio citobioquímico, cultivo y reacción en cadena de la polimerasa. Sus indicaciones se limitan, por supuesto, a casos concretos.

Radiología: La expresión radiológica de la neumonía es la condensación o infiltrado del parénquima pulmonar. La aparición de las imágenes radiológicas suele retrasarse respecto al inicio de la clínica, al menos en niños mayores, en quienes hay datos clínicos sugestivos, si se exploran adecuadamente, antes de evidenciarse la condensación radiológica. Por el contrario, en lactantes y niños pequeños, a menudo, los signos clínicos de afectación pulmonar son, al principio, escasos e inespecíficos y muchas veces será la radiología la que permitirá el diagnóstico.

Se distinguen clásicamente dos patrones radiológicos, habitualmente superponibles a los dos patrones clínicos descritos. Pueden orientar sobre la etiología probable del proceso:

• Alveolar, habitual en neumonías bacterianas. La condensación se denomina lobar o segmentaria si se limita a un lóbulo o a un segmento pulmonar, respectivamente.

• Intersticial, usual en neumonías por Mycoplasma, Legionella, Chlamydia y virus.

Existe gran variabilidad en la interpretación de las radiografías de tórax para el diagnóstico de la neumonía y, en el mejor de los casos, resulta difícil distinguir entre una neumonía vírica y una bacteriana basándose sólo en la radiología.

En las bacterianas, habrá más a menudo condensación; mientras que, en las víricas son más frecuentes la hiperinsuflación y las atelectasias.

Diagnostico Deferencial Entre Neumonía Adquirida en la Comunidad Bacteriana y Viral (10)

	Bacteriana	Viral
Rx tórax	Zonas de consolidación	Infiltrado no definido
Derrame	Frecuente	Raro
Consolidación	Frecuente	Raro
Leucocitos	Leucocitosis con neutrofilia	Leucopenia
Proteína C reactiva	Mayor a 60 mg/dl	Menor a 40 mg/dl

Fuente: Diferencias entre neumonía bacteriana y viral

Tratamiento

Las medidas generales incluyen reposo relativo, dieta blanda e hidratación suficiente. Deberá administrarse oxígeno si la saturación es =92% o existe dificultad respiratoria severa o cianosis. El ingreso es, en este caso, obligado.

Los antitusígenos pueden ser útiles en la tos no productiva, aunque su eficacia es escasa y existen limitaciones en las edades en que se permite su empleo, por sus posibles efectos secundarios. Los antitérmicos pueden mejorar el confort del paciente y reducir las pérdidas hídricas. No existen pruebas de beneficios de la humidificación o fisioterapia, salvo si existen bronquiectasias.

Todos los pacientes en los que se sospecha o se ha diagnosticado una neumonia, incluso si no se trataron con antibióticos al suponerse una etiología vírica, deben controlarse tras 48-72 horas.

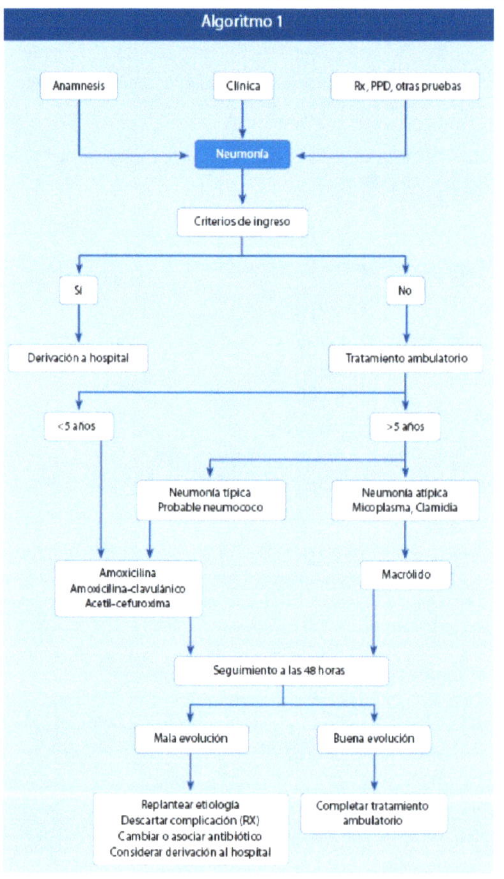

Algoritmo 1
Anamnesis
Clínica
Rx, PPD, otras pruebas
Neumonía
Criterios de ingreso
Sí
No
Derivación a hospital
Tratamiento ambulatorio
<5 años
>5 años
Neumonía típica
Probable neumococo
Neumonía atípica
Micoplasma, Clamidia
Amoxicilina
Amoxicilina-clavulánico
Acetil-cefuroxima
Macrólido
Seguimiento a las 48 horas
Mala evolución
Buena evolución
Replantear etiología
Descartar complicación (RX)
Cambiar o asociar antibiótico
Considerar derivación al hospital
Completar tratamiento
ambulatorio

Debido a las dificultades para distinguir la neumonía bacteriana, la cual necesita ser manejada con antibióticos, de aquellas no bacterianas cuyo beneficio con el uso de antibiótico es nulo, llevan al clínico en la práctica y ante las múltiples limitaciones de los métodos diagnósticos específicos (cultivos y aislamiento del germen) a tener que asumir decisiones a partir sólo de datos clínicos, radiológicos y epidemiológicos para indicar o no un tratamiento antibiótico empírico. (4)

La frecuente superposición en niños menores de 5 años de agentes virales y bacterianos sin una certeza de ante qué evento se está en el paciente. Existe el riesgo que el paciente que no está recibiendo antibióticos pueda progresar hacia la gravedad o pueda presentar neumonía complicada.

1.Sociedad Española de Medicina Interna. SEMI. [Online].; 2019 [cited 2010 MARZO 03. Available from: https://www.fesemi.org/informacion-pacientes/conozca-mejor-su-enfermedad/neumonia.

2.MedlinePlus. Biblioteca Nacional de los Estados Unidos. [Online].; 2020 [cited 2010 Marzo 05. Available from: https://medlineplus.gov/spanish/ency/article/000073.htm.

3.Espinosa V. Guía de Práctica Clínica (GPC) Neumonia adquirida. 2017..

4.Francisco Fernandez PG. Neumonia Virica. In Conferencia de expertos de la SOCMIC 2015; 2015; BARCELONA. p. 134.

5.OPS. [Online].; 2020 [cited 2020 MARZO 12. Available from: https://www.paho.org/hq/index.php?option=com_content&view=article&id=15696:coronavirus-disease-covid-19&Itemid=4206&lang=es.

6.OMS. Organizacion Mundial de la Salus. [Online].; 2020 [cited 2020 marzo 12. Available from: https://www.who.int/bulletin/volumes/86/5/07-048769-ab/es/.

7.A G. In editorial. MGH, editor. Tratado de Fisiología Medica..: 10 edición..

8.Spirko LV. Neumonia Adquirida en la comunidad en pedriatria. 2017..

9.Pediatria integral. SEPEAP. 2012 ENERO; XVI(1).

10.Hidalgo X. Nueumonia en Pediatra. 2016..

CAPÍTULO 15

ARTRITIS REUMATOIDE
Autor: Dra. Arteaga Criollo Sofía Paulina

Definición

La artritis reumatoide es una enfermedad crónica autoinmune sistémica caracterizada por inflamación, inicialmente de la sinovia articular, produciendo dolor y limitación (9), se puede extender a otras estructuras cercanas como cartílago, ligamentos, cápsula y hueso. También puede producir inflamación a nivel sistémica y afectar a otros órganos como el corazón, pulmón, riñón, piel, ojos, sistema hematopoyético o de la esfera neuropsiquiátrica (5)

Se puede presentar a cualquier edad con mayor prevalencia a mayor edad, se puede asociar con discapacidad progresiva, complicaciones sistémicas, muerte prematura y altos costos socioeconómicos.(6)

Epidemiología

A nivel mundial, se cree que la prevalencia de la AR varía entre el 0,4% y el 1,3%.(1), afectando cerca del 1 % de la población mundial (2), Al momento no se dispone de datos a nivel nacional sobre la prevalencia e incidencia de esta enfermedad.(4)

Fisiopatología

Se desconoce la causa de la artritis sin embargo se ha visto relacionado con un componente hereditario en un 65% (1) que predispone a la enfermedad, junto con la exposición ambiental o a factores desencadenantes (5) que podrían estar relacionados con desarrollar artritis reumatoide como son el tabaco, obesidad, enfermedad periodontal(1), la exposición profesional a sílice, el consumo de sal o alcohol, con efecto protector en este último caso o factores hormonales.

Siendo el tabaco y la alteración genética los factores de riesgo presentes en los pacientes con anti proteínas citrulinadas (ACPA) positivos (5)

La mujeres tienen un doble o triple riesgo de padecer artritis, planteándose como teoría el efecto estimulador de los estrógenos sobre el sistema inmunitario (1)

La inflamación de la sinovia en la artritis reumatoide resulta de una interacción inadecuada de los linfocitos t y linfocitos b con las células presentadoras de antígenos en los ganglios linfáticos, produciendo quimiocinas y citocinas inflamatorias que promueven la diferenciación de los linfocitos y generan anticuerpos, los linfocitos migran hacia las articulaciones e interaccionan con las células residentes en la sinovia, reclutan células inflamatorias y enzimas líticas, causando destrucción del cartílago, el hueso e inflamación, enrojecimiento,dolor crónico y limitación funcional de las articulaciones.(1)

Tanto la inmunidad innata y adquirida están involucradas en el desarrollo y cronicidad de la enfermedad.

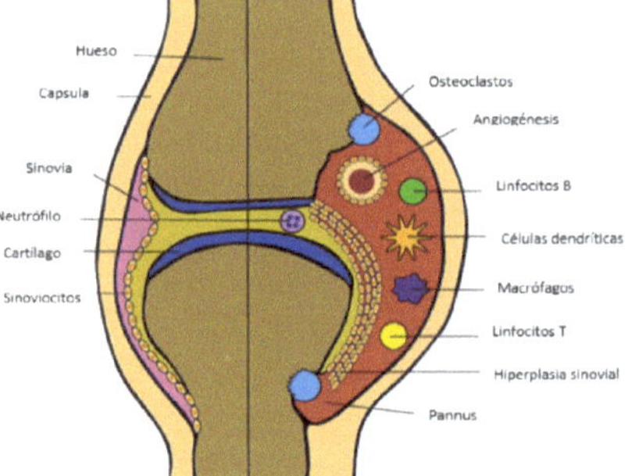

La mitad izquierda de la imagen es de una articulación sinovial normal; la mitad derecha muestra procesos fisiopatológicos clave, que incluyen hiperplasia sinovial, reclutamiento de células inflamatorias, neoangiogénesis, destrucción de cartílago y erosiones óseas periarticulares. Tomado de:. Littlejohn (2018) Early Diagnosis and Treatment of Rheumatoid Arthritis. Prim Care Clin Office Pract 45 237–255

Diagnóstico
Resulta imprescindible realizar un diagnóstico temprano para evitar la progresión de la enfermedad (1) ya que un tratamiento y rehabilitación física adecuada puede reducir   la progresión de la enfermedad evitando la

discapacidad del paciente, logrando una mejor calidad de vida y disminución del ausentismo laboral (2), además de que alcanzar un estado de remisión o baja actividad de forma temprana es beneficioso para el pronóstico a largo plazo de la enfermedad (5)

El diagnóstico de la enfermedad se basa en una adecuada historia clínica y examen físico (1), apoyado en estudios de laboratorio e imagen (5), siendo la presentación clínica de la enfermedad muy variada(2), generalmente se presenta dolor e inflamación poliarticular simétrica, de las articulaciones metacarpofalángicas (MCP) e interfalángicas proximales (PIP) de las manos, puede presentarse también en muñecas, pulgares y las articulaciones metatarsofalángicas (MTP) de los dedos de los pies, o en   articulaciones medianas / grandes como los codos, hombros, tobillos y rodillas, siendo en estas últimas relacionados con mayor gravedad de la enfermedad (1), el número y la distribución de las articulaciones inflamadas pueden variar entre una monoartritis y una poliartritis extensa (7).

Se han propuesto criterios diagnósticos de artritis reumatoide como son los criterios propuestos por el Colegio Americano de Reumatología y la Liga Europea contra el Reumatismo (ACR/ EULAR), emitidos en el año 2010 (4) que son más sensibles pero menos específicos que criterios previos del American College of Rheumatology (ARA 1987), excepto cuando los pacientes son seronegativos, en este caso son menos sensibles y se recomienda más el criterio clínico del médico.(5), se ha dejado de usar los criterios ARA ya que incluían la presencia de daño articular y de nódulos reumatoideos, y estos se encuentran en fases avanzadas de la enfermedad, y se busca evitar la progresión de la misma hasta este punto.(5)

Los criterios (ACR/EULAR) deben ser aplicados en pacientes con al menos una articulación inflamada y que se haya descartado otras patologías con similar compromiso articular (5) se debe solicitar reactantes de fase aguda, como proteína C reactiva y/o velocidad de sedimentación globular, factor reumatoide (FR) y anticuerpo anti péptido cíclico citrulinado (Anti-CCP) (4)

Se debe solicitar una prueba de factor reumatoideo en quienes al examen físico existe una alta sospecha de artritis reumatoidea o que presenten una sinovitis, si la prueba de factor reumatoidea es negativo y persiste la sospecha de artritis reumatoidea se debe realizar un estudio de anticuerpos anticitrulina (3). Se debe solicitar al diagnóstico una radiografía de manos y pies para determinar si existe erosión articular presente.(3) , en la radiografía se puede encontrar signos de deterioro articular como : Disminución del espacio articular y erosiones marginales (4). Además se debe descartar otras patologías que cursan con compromiso articular como el lupus eritematoso sistémico, artritis psoriásica, espondiloartritis, gota y otras patologías por depósito de cristales y síndromes paraneoplásicos (4)

Criterio diagnóstico	Puntuación
A. Compromiso articular	
1 articulación grande*	0
2-10 articulaciones grandes	1
1-3 articulaciones pequeñas** (con o sin compromiso de articulaciones grandes)	2
4-10 articulaciones pequeñas afectadas (con o sin compromiso de articulaciones grandes)	3
>10 articulaciones (al menos 1 articulación pequeña)	5
B. Serología	
FR negativo y Anti-CCP negativo	0
FR positivo bajo *** o Anti-CCP positivo bajo	2
FR positivo alto o Anti-CCP positivo alto	3
C. Reactantes de fase aguda (al menos 1 prueba es necesaria para la clasificación)	
PCR Normal y VSG normal	0
PCR Anormal o VSG anormal	1
D. Duración de los síntomas	
<6 semanas	0
≥6 semanas	1

*Articulaciones grandes: hombros, codos, caderas, rodillas, tobillos
**Articulaciones pequeñas: carpos, metacarpofalángicas (MCF), interfalángicas proximales (IFP), 2da a 5ta metatarsofalángicas, interfalángica del pulgar. (11)
*** negativo: valores menor o igual al límite superior normal para el laboratorio usado
Positivo bajo: valor mayor al límite superior normal pero menor a tres veces el límite superior del valor normal usado
Positivo alto: mayor a tres veces el límite superior normal para el laboratorio usado
Adaptado de: Aletaha, D et al. 2010 (11)

Criterios de clasificación de la artritis reumatoidea ACR-EULAR 2010
Tomado de: Ministerio de Salud Pública. Artritis reumatoide. Guía de Práctica Clínica. Primera edición. Quito: Dirección Nacional de Normatización; 2016.

Tratamiento

EL objetivo del tratamiento debe centrarse en el alivio del dolor, controlar la inflamación y conservar la movilidad articular.(2) y varía de acuerdo a la edad del paciente (1) y debe ser de por vida incluyendo medicación, fisioterapia, ejercicio, educación y posiblemente cirugía (2). Se ha determinado que el tiempo óptimo de inicio de tratamiento con mayor probabilidad de conseguir la remisión de la enfermedad es de 15 a 20 semanas (5)

Tratamiento No Farmacologico

En cuanto al tratamiento no farmacológico se recomienda que los pacientes con artritis reumatoidea tengan acceso a fisioterapia, misma que le permitirá una mejor movilidad articular, mayor fuerza muscular, así como también acceso a psicología, nutrición, para asegurar un manejo interdisciplinario.

Tratamiento Farmacologico

Pueden ser de tratamiento sintomático (analgésico) y medicamentos antirreumáticos modificadores de enfermedad (2), dentro de los fármacos usados para el manejo del dolor podemos encontrar los AINES y los glucocorticoides, mientras que dentro de los fármacos antirreumáticos modificadores de la enfermedad, de primera línea se encuentra el metotrexato oral (reduce la producción de citocinas y de sus receptores, así como inhibidor de la migración leucocitaria) leflunomida o sulfasalazina que deben iniciarse lo antes posible e idealmente dentro de los 3 meses posteriores a la aparición de síntomas persistentes.(3), como alternativa debe considerarse la hidroxicloroquina para la artritis leve.

TIPO	FÁRMACO	DOSIS
Farmacos antirreumatoideos modificadores de la enfermedad	Metotrexate	*15 mg/semana vía oral o subcutánea durante 4 - 6 semanas y posteriormente, si no hay eficacia, aumentar hasta 20 - 25 mg/semana. Debe administrarse ácido fólico o folínico (5 - 15 mg/semanales) 24 horas después de la administración del metotrexato.
	Ciclofosfamida	*1,5 – 2,5 mg/kg/día, vía oral. Se comienza por 50 mg/día y se aumenta la dosis cada 4 – 6 semanas hasta obtener respuesta sin sobrepasar los 2,5 mg/kg/día.

AINES	Cloroquina	*250 mg/día, vía oral. No superar los 4 mg/kg/día.
	Ibuprofeno	DOSIS TOTAL: 1.200 – 2.400 mgcada 8 horas
	Diclofenaco	DOSIS TOTAL: 150-200mg cada 8 a 12 horas
	Meloxicam	DOSIS TOTAL: 7,5-12 mg cada 24 horas
Glucocorticoides	glucocorticoides equivalentes a 10-30 mg/día de prednisona como terapia de inicio en combinación con uno o varios FAME seguida de una reducción progresiva	

Tomado de: GUIPCAR

*Se mencionan los principales fármacos usados en primer nivel de atención, se debe derivar a los pacientes a valoración por reumatología cuando cumplan los criterios abajo mencionados.

Tabla 4. Criterios de derivación a Reumatología desde Atención Primaria

Criterios de derivación de artritis del proyecto SERAP
Presencia durante > 4 semanas de:

1. Tumefacción en dos o más articulaciones (compresión lateral de metacarpofalángicas o metatarsofalángicas)
2. Dolor a la palpación en articulaciones metacarpofalángicas y/o carpos
3. Rigidez matutina de más de 30 minutos de duración

Criterios de derivación específicos de la AR según Emery

1. Tumefacción en tres o más articulaciones
2. Dolor a la palpación en articulaciones metacarpofalángicas o metatarsofalángicas
3. Rigidez matutina de más de 30 minutos de duración

Tomado de: GUIPCAR

1.Littlejohn (2018) Early Diagnosis and Treatment of Rheumatoid Arthritis. Prim Care Clin Office Pract 45 237–255

2.2. Noa Puig. Ferreiro (2011) Fisiopatología, tratamiento y modelos experimentales de artritis reumatoide. Revista Cubana de Farmacia 2011;45(2): 297-308

3.3. NICE guideline (2018). Rheumatoid arthritis in adults: Rheumatoid arthritis in adults: management management

4.4. Ministerio de Salud Pública. Artritis reumatoide. Guía de Práctica Clínica. Primera edición. Quito: Dirección Nacional de Normatización; 2016. Disponible en: http://salud.gob.ec

5.5. Grupo de trabajo de la GUIPCAR. Guía de Práctica Clínica para el Manejo de Pacientes con Artritis Reumatoide. Madrid. Sociedad Española de Reumatología. 2018.

6.6. Iain B. McInnes, F.R.C.P., Ph.D., and Georg Schett, M.D.(2011). The Pathogenesis of Rheumatoid Arthritis. The new england journal of medicine

7.7. S P Linn-Rasker, A H M van der Helm-van Mil, F C Breedveld, T W J Huizinga(2007). Arthritis of the large joints—in particular, the knee—at first presentation is predictive for a high level of radiological destruction of the small joints in rheumatoid arthritis. Ann Rheum Di

8.. Kiadaliri AA, Kristensen LE, Englund M.(2018) Burden of rheumatoid arthritis in the Nordic region, 1990-2015: a comparative analysis using the Global Burden of Disease Study 2015. Scand J Rheumatol.;47(2):1-101. 20. Moradi-Lakeh M, Forouzanfar MH, Vollset SE, El Bcheraoui C, Daoud F, Afshin A, et al. (2017) Burden of musculoskeletal disorders in the Eastern Mediterranean Region, 1990-2013: findings from the Global Burden of Disease Study 2013. Ann Rheum Dis. 76(8):1365-73.

9.9. De Almeida DE, Ling S, Pi X, Hartmann-Scruggs AM, Pumpens P, Holoshitz J. (2010) Immune dysregulation by the rheumatoid arthritis shared epitope. J Immunol;185:1927-34.

10.10. Zhao J, Su Y, Li R, Ye H, Zou Q, Fang Y, et al. (2014) Classification criteria of early rheumatoid arthritis and validation of its performance in a multi-centre cohort. Clin Exp Rheumatol.;32(5):667-73.

CAPÍTULO 16

DENGUE: CLÍNICA, DIAGNÓSTICO DIFERENCIAL Y MANEJO

Autor: Dra. Soraya Yasmin Acaro Pilliza
Coautor: Dra. Lusi Tamara Borja Cevallos

Dengue
Definición

El dengue es una enfermedad producida por la consecuente picadura del mosquito hembra de Aedes Aegypti y Aedes Albopictus infectados con el virus DENV. El cual puede mantener un alto porcentaje de mortalidad si no presenta un manejo clínico adecuado, especialmente cuando existe infección por diferentes serotipos.

Si una persona se contagia por uno de los serotipos circulantes en la zona geográfica adquiere inmunidad permanente para ese serotipo, e inmunidad cruzada para los otros serotipos solo por poco tiempo pudiendo así contagiarse de los demás serotipos. (1)

Epidemiología

En América Latina se reportan cuatro serotipos circulando (DENV-1, DENV-2, DENV-3 y DENV-4) durante el 2018 de notificaron en la región 560.586 casos, de los cuales 3.535 (0,63%) fueron clasificados como dengue grave. El número de casos reportados hasta la semana 52 de 2019 (3.139.335), es el mayor registrado en la historia de dengue en las Américas, superando en 30% al número de casos reportados en el año epidémico 2015. (3)

En Ecuador durante el 2018 se notificaron 3.094 casos de los cuales 2.965 (95,83%) son dengue sin signos de alarma; 123 casos (3,98%) son dengue con signos de alarma y 6 casos (0,19%) son dengue grave. Se han identificado la circulación de los serotipos DENV-1 Y DENV-4. (2)

Las provincias con mayor incidencia de casos confirmados son: Manabí, Guayas, El Oro, Morona Santiago, Los Ríos y Napo que acumulan el 80,49% (1577 casos) del total de casos reportados a nivel Nacional.

Fisiopatología

Existen diversas teorías patogénicas para explicar las formas graves del dengue. Según la teoría secuencial una segunda infección producida por otro serotipo produce una amplificación de la infección mediada por anticuerpos o inmunoamplificacion con una gran replicación viral y aumento de la viremia, lo cual determina la gravedad de la enfermedad. (4) Así que por un lado encontramos una reacción inmunitaria exagerada a un virus que no se encuentra en el cuerpo y por otro punto aumenta la cantidad de virus del serotipo que está siendo atacado produciendo así el desarrollo de complicaciones. (2)

Cuando el virus es introducido a la piel la primera célula diana es la célula dendrítica presente en la epidermis la cual presentan el virus al linfocito T. De igual manera los virus que invaden la sangre son identificados por monocitos y células endoteliales. (5). La respuesta inmunológica del huésped puede ser protectora o patogénica la cual se expresa por un evidente desequilibrio con una producción excesiva de citoquinas así como cambio de la respuesta TH1 a TH2 e inversión del índice CD4/CD8.

Este derrame excesivo de citoquinas produce un aumento de permeabilidad vascular que se traduce en extravasación del plasma, mediante el cual se fuga agua y proteínas hacia el espacio extravascular produciendo hemoconcentración y a veces choque hipovolémico. (4) (5)

La infección viral produce apoptosis de linfocitos T en los primeros días de la infección los cuales pueden provocar lisis de gran cantidad de estas células y disminuir transitoriamente la competencia inmunológica del paciente, así como provocar lisis de otras células como hepatocitos, endotelio, células tubulares renales, así como de otras que podría explicar la afectación de muchos órganos durante esta enfermedad.

La alteración hepática en el dengue además es producto de la replicación del virus en las células de Kupffer (parte del sistema mononuclear fagocitico en el hígado) produciéndose apoptosis y necrosis. (5)

La trombocitopenia se produce por la destrucción de plaquetas en la sangre periférica por mecanismo inmunológicos.

El sangrado no se encuentra en relación directa con la intensidad de la trombocitopenia ya que se producen por diversos factores entre los cuales destacan los vasculares y algunas alteraciones de la coagulación por acción

El curso de la enfermedad se clasifica en tres etapas clínicas
• Etapa febril: Única para la gran mayoría de los casos
• Etapa critica
• Etapa de recuperación

Etapa Febril

La etapa febril es variable en duración (entre 3 a 6 días en niños y 4 a 7 días en adultos) y se asocia al pico de viremia. Cabe recalcar que durante este periodo existe una alta posibilidad de transmisión de la enfermedad si la persona es picada por un mosquito vector. Generalmente la primera manifestación clínica es la fiebre de intensidad variable asociada a cefalea, prurito, síntomas digestivos, vomito, artralgia y dolor ocular.

Es frecuente la presencia de leucopenia con linfocitosis relativa, trombocitopenia e incremento de las transaminasas. Algunos pacientes pueden desarrollar manifestaciones hemorrágicas leves tales como epistaxis, gingivorragias, petequias, púrpuras o equimosis, sin que correspondan a un cuadro de dengue grave. En los primeros días aparece un exantema en un porcentaje variable de pacientes sin embargo no se ha demostrado que el mismo sea un factor pronostico. (7)

El primer día afebril hasta 48 horas después, es el día de mayor riesgo de presentar complicaciones; ya que la extravasación de plasma se hace más intensa y es capaz de conducir al shock con frialdad de los tegumentos, pulso fino, taquicardia e hipotensión.

Durante o después del shock es el momento cuando se producen con mayor frecuencia las grandes hemorragias (hematemesis, melena y otras). (Es fundamental controlar en forma estricta al paciente en las 48 horas posteriores al cese de la fiebre, lo que sucede entre el 4to y 7mo día de iniciada la fiebre (o el cuadro clínico).

A la caída de la fiebre, el enfermo puede mejorar o empeorar. El empeoramiento es precedido por uno o más signos clínicos conocidos como signos de alarma, ya que anuncian la inminencia del shock. Los signos de alarma y estadiaje de cada etapa se explican más adelante.

Fase Crítica

La etapa crítica, se caracteriza por la extravasación de plasma (escape de líquidos desde el espacio intravascular hacia el extravascular), que puede llevar al shock hipovolémico.

Debido a la extravasación de plasma el hematocrito que inicialmente es normal asciende siendo así un método confiable para el monitoreo de la fuga de plasma. (4) (6)

Generalmente el shock solo dura algunas horas. Sin embargo, también puede ser prolongado recurrente (más de 12 o 24 horas y, excepcionalmente, más de 48 horas). En estos casos los pacientes pueden evolucionar a un cuadro de distrés respiratorio, así como presentar complicaciones tales como hemorragias masivas, falla multiorgánica y coagulación intravascular diseminada (CID). (6)

No es necesario esperar hasta que se produzca la hipotensión para diagnosticar el shock. Se debe vigilar la presión arterial diferencial de 20 mm Hg o menos, ya que constituye un indicador inicial de la evolución a shock junto con los signos de inestabilidad hemodinámica tales como taquicardia, frialdad y enlentecimiento del llenado capilar, identificar precozmente la existencia de perdida de líquidos que al ser de volumen exagerado y presentarse de manera súbita el paciente difícilmente podrá compensarlo por sí solo.

Las plaquetas pueden descender progresivamente desde la etapa febril, pero este descenso se hace más intenso en la etapa crítica. No se ha demostrado que, en el dengue, exista una estricta correlación entre la trombocitopenia y el sangrado. No obstante, esta disminución progresiva de las plaquetas constituye una indicación para un control repetido y estricto del paciente, porque puede ser un marcador de progresión de enfermedad. (1) (7)

Etapa de Recuperación

Después de la etapa critica el enfermo pasa un tiempo variable en la etapa de recuperación que también requiere de atención medica ya que en este periodo el paciente debe eliminar fisiológicamente el exceso de líquidos. También puede aparecer en esta etapa un exantema tardío entre el 6º y 9º hasta incluso el 15º día que, con frecuencia, afecta las palmas de las manos y las plantas de los pies, asociado a un intenso prurito. (3)

Diagnóstico y Manejo

Teniendo claro la fisiopatología de la enfermedad además del curso de la enfermedad con las diversas etapas por las cuales puede cruzar es importante un diagnóstico y manejo precoz y adecuado.

¿Cuándo sospechamos de dengue?

DIAGNOSTICO PRESUNTIVO • Fiebre de menos de siete días de evolución • Vive en o ha viajado a un área endémica o de actual transmisión de dengue.	2 o MAS - Cefalea y/o dolor retroocular - Malestar general, mioartralgias - Diarrea, vómitos - Anorexia y náuseas - Erupciones cutáneas - * Petequias o prueba del torniquete positiva. - Leucopenia, plaquetopenia, (solo si está disponible).

Prueba del torniquete: evalúa fragilidad capilar. Consiste en inflar el manguito del tensiómetro a un punto intermedio entre la presión sistólica y diastólica durante 5 minutos y luego desinflar el manguito, esperando que la piel vuelva a su color normal y contando después el número de petequias visibles en un área de 2,5 x 2,5 cm en la superficie ventral del antebrazo. La presencia de 20 o más petequias indica una prueba positiva. (8)

¿Cómo se clasifica el sospechoso de dengue?

BUSCAR SIGNOS DE ALARMA
Dolor abdominal intenso y continuo Vómitos persistentes Derrame seroso (en peritoneo. Pleura p pericardio) detectado por clínica, por laboratorio (hipoalbuminemia) o por imágenes (eco de abdomen o Rx de tórax) Sangrado de mucosas Somnolencia e irritabilidad Hepatomegalia (>2 cm) Laboratorio: incremento brusco del hematocrito con rápida disminución del recuento de plaquetas.

Segun la presencia o no de signos de alarma, los casos sospechosos de dengue podrán clasificarse en:

• Dengue sin signos de alarma
• Dengue con signos de alarma.

Dengue sin signos de alarma

Los casos de dengue sin signos de alarma pueden ser tratados de manera ambulatoria, excepto en el caso de que presenten condiciones coexistentes o de riesgo social que modifiquen el tratamiento. Las condiciones coexistentes o de riesgo social que deben ser evaluadas para determinar si el tratamiento del paciente con dengue sin signos de alarma es o no ambulatorio, son las que se detallan en el siguiente cuadro:

EVALUAR CONDICIONES CO-EXISTENTES O RIEGO SOCIAL
Condiciones co-existentes:
Embarazo, niños, adultos mayores, obesidad, diabetes mellitus, cardiopatías, otras condiciones clínicas: (hemoglobinopatías).
Riesgo social: vivir solo, difícil acceso a centros de Atención médica, pobreza extrema, otros.

Según la presencia o no de condiciones co-existentes o de riesgo social, los pacientes con dengue y sin signos de alarma pueden clasificarse en:
• Paciente con dengue sin signos de alarma y sin condiciones co-existentes
• Paciente con dengue sin signos de alarma y con condiciones co-existentes. (8,3,6)

Dengue con signos de alarma:

Si uno o más de los signos de alarma que se mencionaron antes está presente, el paciente con dengue se clasifica como dengue con signos de alarma y es necesario referirlo a un Hospital. Según la presencia o no de determinados signos, los pacientes con dengue con signos de alarma pueden clasificarse en:
• Paciente con dengue con signos de alarma,
• Paciente con dengue grave

DENGUE GRAVE
Criterios: Uno o más de los siguientes hallazgos
Shock hipovolémico por fuga de plasma
Distrés respiratorio por acumulación de líquidos
Sangrado grave
Daño orgánico importante

En resumen, luego de la evaluación, los pacientes con dengue podrán clasificarse en cuatro categorías, tal como se presenta en los cuadros a continuación:

DENGUE SIN SIGNOS DE ALARMA NI CO-MORBILIDAD Criterios: Sin signos de alarma y Tolera adecuados volúmenes de líquidos por vía oral Tiene diuresis normal	DENGUE CON COMORBILIDAD Criterios: Condiciones preexistentes o riesgo social	DENGUE CON SIGNOS DE ALARMA Criterios: Uno o más signos de alarma	DENGUE GRAVE Criterios: Uno o más de los siguientes hallazgos Shock hipovolémico por fuga de plasma Distres respiratorio por acumulación de liquido Sangrado grave Daño organico grave

Recopilado de: PAHO, Manejo diagnóstico de dengue AFICHES 2016

¿Cómo se confirma el dengue?

Se considera Caso Confirmado a todo paciente sospechoso que tenga un diagnóstico confirmatorio de dengue por laboratorio, o por nexo epidemiológico, según la situación epidemiológica.

La confirmación del diagnóstico de dengue se hace por alguna de las siguientes técnicas, dependiendo de la situación epidemiológica de la región, y del momento entre el inicio de los síntomas y la toma de la muestra:

En un área SIN circulación autóctona de Dengue

Si la muestra (suero o tejidos) es obtenida ANTES del 5º día de evolución de los síntomas

Detección de Antígeno NS1

• Si el resultado es positivo se considera DENGUE PROBABLE y debe realizar Aislamiento viral/detección de genoma o detectar anticuerpos en una muestra de más días de evolución.

• Si el resultado es negativo, no se descarta el diagnóstico y se debe solicitar nueva muestra de suero con más de 5 días de evolución para su confirmación.

-Si se realiza aislamiento del virus y/o detección del genoma viral de muestras de suero y/o tejidos.

• Si el resultado es positivo, se CONFIRMA el caso de dengue. (9) (6)

• Si el resultado es negativo no se descarta el diagnóstico. Se debe solicitar una nueva muestra de suero del paciente con más de 5 días de iniciados los síntomas para realizar búsqueda de anticuerpos específicos.

Si la muestra es tomada a partir de los 5 días de iniciados los síntomas:

- Se realiza detección de anticuerpos IgM específicos para virus de dengue.

• Si el resultado es negativo, se descarta el diagnóstico de dengue.

• Si el resultado es positivo para IgM, SE CONSIDERA UN CASO PROBABLE DE DENGUE y se requiere una segunda muestra para confirmar mediante prueba de Neutralización.

- Si el resultado es NEGATIVO se descarta el caso de dengue.
- Si el resultado es CONSTANTE se considera un caso de dengue anterior.
- Si el resultado es POSITIVO se confirma el caso de dengue por laboratorio (9) (6)

En un área CON circulación autóctona de Dengue

En esta situación epidemiológica, toda persona con cuadro clínico compatible con dengue y nexo epidemiológico constituirá un caso de dengue a los fines de su tratamiento.

En consecuencia, sólo se debe tomar muestras para el diagnóstico etiológico a una pequeña proporción de los casos sospechosos a fin de monitorear la duración del brote en el tiempo y vigilar la potencial introducción de nuevos serotipos en el área. También debe realizarse diagnóstico etiológico a todos aquellos casos con presentación clínica atípica, graves y/o mortales que pudieran atribuirse al virus dengue.

¿Cómo se trata el paciente con dengue?

La evaluación inicial del paciente con dengue definirá si el tipo de atención que necesita será ambulatoria u hospitalaria.

Categoría de la Clasificación	Manejo
Dengue sin signos de alarma ni co-morbilidades	Ambulatorio
Dengue con co-morbilidades	Seguimiento estricto ambulatorio o Internación.
Dengue con signos de alarma	Internación en Sala General.
Dengue grave	Internación en Sala de Cuidados Intensivos.

Tabla 2: Manejo del dengue según la categoría de su clasificación. Elaborado por: Md Soraya Acaro

Tratamiento

Dengue Sin Signos de Alarma y Sin Condiciones Coexistentes

El tratamiento puede ser domiciliario, indicando al paciente y su familia que concurra al centro de salud si aparecen signos de alarma: dolor abdominal intenso o sostenido, vómitos abundantes y frecuentes, signos de sangrado, irritabilidad, somnolencia o ambos. Se debe indicar reposo y reposición de líquidos (caldos, jugos de frutas, leche, sales de rehidratación. No administrar agua solamente). En menores de 6 meses, continuar con lactancia materna, aumentando la frecuencia según demanda. Lo mismo para los alimentados con fórmulas o leche de vaca fluida. En niños mayores de 6 meses continuar alimentación habitual. Aumentar el aporte de líquidos de composición adecuada (caldos, leche). No dar gaseosas ni jugos artificiales. (8)

TRATAMIENTO
- Reposo relativo en cama con aislamiento de los mosquitos
- Adecuada ingesta de líquidos
- Paracetamol para la fiebre y el dolor
- Adultos: 500 mg cada 6 horas, máximo 2 gr/día
- Niños:10/15 mg/kg/día
- NO USAR ASPIRINA NI OTROS AINES
- NO ADMIISTRAR antibióticos o corticoides
- NO ADMIISTRA medicamentos vía intramuscular
- SEGUIMIENTO
- Control diario
- Evaluar signos de alarma en cada consulta hasta 48 horas posteriores al cese de la fiebre
- Evaluar signos y síntomas de mejoría clínica.

Recopilado de: PAHO/WHO, Manejo diagnóstico de dengue AFICHES 2016

Se debe proteger al paciente de la picadura de mosquitos mientras se encuentre febril, para evitar la transmisión viral.

Se debe brindar información acerca de la enfermedad, su modo de transmisión y la forma de prevención tanto al paciente como a su familia.

Pacientes con Dengue sin Signos de Alarma con Condiciones Co-Existentes o Riesgo Social

El tratamiento de este grupo de pacientes puede ser hospitalario ya que los pacientes con dengue sin signos de alarma que tienen condiciones co-existentes (como, por ejemplo, embarazo, niños) o que tienen riesgo social, pueden requerir una atención diferente que, en muchos casos, no es factible brindar en el domicilio.

Condiciones co-existentes tales como obesidad, diabetes mellitus, enfermedades hematológicas crónicas y cualquier otra enfermedad crónica, pacientes que reciben tratamiento con anticoagulantes o corticoides, o embarazadas pueden, asociadas al dengue, hacer más complicado su manejo. La misma situación puede darse con personas ancianas con dengue o con niños y niñas menores de 5 años. (6)

<table>
<tr><td>

TRATAMIENTO
- (Dosis de fluidos para adultos)
- Hidratación Vía oral de acuerdo a condición preexistente
- Si no tolera la vía oral. Iniciar terapia por vía intravenosa con critaloides a 2-3 ml/kg, de acuerdo a condiciones preexistentes
- Aislamiento de los mosquitos
- Control clínico específico según el tipo de condición asociada
- Tratamiento sintomático igual que para casos ambulatorios
- Dar información sobre medidas de prevención a sus familiares

SEGUIMIENTO
- Control de signos vitales con balance hídrico
- Buscar signos de alarma hasta 48 horas después del cese de la fiebre
- Hemograma diario

</td></tr>
</table>

Recopilado de: PAHO/WHO, Manejo diagnóstico de dengue AFICHES 2016

Pacientes con Dengue y con Signos de Alarma

El tratamiento de los pacientes con dengue con signos de alarma dependerá de la presencia o no de criterios para clasificar al paciente como dengue grave.

El tratamiento de estos pacientes debe ser siempre hospitalario ya que los signos de alarma son indicadores indirectos de la existencia de extravasación de líquidos. Por lo tanto, cuando se identifica un paciente con dengue y con signos de alarma en un servicio de salud ambulatorio se debe proceder a referirlo urgente a un Hospital.

Antes durante y el traslado el paciente debe recibir expansión intravenosa con solución fisiológica o Lactato Ringer según la disponibilidad del servicio de salud.

No debe administrase para la expansión dextrosa al agua. Siempre que sea posible, se le debe tomar una muestra de sangre para hematocrito antes de iniciar el tratamiento.

TRATAMIENTO
Obtener hematocrito antes de expandir al paciente
Administrar solo SF o Lactato Ringer 10ml/kg/hora en 1 hora
Repetir el Hto después de cada carga de hidratación
Evaluar
Si persisten signos de alarma repetir el procedimiento 1 o 2 veces mas
Si hay mejoría de los signos de alarma y baja el Hto, reducir goteo a 5—7 ml/kg/hora por 2-4 horas
Reevaluar
Si continua la mejoría clínica, reducir a 3-5 ml/kg/hora por 2-4 horas mas
Si continúa mejorando.
Reducirá 2-3 ml/kg/hora por 24-48 horas más e iniciar hidratación oral.
Si hay empeoramiento de los signos vitales y/o aumento del Hto con caída brusca de plaquetas manejarlo como dengue grave
Si hay descenso brusco del Hto considerar hemorragias
SEGUIMIENTO
Control de signos vitales y perfusión periférica cada 1-4 horas
Hto durante la rehidratación y cada 12 hora hasta 24-48 horas posterior al inicio de la vía oral
Laboratorio: glucemia, enzimas hepáticas, proteínas totales/albumina.

Recopilado de: PAHO/WHO, Manejo diagnóstico de dengue AFICHES 2016

Pacientes con Dengue con Signos de Alarma y con Criterios para Dengue Grave

En los casos en los que el paciente presente signos de gravedad, se debe expandir enérgicamente al paciente y evaluar estrechamente su evolución controlando:
• Signos vitales
• Tiempo de llenado capilar

• Hematocrito.
• Diuresis.

Si el paciente se encuentra en un servicio de salud ambulatorio, inicie la expansión endovenosa en los volúmenes que se indican a continuación, mientras y durante la referencia al hospital. Siempre se debe obtener Hto antes de expandir al paciente (excepto que se encuentre en un servicio de salud ambulatorio y no tenga laboratorio).

Si el paciente no mejora con las medidas iniciales descritas en la tabla y el Hto baja, se debe pensar en la presencia de sangrado (casi siempre el sangrado es digestivo) y se debe indicar la transfusión de glóbulos rojos, en forma urgente. El tratamiento de hemorragias se hará de acuerdo al criterio clínico.

TRATAMIENTO
Obtener hematocrito antes de expandir al paciente.
Iniciar SF o Lactato Ringer a 20ml/kg en 15-30 minutos
Evaluar
Si el paciente mejora seguir con SF o Ringer Lactato a 10 ml/kg por 1 hora. Si sigue la mejoría continuar reduciendo el goteo como en el dengue con signos de alarma
Si el paciente no mejora y el Hto sigue alto repetir el procedimiento de expansión (20ml/kg 15-30 minutos)
Reevalua
Si mejora, seguir con cristaloides 10 ml/kg en 1 hora y seguir como dengue con signos de alarma
Si no mejora y el Hto sigue alto iniciar coloides 10-20 ml/kg en 230-60 minutos
REEVALUAR
Si mejora cambiar a cristaloides 10 ml/kg en 1 hora y seguir como dengue con signos de alarma
Sin no mejora continuar coloides 10 – 20 ml/kg en 1 hora
REEVALUAR
Si no mejora considerar uso de drogas vasoactivas
Si el paciente no mejora y el Hto baja indica sangrado y la necesidad urgente de transfundir glóbulos rojos
Tratamiento de hemorragias según criterio clínico

Recopilado de: PAHO/WHO, Manejo diagnóstico de dengue AFICHES 2016

Clasificación de Casos:
Caso sospechoso
• Persona de cualquier edad y sexo que presenta fiebre, de menos de siete (7) días de duración, acompañada de dos o más de los siguientes síntomas: anorexia, náuseas, erupciones cutáneas, cefalea, dolor retroocular, malestar

general, mioartralgias, leucopenia, plaquetopenia, petequias, prueba del torniquete positiva, diarrea, vómitos, y que no presente afección de las vías aéreas superiores ni otra etiología definida. (6)

Caso Probable
• Caso sospechoso con pruebas positivas para la detección de anticuerpos IgM o, pruebas positivas para detección de antígeno NS1. (6)
Caso Confirmado
• En áreas sin circulación viral
Caso sospechoso o probable con aislamiento viral y/o detección del genoma viral en muestras con menos de 5 días de evolución o neutralización positiva en sueros pareados con 10 a 15 días de diferencia.
• En áreas con circulación viral
Todo caso compatible con la definición de caso sospechoso será considerado confirmado por nexo epidemiológico.

Criterios de Alta De Pacientes con Dengue
Criterios clínicos
•Ausencia de fiebre por 48 horas sin administración de antipiréticos
•Mejoría del estado clínico (bienestar general, buen apetito, estado hemodinámico normal, diuresis normal o aumentada, sin dificultad respiratoria y sin evidencia de sangrado)
Criterios de Laboratorio
• Tendencia ascendente del recuento de plaquetas
• Hematocrito estable, sin líquidos intravenosos

Diagnóstico Diferencial
El dengue es una infección viral emergente, que se presenta con un cuadro clínico similar a todas las infecciones arbovirales, esto es de gran importancia ya que, como es conocido, estos cuadros son inespecíficos y pueden confundirse fácilmente con múltiples condiciones. Por tanto, la clínica debe ser una herramienta guía que soporte el diagnóstico, pero no debe ser el único factor a tener en cuenta cuando se aborda al paciente. La siguiente tabla presenta un resumen de las patologías con las cuales podríamos realizar un diagnóstico diferencial adecuado con el fin de lograr un diagnóstico adecuado y por consiguiente un manejo oportuno y correcto en cada uno de los pacientes.

	Dengue	**Zika**	**Chikungunya**	**Fiebre Amarilla**	**Malaria**
Epidemiologia	<	Trópico Amazónico Trópico Pacifico	Trópico Amazónico Trópico Pacifico	Trópico Amazónico	Trópico Pacifico
Vector	Aedes Aegypti	Aedes Aegypti	Aedes Aegypti	Aedes Aegypti	Anopheles spp
Patogeno	Flavivirus, familia Flaviviridae	Flavivirus, familia Flaviviridae	Alfavirus, familia Togaviridae	Flavivirus, familia Flaviviridae	Plasmodium vivax Plasmodium malariae Plasmodium falciparum
Periodo de incubación	3-14 días	3-14 dás	2-4 días	3-6 días	14 días
Fiebre	Bifásica	<38.5	>38.5	Bifásica	En picos
Mialgias/ Artralgias/Dolor	++++	++	+++	+/Dolor lumbosacro	++
Edema en extremidades	-	++	-	-	-
Conjuntivitis	-	+++	+	-	-
Rash Maculopapular	++	+++	++	-	-
Ictericia	+/-	NO	NO	++++	+++
Prurito	+	+++	-	-	-
Infección previa	SI	NO	NO	NO	NO
Hemorragias	SI (MUCOSAS)	NO	NO	SI (++)	+
Alteraciones en B.H	Aumento de hematocrito Linfopenia Trombocitopenia	Leucopenia leve Linfopenia	Leucopenia leve Linfopenia	Leucopenia Aumento de creatinina y BUN Prolongación TP y TTP	Hemolisis
Identificación de microorganismos	IGM	IGM	IGM	IGM	Detección de Plasmodium en gota gruesa y frotis de sangre
Puntos importantes	Prueba de torniquete	Microcefalia	Fase crónica definida por poliartritis.	Aumento de transaminasas principalmente AST	Esplenomegalia

Tabla 2. Diagnóstico diferencial de DENGUE Elaborado por: Md. Soraya Acaro. Recopilado de varias fuentes bibliográficas. (10) (11) (12) (13) (14) (15) (16) (17)

1.Pereira DS, Oswaldo G. *Dengue serotype circulation in natural populations of Aedes aegypti. Acta Tropica. 2017 May; 06(176).*

2.Organizacion PdlS. *Actualizacion epidemiologica del dengue. [Online].; 2020 [cited 2020 02 07. Available from. www.paho.org.*

3.MSP. *GACETA EPIDEMIOLOGICA MSP. [Online].; 2018. Available from: https://www.salud.gob.ec/estrategia-nacional-de-control-del-dengue/.*

4.Alvarez A, Ricardo V. *Dengue: presentación e importancia de factor activación de plaquetas en la evolución de la fase crítica. Revista Medica Sinergia. 2019 Noviembre; 4(11).*

5.Caceres B, Caceres J. *Antibody-dependent enhancement in the immunopathogenesis of severe dengue, implications for the development and use of vaccines. Acta Biologica. 2019 Sep; 24(3).*

6.Organizacion PdlS. *Dengue: Guias de atencion para Enfermos en la region de las Americas. Bolivia; 2010.*

7.OPS. *Enfermedades infecciosas: Dengue Republica Argentina; 2013.*

8.Organizacion PdlS. *Instrumento para el diagnostico y la atencion de pacientes con sospecha de arbovirus Washington DC; 2016.*

9.O'Donnel KL, Fink A, Nilles M. *Dengue NS1-specific IgY antibodies neutralizes dengue infection without inducing antibody dependent enhancement. Journal of Inmunology. 2017 Mayo; 198(1).*

10.Espinel M. *Chikunguña: primera arbovirosis emergente en el siglo xxi en las Américas. Panama Salud Publica. 2017 Enero; 41(1).*

11.Horcada L, Calderon C, Garrido L. *Fiebre chikungunya. Manifestaciones reumáticas de una infección emergente en Europa. Elsevier. 2014 Julio; 161(11).*

12.Hernandez C, Pleites. *Seroprevalencia de anticuerpos IgM para zika y chikungunya en la vigilancia nacional de dengue. Revista Medica Alerta. 2019 Febrero; 2(2).*

13.Sandoval M. *Dengue, chikungunya, Zika virus. Social, Cultural and economic determinants. Revista Medica Electronica. 2019 Enero; 41(1).*

14.Calvo E, Coronel C. *Diagnóstico diferencial de dengue y chikungunya. Biomedica. 2016 Septiembre; 36(2).*

15.Bolling W, Tesh V. *Insect-specific virus discovery: Significance for the arbovirus community. Viruses. Viruses. 2015 Septiembre; 10(7).*

16.Frantchez V. *Fiebre Amarilla, actualización epidemiológica en las Américas. [Online].; 2017 [cited 2020 marzo. Available from: http://www.infectologia.edu.uy/images/archivos/Fiebre_Amarilla_Enero2017.pdf.*

17.Gonzalez L, Hernandez F. *Malaria. Ciencia. 2017; 68(1).*

CAPÍTULO 17

DERMATITIS
Autor: Dra. Carolina Estefanía Quinga Quillupangui

Dermatitis Atópica
Definición

Dermatitis atópica (sinónimo: eccema atópico): es una enfermedad inflamatoria crónica de la piel, altamente pruriginosa, caracterizada por el desarrollo de lesiones de eccema con un patrón de distribución característico que afecta a individuos que presentan una hiperreactividad cutánea frente a diversos factores ambientales que son inocuos para los individuos no atópicos y es uno de los trastornos cutáneos más comunes en los niños. Produce una morbilidad significativa y afecta negativamente la calidad de vida. (1)

Epidemiologia

La prevalencia ha aumentado en los últimos 30 años. Actualmente se estima que el trastorno afecta al 10-20% de los niños y al 1-3% de los adultos en los países desarrollados. El Estudio Internacional de Asma y Alergias en la Infancia (ISAAC) proporciona un mapa global que permite la comparación de la prevalencia de dermatitis atópica entre distintos países; encontrando en un estudio realizado a 385,853 participantes entre seis y siete años de edad; la prevalencia del 0.9% en India y el 22.5% en Ecuador y en 663,256 participantes de 13 y 14 años de edad un 0.2% en China y el 24.6% en Colombia; con un incremento evidente en países en desarrollo. (2) La dermatitis alérgica comienza en la primera infancia; aproximadamente el 45% de todos los casos comienzan dentro de los primeros 6 meses de vida, el 60% durante el primer año y el 85% antes de los 5 años de edad. Afortunadamente, hasta el 70% de los niños con dermatitis alérgica entrará en remisión clínica antes de la adolescencia. La dermatitis alérgica severa en la infancia es un factor de riesgo importante para las alergias al huevo y al maní. Se ha postulado que el 30% de los niños con dermatitis atópica desarrollan asma y el 35% rinitis, tienen más probabilidades de tener una enfermedad grave. (1)

Fisiopatología

La patogenia de la dermatitis alérgica no se comprende completamente, sin embargo, el trastorno parece ser el resultado de la compleja interacción entre defectos en la función de barrera cutánea, desregulación inmune y agentes ambientales e infecciosos. Las anormalidades de la barrera cutánea parecen estar asociadas con mutaciones dentro de la expresión de la filagrina o alteración de su expresión, que codifica una proteína estructural esencial para la formación de la barrera cutánea. También se ha demostrado que la piel de las personas con dermatitis alérgica es deficiente en ceramidas, así como en péptidos antimicrobianos como las catelicidinas, que representan la primera línea de defensa contra muchos agentes infecciosos. Estas anormalidades de la barrera cutánea conducen a la pérdida de agua transepidérmica y a una mayor penetración de alérgenos y microbios en la piel. El agente infeccioso involucrado con mayor frecuencia en la dermatitis alérgica es Staphylococcus aureus, que coloniza en aproximadamente el 90% de los pacientes. Las respuestas inmunitarias innatas defectuosas también parecen contribuir al aumento de las infecciones bacterianas y virales en pacientes con dermatitis alérgica. Esta interacción de factores conduce a la respuestas de células T en la piel, inicialmente una respuesta predominantemente T helper-2 y luego una respuesta predominantemente Th1, con la liberación resultante de quimiocinas y citocinas proinflamatorias que promueven la producción de inmunoglobulina E y las respuestas inflamatorias sistémicas, lo que lleva a una inflamación pruriginosa de la piel. (1)

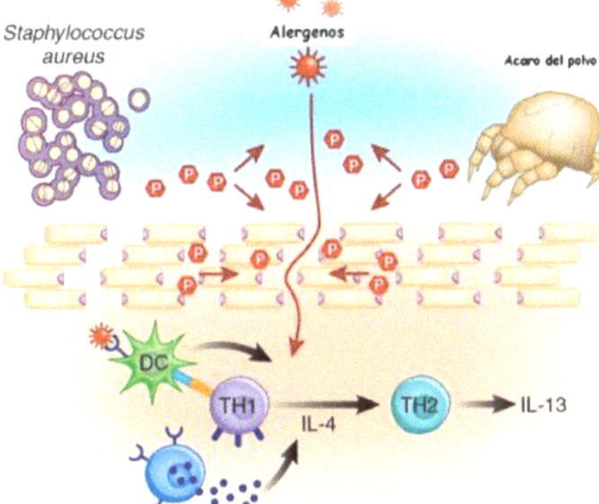

Fuente: 1 Redondo MR. Dermatitis atópica. Pediatría Integral. 2012 abril; 16(3).

Cuadro Clínico

Las manifestaciones clínicas de la dermatitis alérgica varían con la edad.

Síntomas cutáneos: los pacientes tienen resequedad cutánea. El prurito es la condición sine qua non de la dermatitis atópica; "el eccema es un prurito acompañado de exantema". El rascado constante ocasiona un círculo vicioso de prurito, rascado, exantema, prurito, rascado. (3)

Lesiones cutáneas: Las lesiones elementales de la dermatitis atópica son: eccema, caracterizado por zonas de eritema, edema, vesiculación, exudación y costras; prurigo, constituido por pequeñas pápulas con vesícula en su cúspide, que desaparece rápidamente con el rascado, siendo sustituida por una pequeña costra; y liquenificación, con placas mal delimitadas, engrosadas, recorridas por surcos que delimitan áreas romboidales brillantes. Pueden presentarse de forma aguda, con exudación serosa muy pruriginosa, subaguda, descamativa y con excoriaciones, y de forma crónica, con engrosamiento de la piel y acentuación de los pliegues. (4)

Características especiales relacionadas con la edad

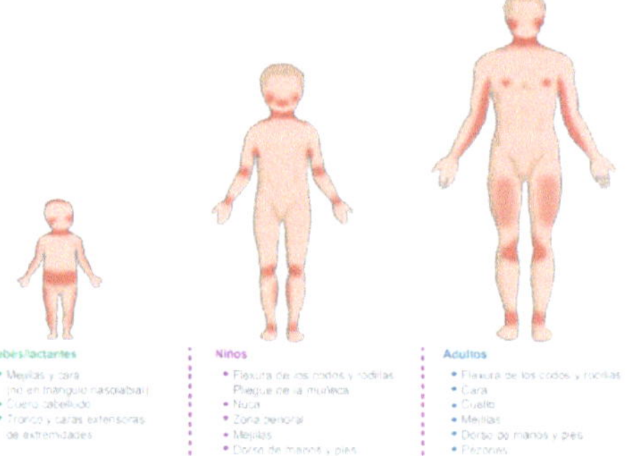

Fuente: Rincón-Pérez , Larenas-Linnemann D, Figueroa Morales , Luna Pech J. Mexican consensus on the diagnosis and. Revista Alergia México. 2018 julio; 65(2).

Diagnóstico

Sospecharemos que un paciente presenta una dermatitis atópica ante una dermatosis pruriginosa persistente o recurrente que cumpla los criterios diagnósticos (Hanifin/Rajka). (4)

Los antecedentes familiares de atopia y la distribución de lesiones son útiles para hacer el diagnóstico en muchos casos. (1)

Tabla I. Criterios de Hanifin y Rajka para el diagnóstico de dermatitis atópica	
Criterios mayores	Criterios menores
•Prurito •Morfología y distribución características: - Liquenificación en flexuras en adultos. - Afectación de cara, flexuras y superficies de extensión en niños y jóvenes. -Combinación de estos patrones en niños y adultos. •Carácter crónico y recidivante. •Historia personal o familiar de atopia	•Xerosis. •Ictiosis/exageración pliegues palmares/ queratosis pilar. •Reactividad cutánea inmediata (tipo I) a los test cutáneos. •Elevación de valores séricos de IgE. •Edad precoz de comienzo. •Tendencia a infecciones cutáneas y déficit de la inmunidad celular. •Tendencia a dermatitis inespecíficas de pies y manos. •Eccema de pezón. •Queilitis. •Conjuntivitis recidivante. •Pliegue infraorbitario de Dennie-Morgan. •Queratocono. •Catarata subcapsular anterior. •Ojeras u oscurecimiento periocular. •Palidez facial o eritema en cara. •Pitiriasis alba. •Pliegues en parte anterior del cuello. •Prurito provocado por la sudoración. •Intolerancia a la lana y los solventes de las grasas. •Acentuación perifolicular. •Intolerancia a algunos alimentos. •Evolución influenciada por factores ambientales y emocionales. •Dermografismo blanco
Han de cumplir tres o más criterios mayores y tres o más criterios menores.	

Fuente: i Redondo MR. Dermatitis atópica. Pediatria Integral. 2012 abril; 16

Diagnóstico diferencial

Existen varias patologías dermatológicas pruriginosas que se pueden confundir con la dermatitis atópica. Las más frecuentes son la escabiosis, la dermatitis seborreica, la dermatitis por contacto, la ictiosis, linfoma cutáneo y la psoriasis. (5)

Tratamiento

Está dirigido a restaurar la barrera cutánea, que incluye hidratar y reparar la piel, limitar la picazón y disminuir la inflamación cuando sea necesario. Por lo tanto, el manejo exitoso de la dermatitis alérgica requiere un enfoque multifacético que involucra educación del paciente y del cuidador, prácticas óptimas de cuidado de la piel, tratamiento antiinflamatorio con corticosteroides tópicos (primera línea) y / o inhibidores tópicos de calcineurina (TCI), y el tratamiento de la piel. Una combinación de terapia emoliente, antiinflamatoria, y antimicrobiana se considera óptima para la mayoría de los pacientes. (1)

Cuidados de la piel

- Evitar temperaturas ambientales elevadas, mantener un nivel de humedad moderada-alta.
- Elegir, preferentemente, ropa de algodón y evitar todo lo que sea áspero y los tejidos sintéticos, que acentúan la irritación.
- En general, no existe ningún régimen particularmente indicado, salvo que se haya demostrado que el niño/a sea alérgico a algún alimento.
- Se recomienda el baño/ducha diario de unos cinco minutos de duración, con agua tibia a unos 33°, evitar los jabones altamente perfumados.
- Hidratar la piel con una crema emoliente, podemos optar por la vaselina

Tratamiento Farmacológico

Los esteroides tópicos son el tratamiento de primera línea en dermatitis atópica. (1) El médico elegirá el producto adecuado según las zonas de la piel y la gravedad de la inflamación. Los expertos sugieren evitar el uso de corticoides potentes en zonas de piel delicada como cara, párpados, pliegues y zonas ggenitales. Al contrario, en zonas de piel gruesa como palmas y plantas de los pies, usualmente se necesitan corticoides tópicos de mayor potencia.

• Acetato de hidrocortisona al 1% equivalente para la cara.

Los corticosteroides tópicos se aplican una o dos veces al día durante dos a cuatro semanas.

Se recomienda la terapia antibiótica tópica y / u oral a corto plazo cuando hay una infección bacteriana secundaria manifiesta.

Aunque los antihistamínicos de primera generación (p. Ej., Hidroxicina, difenhidramina, clorfeniramina) no afectan directamente la picazón asociada con la dermatitis alérgica, se ha encontrado que los efectos sedantes de estos agentes ayudan a mejorar el sueño en pacientes con dermatitis alérgica. (1) Escalones de tratamiento según la gravedad de la dermatitis atópica

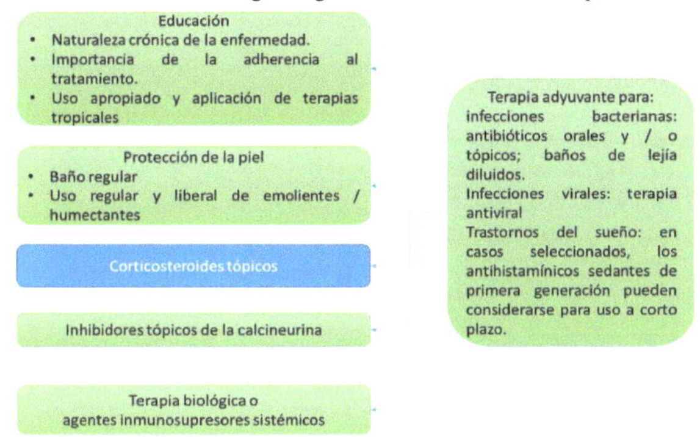

Fuente: Kapur , Carr , Watson. Dermatitis atópica. Alergia Asma Clinical Immunology. 2018 septiembre 12; 14(2).

Pronostico
El pronóstico para los pacientes con EA es generalmente favorable, ya que la mayoría de los niños superan la condición en la adolescencia temprana. (1)

Dermatitis Seborreica
Definición
Es una dermatosis eritematoescamosa, inflamatoria, de etiología multifactorial y evolución crónica. (6) Ocurre en regiones donde hay mayor actividad de las glándulas sebáceas, por ejemplo en la cara, piel cabelluda, región preesternal y en los pliegues corporales. Se presenta en todos los grupos etarios y es común en pacientes con inmunodeficiencia y enfermedad de Parkinson. (3)

Epidemiologia
Su incidencia alcanza su punto máximo durante tres períodos de edad: en los primeros tres meses de vida, durante la pubertad y en la edad adulta con un ápice a los 40 a 60 años de edad. En bebés de hasta tres meses de edad, involucra el cuero cabelludo (denominado "tapa de cuna"), la cara y la zonal del pañal. La incidencia puede ser de hasta 42%. En adolescentes y adultos, afecta el cuero cabelludo y otras áreas seborreicas en la cara, el pecho superior, las axilas y los pliegues inguinales. La incidencia es del 1-3% de la población adulta general. Los hombres se ven afectados con más frecuencia que mujeres (3.0% vs. 2.6%) en todos los grupos de edad, lo que sugiere que puede ser asociado con las hormonas sexuales como los andrógenos. (7)

Fisiopatología
Hay tres factores principales que juegan un papel en la etiología de dermatitis seborreica: secreción de la glándula sebácea, alteración en colonización y metabolismo de la microflora cutánea (Malassezia spp.), así como la susceptibilidad individual y la respuesta del huésped.

Se han propuesto diversos factores para explicar el mecanismo fisiopatológico.
1. **Factores genéticos:** Se ha demostrado la presencia y penetrancia de un gen, el cual se asocia con deficiencia medular de linfocitos T CD4, que intervienen en el combate de organismos. Eso explicaría, de cierta manera, porqué la dermatitis seborreica puede heredarse y se presenta con más frecuencia en individuos con síndrome de inmunodeficiencia adquirida. (6)

2. **Factores biológicos:** Se ha postulado que la causa de la enfermedad es la respuesta inmunológica de la piel ante un agente biológico, pues en la flora cutánea normal hay levaduras que pueden volverse patógenas cuando la inmunidad celular sufre algún deterioro o cambio. M. furfur puede participar en la patogénesis, como lo sugiere la respuesta al cetonozal y sulfuro de selenio.(3)

4. **Estrés:** generalmente se asocia con episodios agudos de estrés o agudizaciones del estrés crónico.(6)

6. **Otros factores:** El invierno es la época del año que exacerba enfermedades como dermatitis atópica, psoriasis y dermatitis seborreica. (6)

Cuadro Clínico

La enfermedad puede iniciarse en la infancia temprana; los pacientes, generalmente de tres o cuatro meses de edad, desarrollan lesiones superficiales descamativas o gruesas y ligeramente adherentes en el cuero cabelludo.

En el adolescente y adulto, las lesiones consisten en pápulas planas pequeñas, eritematosas, que confluyen y conforman áreas más extensas de aspecto eritematoso y descamativo. Se localizan preferencialmente en el cuero cabelludo, región auricular y periauricular, cejas, surcos nasogenianos, área pre-esternal e interescapular, axilar, región umbilical y genitales.

La descamación del cuero cabelludo en forma de copos blancos de caspa representa el extremo más leve de espectro patológico de la dermatitis seborreica y se conoce con el nombre de pitiriasis seca. (8)

Diagnóstico

El diagnóstico de la dermatitis seborreica infantil es clínico y se establece con la observación de las lesiones características.

Se basa en la presencia de lesiones eritemato escamosas y pruriginosas, las áreas mencionadas anteriormente. (3)

Tratamiento

En general, el tratamiento tiene por finalidad desprender y eliminar las escamas y las costras, inhibir la colonización por levaduras, controlar las infecciones secundarias y reducir el eritema y el prurito. Los pacientes adultos deben estar informados sobre la naturaleza crónica de la enfermedad y saber que el tratamiento la controla pero no la cura. (9)

Lactantes

Cuero cabelludo: el tratamiento consiste en las siguientes medidas:
- Remoción de las costras mediante la aplicación de ácido salicílico al 3% en aceite de oliva o una base hidrosoluble.
- La aplica de compresas tibias impregnadas en aceite de oliva
- La aplicación de corticosteroides de baja potenciag: hidrocortisona al 1% en cremas o lociones por unos días.
- Agentes antimicóticos.
- Shampo infantil suave.
- Cremas y pastas blandas.

Adultos

Dado que la dermatitis seborreica sigue una evolución prolongada e impredecible, es recomendable utilizar regímenes terapéuticos no agresivos.

- Debe administrarse agentes antiinflamatorios:
    - Hidrocortisona al 1% en crema aplicar en la piel: 1-2 veces al día
- En los casos indicados, fármacos antimicrobianos o antimicóticos.
    - Ketoconazol 2% Champú, crema, gel o espuma. Cuero cabelludo o piel: dos veces por semana por 4 semanas, luego una vez / semana por mantenimiento. (7)

Pronostico

La enfermedad por lo general sigue un curso prolongado que dura semanas a meses. Pueden producirse exacerbaciones y casos raros el trastorno evoluciona hacia una dermatitis exfoliativa. El pronóstico es bueno. No hay evidencia de que los lactantes con dermatitis seborreica tengan más probabilidades de presentar la forma adulta de la enfermedad. (9)

Dermatitis de Contacto
Definición
Es un término genérico aplicado a las reacciones inflamatorias agudas o crónicas por sustancias que se ponen en contacto con la piel. La dermatitis de contacto por irritantes (ICD) es causada por irritantes químicos; la dermatitis de contacto alérgica (ACD) es causada por un antígeno (alérgeno) que desencadena una reacción de hipersensibilidad de tipo IV (celular o tardía). (3)

Epidemiologia
Las mujeres, los bebés, los ancianos y las personas con tendencias atópicas son más susceptibles a la dermatitis de contacto por irritantes. Se informa que hasta el 80% de los casos de dermatitis ocupacional son dermatitis de contacto por irritantes.

Todas las personas corren el riesgo de desarrollar dermatitis de contacto alérgica. Los factores de riesgo para la dermatitis alérgica de contacto incluyen la edad, la ocupación y los antecedentes de dermatitis atópica.

La dermatitis de contacto general es más común en personas con cabello rojo y piel clara. Las mujeres tienen más probabilidades de desarrollar dermatitis de contacto debido al uso de joyas y fragancias. (10)

Fisiopatología
Dermatitis de contacto por irritantes
Se debe a la inflamación suficiente que surge de la liberación de citocinas proinflamatorias de los queratinocitos, generalmente en respuesta a estímulos químicos. Causa principalmente interrupción de la barrera cutánea, cambios celulares epidérmicos y liberación de citocinas. Los irritantes pueden clasificarse como acumulativamente tóxicos por ejemplo jabón de manos que causa dermatitis irritante en un empleado del hospital, subtóxico, degenerativo o tóxico (p. Ej., Exposición al ácido fluorhídrico en una planta química).

Dermatitis de contacto alérgica
Es la inflamación de la piel mediada por células T causada por la exposición

repetida de áptenos en un individuo sensibilizado.

La dermatitis de contacto alérgica tiene dos fases. La fase de sensibilización en la cual las células T efectoras específicas de antígeno son inducidas en los ganglios linfáticos de drenaje por células dendríticas cutáneas capturadas por antígeno que migran desde la piel. La fase de activación incluye células T efectoras que se activan en la piel mediante células dendríticas cutáneas capturadas con antígeno y producen diversos mediadores químicos, que crean inflamación específica de antígeno.

Cuadro Clínico

Los síntomas de la dermatitis de contacto por irritantes pueden incluir ardor, picazón, escozor, dolor, particularmente al comienzo del curso clínico, con la exposición a ácidos, cloroformo y metanol. (3)

Los síntomas de la dermatitis de contacto alérgica incluyen prurito intenso; en reacciones graves, también dolor y picazón y la erupción inicia en un individuo sensibilizado 48 h o en términos de días después del contacto con el alérgeno. (3)

Los pacientes con antecedentes tienen un mayor riesgo de desarrollar dermatitis no específica de la mano y dermatitis de contacto por irritante.

Tanto la dermatitis de contacto irritante como la dermatitis de contacto alérgica pueden presentarse con tres patrones morfológicos.

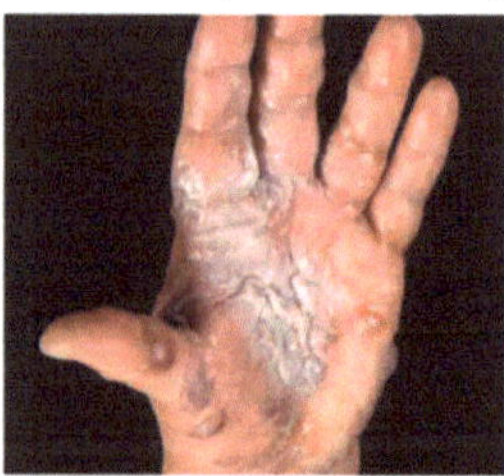

Fuentes: Wolff, Johnson Ra, Saavedra, P. Atlas De Dermatología Clínica. Séptima Ed. León Fraga Jd, Editor. Mexico D. F: Mcgraw-Hill Interamericana Editores; 2014.

•**Fase aguda:** eritema, edema, exudación, formación de costras, sensibilidad, vesículas o pústulas.

•**Fase subaguda:** costras, escamas e hiperpigmentación

•**Fase crónica:** liquenificación (10)

La duración de la dermatitis de contacto por irritantes dura días o semanas, dependiendo del daño a los tejidos. (3)

La duración de la dermatitis de contacto alérgica varía, resolviéndose en una a dos semanas, pero puede empeorar conforme continúa la exposición de la piel al alérgeno. (3)

Diagnóstico

El diagnóstico se basa en la anamnesis, ocupación, medicamento tópico y exploración física (lesiones, patrón, sitio). La prueba de parche se considera el estándar de oro en el diagnóstico de dermatitis alérgica de contacto y se utiliza para determinar la causa exacta. (3)

Diferencias entre Dermatitis de contacto alérgica y por irritantes

Dermatitis de contacto por irritantes			**Dermatitis de contacto alérgica**
Síntomas	Agudos	Sensación urente, picazón → prurito	Prurito → dolor
	Crónicos	Prurito/dolor	Prurito → dolor
Lesiones	Agudas	Eritema → vesículas → erosiones → costras → descamación	Eritema → pápulas → vesículas → erosiones → costras → descamación
	Crónicas	Pápulas, placas, fisuras, descamación, costras	Pápulas, placas, descamación, costras
Bordes y sitio	Agudos	Bordes bien delimitados, estrictamente limitados al sitio de exposición	Bordes bien delimitados, confinados al sitio de la exposición pero se diseminan hacia la periferia; por lo general pápulas pequeñas; puede haber generalización
	Crónicos	Mal definida	Mal definida, diseminación
Evolución	Agudas	Rápida (pocas horas después de la exposición)	No tan rápida (12 a 72 h después de la exposición)
	Crónicas	Meses o años de exposición repetida	Meses o más; exacerbación después de cada nueva exposición

Agentes causales	Depende de la concentración del agente y del estado de la barrera cutánea; ocurre sólo cuando se rebasa el nivel umbral cuando se rebasa el nivel umbral	Relativamente independiente de la cantidad aplicada, por lo general con concentraciones muy bajas es suficiente, pero depende del grado de sensibilización
Incidencia	Puede ocurrir prácticamente en cualquier Individuo	Puede ocurrir prácticamente en cualquier individuo

Fuente: Wolff , Johnson Ra, Saavedra, P. Atlas De Dermatología Clínica. Séptima Ed. León Fraga Jd, Editor. Mexico D. F: Mcgraw-Hill Interamericana Editores; 2014.

Tratamiento

- La clave para evitarlo es la evaluación y detección adecuadas del alérgeno causante.
- Identificar y eliminar el agente causal.
- Use ropa adecuada para protegerse contra los irritantes en el hogar y en el entorno laboral.

Dermatitis de contacto irritativa

- Utilizar hidratante tópicos ricos en lípidos.
- En las primeras etapas de la dermatitis de contacto en la que la inflamación es mínimay predomina una piel seca y con prurito es de utilidad un emoliente, el cual debe basarse en las condiciones de la piel:
- Piel seca o ligeramente eccematosa se prefiere una crema.
- Piel moderada o severamente seca se prefiere un ungüento.
- Utilizar esteroides tópicos

1.Kapur , Carr , Watson. *Dermatitis atópica. Alergia Asma Clinical Immunology.* 2018 septiembre 12; 14(2).

2.Aguirre Martínez L, Mendoza Hernández D, López Pérez , Carmona Barrón M. *Dermatitis atópica y comorbilidades. Alergia, Asma e Inmunología Pediátricas.* 2018 septiembre; 27(3).

3.Wolff , Johnson RA, Saavedra, P. *ATLAS DE DERMATOLOGÍA CLÍNICA.* Séptima ed. León Fraga Jd, editor. Mexico D. F: McGRAW-HILL INTERAMERICANA EDITORES; 2014.

4.i Redondo MR. *Dermatitis atópica. Pediatria Integral.* 2012 abril; 16(3).

5.Rincón-Pérez , Larenas-Linnemann D, Figueroa Morales , Luna Pech J. *Mexican consensus on the diagnosis and. Revista Alergia México.* 2018 julio; 65(2).

6.Medina Castillo. *Dermatitis seborreica. DermatologíaCMQ.* 2014 abril; 12(2).

7.Borda J, Wikramanayake C. *Seborrheic Dermatitis and. Journal of Clinical & Investigative Dermatology.* 2015 December ; 3(2).

8.Vélez H, Rojas W, Borrero J. *Dermatología.* 8th ed. Vélez H, editor. Colombia: Corporación para investigaciones Biológicas; 2017.

9.Wolff K, Goldsmith L, Katz S, Gilchrest B. *Dermatología en Medicina General.* 7th ed. Álvarez J, editor. Buenos Aires: Médica Panamericana; 2009.

10.Litchman G, Nair A, Atwater R. *Dermatitis de contacto.* 2nd ed. Miller , editor. Estados Unidos: StatPearls Publishing LLC.; 2019.

11.Aguirre J, Alonzo , Álvarez R. *Diagnostico y tratamiento de dermatitis por contacto.* 2010. Guia de Practica Clinica.

CAPÍTULO 18

ROSÁCEA
Autor: Dra. Arlín Miroslava Batson Quishpe

Definición

La rosácea ha sido establecida como una enfermedad crónico cutánea en la que se hallan varios signos y síntomas que se presentan de manera principal en las convexidades de la cara central (nariz, mentón, mejillas y parte central de la frente) con frecuencia se caracteriza por exacerbaciones seguidas de remisiones de manera repetitiva. (1)

La rosácea es comúnmente diagnosticada en ciertos grupos demográficos especialmente en personas con piel clara donde su prevalencia ha sido de aproximadamente el 10 % o incluso más, pero la rosácea también se ha diagnosticado en asiáticos, latinoamericanos, afroamericanos y africanos.

Esta enfermedad es mayormente diagnosticada en mujeres que en hombres, el inicio de esta generalmente ocurre a partir de los 30 años, aunque puede presentarse a cualquier edad.

Epidemiologia

La rosácea es una enfermedad inflamatoria de la piel que afecta ente el 0,09% y el 22,41% de la población en general y aproximadamente al 5,46% de las personas adultas a nivel mundial, afectando principalmente a mujeres de raza blanca de 30 a 50 años de edad, con una proporción de 3:1 a 5:1en relación a los hombres(3). En las personas jóvenes esta enfermedad afecta más a varones que a mujeres. (2)

Con respecto a las personas de color la prevalencia de esta enfermad tiene estimaciones de aproximadamente 40 millones de casos y tasas incluso que llegan hasta el 10% (2), aproximadamente el 55% de los casos ocurrieron en pacientes con fototipos de piel Fitzpatrick I y II (4).

En latinoamerica se ha encontró una prevalencia de 2% sin identificar los subtipos de rosácea.(5)

Fisiopatologia

El modelo fisiopatológico actual de la rosácea implica una sistema inmunitario innato desregulado, propenso a inflamación excesiva y vasodilatación junto con desregulación neurogénica y desencadenantes extrínsecos y exacerbación de distinto factores (6)

Los estudios han implicado la vasodilatación y la dilatación linfática, no angiogénesis (linfática), en el "enrojecimiento", "sonrojo" y telangiectasias que los pacientes observan.

El marco actual sugiere que las personas con rosácea tienen una mayor expresión y densidad de canales de cationes inespecíficos encontrados en neuronas sensoriales y queratinocitos. Estos canales potenciales de receptores transitorios (vanilloid 1 [TRPV-1] y ankyrin 1 [TRPA-1]) pueden conducir varios desencadenantes de rosácea en las vías celulares y son estimuladas por temperaturas frías o calientes, ejercicio y potencialmente alcohol(6). Una vez estimuladas, las células liberan péptidos vasoactivos tales como la sustancia P, polipéptido activador de adenilato ciclasa hipofisario (PACAP), péptido intestinal vasoactivo (VIP), o péptido relacionado con el gen de calcitonina (CGRP) . (6,9)

Disregulación neurovascular y detección aumentada de la respuesta inmune

Los factores precipitantes y exacerbantes asociados con la Rosácea que se han reportado son la ingesta de alcohol, calor, frío, el ejercicio, fumar, ingesta de comida picante, consumo de bebidas calientes y el estrés. Los pacientes con Rosácea tienen una mayor respuesta inmunológica a estos desencadenantes resultando en un aumento de la vasculatura, infiltración celular y un mayor transporte de enzimas proteolíticas hacia el estrato córneo (4,6).

Algunos de los factores implicados en la causa de la Rosácea incluyen a la catelicidina, factor de crecimiento endotelial vascular y la sustancia P. En este sentido, la concentración de un péptido antimicrobiano conocido como catelicidina LL-37, se incrementa en pacientes con la piel propensa a la Rosácea, por lo que tales hallazgos pueden tener implicaciones en terapias futuras dirigidas hacia estos componentes. (4)

Papel de la inmunidad innata

Se ha considerado un papel relevante para la inmunidad innata en el proceso del desarrollo de la Rosácea pues la inmunidad innata es un mecanismo de defensa "primario" compartido por muchos seres vivos. Este mecanismo combate microorganismos sin requerir la participación de linfocitos específicos activados. (4,6)

La inmunidad innata es proporcionada por proteínas encontradas en la superficie de la piel y se caracteriza por efectos antimicrobianos no específicos en una amplia gama de agentes incluyendo bacterias y otros microorganismos. Entre estas proteínas, las catelicidinas han sido el foco de la mayoría de los estudios en rosácea. En respuesta a estímulos ambientales específicos, la epidermis puede producir proteínas específicas(6). Las catelicidas son escindidas en la epidermis por las proteasas. En la rosácea, estas proteasas liberan péptidos proinflamatorios caracterizados por efectos angiogénicos y capacidad de reclutamiento en las células del sistema inmunitarios. Las proteasas, especialmente la calicreína 5, se sobreexpresan en la rosácea en comparación con la epidermis normal. Estas proteasas causan una escisión anormal de las catelicidinas (4,5,7)

Los péptidos liberados de este modo pueden estimular una respuesta inflamatoria, especialmente aumentando la liberación de interleucina-8. Así, la activación de las proteasas epidérmicas desempeña un papel crucial en la producción de compuestos proinflamatorios. Esta activación puede ocurrir en respuesta a diversos factores tales como bacterias, parásitos, exposición a la luz solar, o diversos agentes tópicos. Sin embargo, no hay evidencia de que estos mecanismos constituyan el factor iniciador de la rosácea (4,5,6).

Infección
Ciertas infecciones han sido implicadas como causas de la Rosácea. El ácaro de la cara Demodex folliculorum, un parásito obligatorio de los folículos pilosebáceos humanos, se ha identificado en numerosos casos de Rosácea. Por lo que se formuló la hipótesis de que un defecto inmunológico permite que el ácaro pueda penetrar en la dermis y estimular una respuesta inmunitaria exagerada, dando lugar a las pápulas y pústulas de la Rosácea. En otros estudios, se han detectado abundantes cantidades de la bacteria gram-positiva Staphylococcus epidermidis en los pacientes con Rosácea pustulosa. Asimismo, las cepas aisladas en los pacientes con Rosácea (4,7)

Como en toda patología inflamatoria de la piel, en la rosácea existe una alteración de la función de la barrera cutánea, con aumento de la pérdida transepidérmica de agua y deshidratación de la piel. A esto se suma una disfunción de las glándulas sebáceas, con modificación en la composición de lípidos del sebo y desbalance del manto lipídico. La alteración de la barrera cutánea es otro de los inductores de ERE, lo cual favorece el aumento de la actividad de las serina proteasas recientemente mencionadas, contribuyendo a la fisiopatología de la rosácea (6)

Papel del microbioma.
También se ha investigado el papel del microbioma en propagar un sistema inmune disfuncional. varios microbios cutáneos han sido implicados en la respuesta inflamatoria de la rosácea, especialmente Demodex folliculorum. Pues se ha observado que la densidad de Demodex ha sido demostrado ser mayor en áreas de rosácea que en piel sana en el mismo paciente y 5,7 veces mayor en sujetos con rosácea en relación a los sujetos sanos. (4,6)

También se han encontrado especies adicionales de Bacillus, incluyendo B. cereus y varios patógenos específicos y se cree que están asociados con la patogénesis de la rosácea, incluyendo cepas virulentas de Staphylococcus epidermidis, gen A positivo asociado a citotoxina (CagA +) Helicobacter pylori, y Chlamydophila pneumoniae. (4,6)

Genética
Se ha observado que la Rosácea a menudo afecta a varios miembros de la misma familia. Algunos estudios recientes han encontrado perfiles genéticos distintos para cada subtipo de Rosácea, con la expresión de más de 500 genes diferentes en comparación con sujetos de piel sana. La piel de los pacientes con Rosácea se ha encontrado seca y ácida, con una composición alterada de los ácidos grados de las glándulas sebáceas(4,7).

Cuadro Clinico
La rosácea es un síndrome de evolución crónica, se caracteriza por accesos vasomotores, lesiones cutáneas y oculares. Se evidencian lesiones elementales primarias y secundarias que la definen que son: eritema (transitorio y permanente), telangiectasias, pápulas, pústulas, edema y

esclerosis. Las lesiones se distribuyen de forma simétrica y afectan típicamente a las áreas convexas centrofaciales (frente, glabela, nariz, áreas malares y el mentón) (8).

Síntomas Cutáneos

En la mayoría de los casos de rosácea, el paciente se autodefine como "de piel sensible", con sensación de ardor, quemazón, picazón en la cara y también padece intolerancia a cosméticos habituales, lo que suele agravar la sintomatología (7).

Lesiones Cutáneas Primarias

Constituyen las principales manifestaciones clínicas de la enfermedad. La presencia de una o más de ellas con distribución centrofacial es muy sugestiva de rosácea. (8)

1.- Eritema Transitorio (Rubor)

El paciente refiere una historia de episodios frecuentes de eritema facial que a menudo sule ser desencadenado por estímulos como el calor (al cocinar, en ambientes cerrados) o el alcohol.

2. Eritema Permanente Centrofacial

Es el signo clínico más frecuente de esta enfermedad (figura 1).

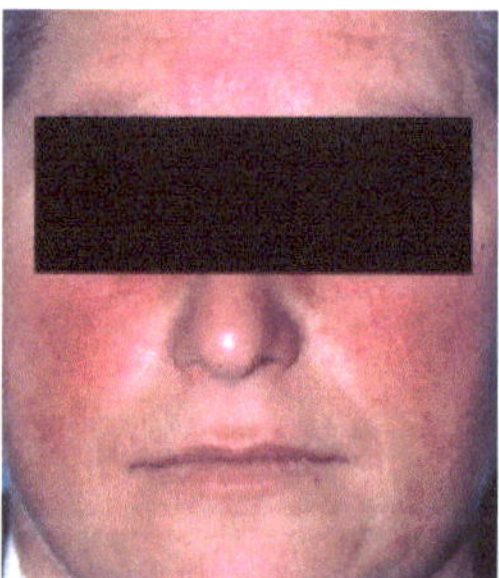

Figura 1. Eritema permanente centrofacial y telangiectasias centrofaciales

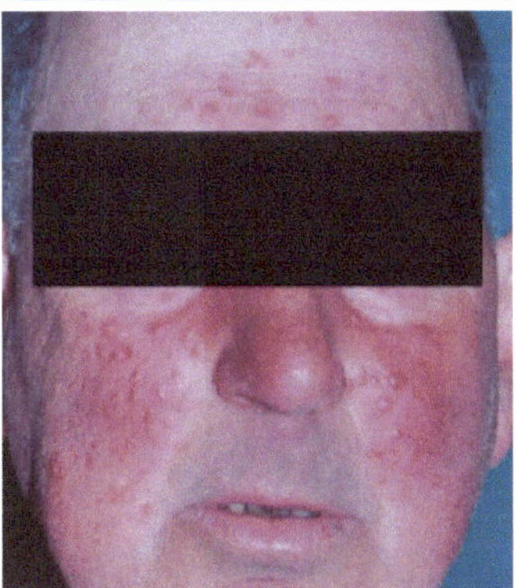

Figura 2. Pápulas y pústulas

3. Telangiectasias Centrofaciales

Estas también son frecuentes, pero pueden existir en otras dermatosis por lo que deben valorarse en el contexto de los demás síntomas y signos clínicos de la rosácea (figura 1) (8,9).

4. Pápulas y Pústulas

Son dos tipos de lesiones cutáneas que aparecen en el desarrollo de la enfermedad. "Pápula" es una lesión elemental primaria de contenido sólido, palpable, hemisférica, < 1 cm, que cura sin cicatriz; de color rojo en la rosácea (figura 2). "Pústula" es una lesión elemental primaria a diferencia de la pápula esta si presenta contenido purulento, de 1 a 3 mm, con un pequeño halo eritematoso y color blanco-amarillento (figura 3)(7,8).

El paciente sufre brotes de pápulas y pústulas, estas pueden ser escasas o múltiples, distribuidas de forma simétrica en una o varias zonas del área centrofacial, respetando las áreas periorificiales (ocular, bucal) y con menos frecuencia el mentón (figuras 2 y 4). Los brotes duran semanas a meses (4,8)

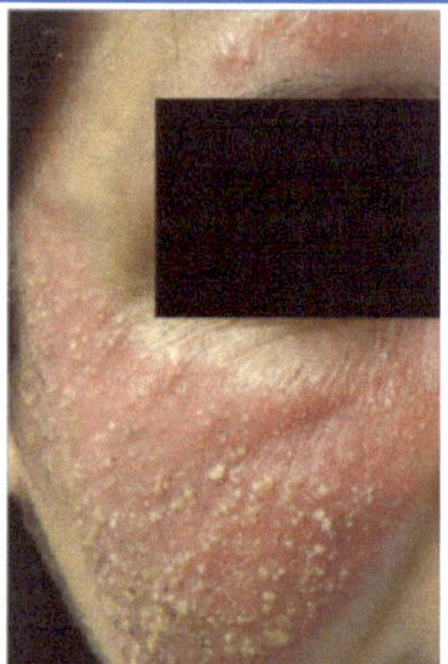

Figura 3. Pústulas

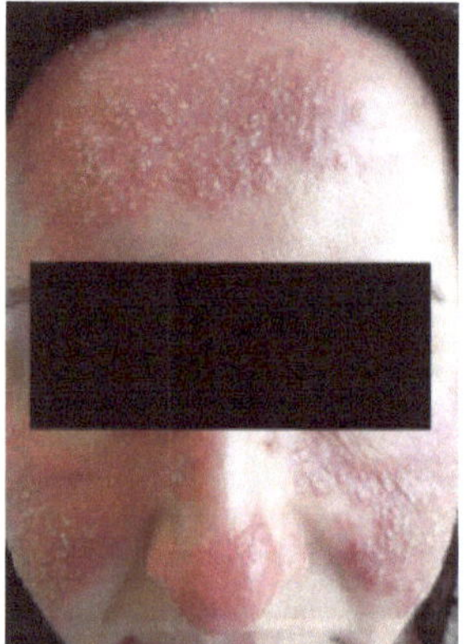

Figura 4. Pápulas y pústulas

Lesiones Cutáneas Secundarias

Estas se encuentran normalmente   asociadas a alguna de las lesiones primarias. Las principales lesiones secundarias son sequedad cutánea centrofacial, placas eritematosas, edema permanente (sin fóvea) y fimas. Las fimas son engrosamientos localizados de la piel facial, más frecuentemente en la nariz (figura 5)(7,8).

Clínica Ocular

Se la conoce como   "rosácea oftálmica". Generalmente se asocia a las manifestaciones cutáneas de la enfermedad, suele ser bilateral y poco sintomática. La clínica es muy variable, desde sólo sensación de ardor y quemazón a signos de conjuntivitis o afectación corneal (figura 6)(8).

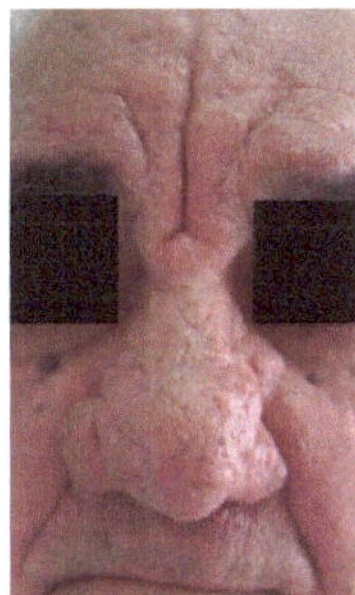

Figura 5 Fimas

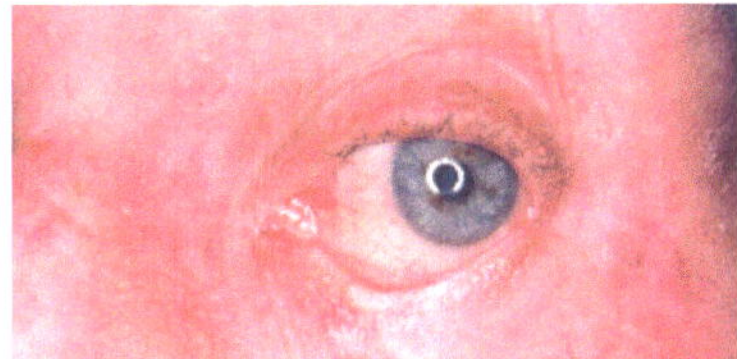

Figura 6. Signos de conjuntivitis y afectación corneal

Clasificación Clínica de la Rosácea

Debido a las diferentes variaciones de sus manifestaciones existe el riesgo de calificar como rosácea a diversas alteraciones cutáneas faciales con similitudes clínicas. Actualmente, la clasificación   más difundida es la desarrollada por la National Rosacea Society (NRS) de Norteamérica. En dicha clasificación, la enfermedad se subdivide en cuatro subtipos.

Tabla 1. Clasificación nosológica de la rosácea.			
Formas clásicas subtipos*	**Formas especiales**		**Variante**
1. Eritemato-telangiectásica 2. Pápulo-pustulosa 3. Glandular hiperplásica/fimatosa 4. Ocular	Rosácea infantil Rosácea extrafacial		Rosácea granulomatosa
(*) Grado de severidad (modificado de: J Am Acad Dermatol 2004;50:907-912).			
Severidad	Eritema	Telangiectasias	Pápulas/pústulas	Placas
Leve	Sólo eritema episódico (*flushing*)	Ausentes	Aisladas	Ninguna
Moderado	Eritema episódico (*flushing*) con poco eritema persistente	Pocas (evidentes sólo con magnificación)	Algunas	Ninguna
Severo	Eritema persistente intenso	Evidentes a simple vista y abundantes	Abundantes	Presente

Tabla 1 Clasificación nosológica de la rosácea

Exclusiones

Son enfermedades clasificadas en el pasado como variedades de rosácea, pero que actualmente se consideran entidades independientes. Estas exclusiones afectan principalmente a las denominadas "Rosácea fulminans", "Rosácea inducida por esteroides" y "Dermatitis perioral". Entre ellas destaca la rosácea inducida por corticosteroides (8).

Diagnostico

El diagnóstico de rosácea actualmente se basa en la historia clínica bien realizada por parte del profesional de la salud la observación para hallazgos al realizar el examen físico correspondiente. Según las recomendaciones de la Sociedad Nacional de Rosácea, los criterios de diagnóstico ahora reflejan la comprensión evolutiva de la rosácea como continuo de inflamación con síntomas que no son mutuamente exclusivos y puede guiar a los médicos a reconocer y seguir manejo de la rosácea (6,9).

Criterios de diagnósticos de rosácea

Eritema fijo que afecta el tercio central de la cara +/- transitoria, intensificación intermitente
Cambios fitosos
Los criterios principales
• Flushing
• Pápulas, pústulas
• telangiectasias
• Los síntomas oculares
◦ Escleritis, escleroqueratitis
◦ Telangiectasias en margen del párpado
◦ Inyección conjuntival
◦ Infiltrados corneales
criterios secundarios
• Ardor, escozor
• Edema
• Sequedad
• Los síntomas oculares
◦ irregularidades del borde del párpado
◦ Disfunción lagrimal por evaporación
◦ Costras de miel
◦ Acumulación collarette

Tabla 2 Criterios de diagnósticos de rosácea

El diagnóstico de rosácea se realiza si un criterio diagnóstico, o más fenotipos principales están presentes.

Tratamiento
Cuidados Generales
Se debe hacer una mención especial al cuidado de la piel, que es particularmente importante en el contexto de una enfermedad con muchos signos funcionales. La atención básica incluye el uso de un limpiador suave, cremas hidratantes no oclusivas y una protección regular con un factor de protección contra las quemaduras solares de al menos 30. Esta atención es particularmente importante para tratar los signos menores o secundarios, es

decir, la sequedad cutánea, la sensación de piel seca y sensaciones de tensión y hormigueo. (10,11)

Tratamiento Tópico

El metronidazol tópico y el ácido azelaico han estado disponibles durante años y tienen buenos ensayos clínicos que documentan su eficacia en las papulopústulas. Ambos se administran dos veces al día. Estos productos tópicos pueden causar sensaciones de quemaduras, en particular las formas en gel, no siempre son bien toleradas en las mujeres.(10)

La ivermectina tópica en crema al 1% se aplica una vez al día y ha demostrado una eficacia superior al ácido azelaico y al metronidazol para papulopústulas y un poco para eritema de fondo, con una mejor tolerabilidad. La recidiva se retrasa un poco tras la interrupción en comparación con otros tópicos.(12)

La brimonidina en gel al 0,33% ha mostrado su eficacia en la reducción del enrojecimiento, relacionada con su efecto vasoconstrictor: el efecto dura aproximadamente 10 horas y luego se vuelve al estado basal, sin modificar el curso de la enfermedad (sin efecto sobre las lesiones inflamatorias), en particular sin agravar las telangiectasias después de aplicaciones durante 1 año de forma continua. A veces hay irritaciones como con los otros tópicos y, más raramente, fenómenos de rebote del eritema. (10,11)

Muy a menudo, los tópicos se usan en combinación con doxiciclina oral. Después de suspender el antibiótico, la continuación del tratamiento local reduce la tasa de recidiva. El esquema que más se recomienda consiste en 3 meses de doxiciclina y tópico, seguido de mantenimiento de un tópico. (7,11,12)

Tratamientos por vía oral
Ciclinas

Sólo la doxiciclina (100 mg por la noche). La duración habitual es de 3 meses a 100 mg. Puede ser útil comenzar con 200 mg en caso de inflamación mayor y usar después de 3 meses dosis más bajas (50 mg/día o tres veces/semana). No hay ningún esquema validado para después de los 3 meses de administración inicial. Las otras ciclinas (minociclina y limeciclina) no tienen autorización de comercialización, pero tienen una eficacia que no es inferior a la de la doxiciclina, en particular la minociclina. (11,12)

Otros Antiinfecciosos

El metronidazol oral se ha usado sin autorización de comercialización a la dosis inicial de 500 mg, seguido de una dosis de mantenimiento de 250 mg/día. La tolerabilidad a largo plazo es relativa, y el medicamento tiene un efecto Antabus que a veces es un factor limitante. No puede mantenerse fácilmente durante varios meses.

La claritromicina o la roxitromicina pueden ser una alternativa temporal para las contraindicaciones o la intolerancia a la doxiciclina. (7,12)

Isotretinoína

La isotretinoína a dosis baja tiene un alto nivel de prueba. Se ha documentado su eficacia de 0,20-0,25 mg/kg por día sobre las papulopústulas. Se utiliza en caso de resistencia o de recidiva permanente al detener las ciclinas. No se deben usar altas dosis, debido a la particular sensibilidad de la cara en la rosácea. Los problemas de tolerabilidad imponen bajas dosis. Otras indicaciones son la rosácea edematosa, en combinación con un antihistamínico, y la rinofima incipiente (recomendación frecuente pero sin ensayo clínico). (10,11)

La isotretinoína está indicada en la rosácea fulminante, que es una afección grave, tratada con 0,25-0,50 mg/kg, inicialmente asociada con corticoterapia de aproximadamente 0,5 mg/kg. (12)

En la dermatosis mixta de la cara que combina signos de rosácea y dermatitis seborreica, pequeñas dosis de isotretinoína también son una muy buena indicación (0,10-0,15 mg/kg).

Tratamiento de las Manifestaciones Oculares

El tratamiento estándar es la doxiciclina, que mejora los síntomas después de 1 mes, en particular la sensación de ojo seco y la conjuntivitis.

Tratamiento de las Oleadas Vasomotoras

No existe un tratamiento simple y bien documentado para aliviar eficazmente este síntoma, ya sea la reducción del número o de la intensidad de las oleadas. El tratamiento más antiguo es el propanolol u otros antihipertensivos como carvedilol, que parece ser más eficaz que los otros. Los betabloqueantes tienen su lugar cuando hay en particular migrañas asociadas. (7,10,12)

Tratamientos Físicos

No hay tratamiento médico activo en el componente telangiectásico. Aquí es donde los tratamientos físicos son esenciales. La electrocoagulación se ha utilizado. Sin embargo, es tediosa y a menudo requiere muchas sesiones cuando las lesiones son amplias. Además, las telangiectasias grandes no son accesibles para este tratamiento, ni tampoco la eritrosis difusa.(11,12)

Desde la llegada del láser, se ha logrado un progreso significativo en el tratamiento de la rosácea vascular. Los más utilizados son los láseres de colorante, los láseres KTP y la luz intensa pulsada. (11)

Tratamiento de la Rinofima

Con la excepción de las formas muy incipientes que podrían beneficiarse con la isotretinoína, no hay tratamiento médico para la rinofima. Éste es siempre quirúrgico. (12)

1.Gallo R. *Standard classification and pathophysiology of rosacea: The 2017 update by the National Rosacea Society Expert Committee. Journal of the American Academy of Dermatology [Publicación periódica en línea] 2018. Jan [cited 2020 Mar 9], 78(1): [10 p] Available from: https://www.jaad.org/article/ S0190-9622(17)32297-1/fulltext*

2.Andrew F. A, Callender V, Baldwin H, Desai S, Reendon M.y Taylor S. *Global epidemiology and clinical spectrum of rosacea, highlighting skin of color: Review and clinical practice experience. Journal of the American Academy of Dermatology [Publicación periódica en línea]. Jan 2019 [cited 2020 Mar 12] ; (80): [1722 pp.]. Disponible en: https://www.jaad.org/article/ S0190-9622(18)32576-3/fulltext*

3.Arenas R. *Dermatología. Atlas, diagnóstico y tratamiento, 6e [en línea]. México: Acces; 2015. [Citado: 12 marzo 20]. Capitulo 3. Rosacea. Disponible en https:// accessmedicina.mhmedical.com/book.aspx?bookid=1538*

4.Moron G. *Caracterización de las comorbilidades sistémicas de los pacientes con rosácea de la consulta externa del Servicio de Dermatología del Hospital de Especialidades Fuerzas Armadas N°1, Quito-Ecuador, Marzo - Mayo 2016 [Tesis para optar el grado de Especialista en Dermatología]. Quito: Universidad Central del Ecuador; Enero 2017.*

5.Troielli P, González F. y, Ríos Y. *Actualización y recomendaciones para el diagnóstico y tratamiento de la rosácea en Latinoamérica. Medigraphic [Publicación periódica en línea]. 2016. [cited 2020 Mar 10] ; (44): [19 pp.]. Disponible en: https://www.medigraphic.com/pdfs/cutanea/mc-2016/mcs161b.pdf*

6.Marson J. y, Baldwin H. *Rosacea: a wholistic review and update from pathogenesis to diagnosis and therapy. International Journal Of Dermatology [Publicación periódica en línea]. Dic 2019. [cited 2020 Mar 9] ; [8 pp.]. Disponible en: https://onlinelibrary.wiley.com/doi/abs/10.1111/ijd.14757*

7.Kaminsky Ana, Flórez M. y, Piquero J. *Informe de Consenso Ibero-Latinoamericano 2016 sobre la clasificación clínica y terapéutica de la rosácea. Medigraphic [Publicación periódica en línea]. 2016. [cited 2020 Mar 11] ; [5 pp.]. Disponible en: https://www.medigraphic.com/pdfs/cutanea/mc-2016/ mc161b.pdf*

8.Espinosa A. y, Labandeira J. *Protocolo de actuación ante la rosácea en la farmacia comunitaria. Sociedad Española de Farmacia Familiar y Comunitaria. [Publicación periódica en línea]. Jun 2016. [cited 2020 Mar 10] ; [7 pp.]. Disponible en: https://www.farmaceuticoscomunitarios.org/es/journal-article/ protocolo-actuacion-ante-rosacea-farmacia-comunitaria-0/full*

9.Zuuren J. *Rosacea. The new england journal o f medicine. [Publicación periódica en línea]. 2017. [cited 2020 Mar 5] ; 377 (18) [11 p.]. Disponible en: https://www.nejm.org/doi/full/10.1056/NEJMcp1506630? af=R&rss=currentIssue&page=2&sort=newest*

10.Cribier B, Rosácea. *Elsevier. [Publicación periódica en línea]. Jun 2018. [cited 2020 Mar 2] , 52 (3) [12 p.]. Disponible en: https:// www.sciencedirect.com/science/article/pii/S1761289618924246*

11.Wollina U, Is rosacea a systemic disease. Elsevier [Publicación periódica en línea]. Jun 2019. [cited 2020 Mar 3] ; 07 (32) [7 pp.]. Disponible en: https://www.sciencedirect.com/science/article/pii/S0738081X19301439?via%3Dihub

12.Salleras M, Alegre V, Usero a, Boixeda J, Dominguez J. y, Fernadez J. Documento de consenso español para el algoritmo de tratamiento de la rosácea. Elsevier. [en línea]. Sep 2019. [citado 2020 Marzo 12]; 110 (7) [12 pp.]. Disponible en: https://www.sciencedirect.com/science/article/abs/pii/S0001731019300080?via%3Dihub#!

CAPÍTULO 19

TRASTORNOS DE ANSIEDAD Y DEPRESIÓN
Autor: Dra. (C) Diana Aracely Sánchez Alquinga

Ansiedad
Definición

La ansiedad es un síntoma asociado a diferentes cuadros clínicos que deben ser reconocidos y diferenciados en la práctica diaria de una consulta de atención primaria. Estos trastornos, y sus manifestaciones psíquicas y físicas asociadas, generan en el paciente un importante grado de malestar que, en ocasiones, puede llegar a interferir gravemente en todas las facetas de su vida cotidiana. Cuando no son correctamente identificadas, este tipo de patologías constituyen un número nada despreciable de las consultas que atiende un médico de atención primaria. Esto hace que sea prioritario un diagnóstico precoz y un adecuado tratamiento (1).

Epidemiologia

Se estima, de acuerdo a la OMS (Organización Mundial de la Salud) que más de 260 millones de personas tienen trastornos de ansiedad (2). En el estudio realizado por la OMS sobre los problemas psicológicos de los médicos de atención primaria, realizado en centros de 14 países, se constató una prevalencia puntual del trastorno de ansiedad generalizada del 12 % de las primeras consultas (3).

El trastorno de ansiedad generalizado, es el trastorno más visto por el médico general con una prevalencia entre la población general de alrededor del 3% y entre el 5-7% entre los pacientes que acuden a la consulta de atención primaria. Además, es un padecimiento que presenta la más alta prevalencia en personas de entre 40-50 años y en menor grado en la población mayor de 60 años. Las mujeres son 2 veces más afectadas por este cuadro que los hombres y el trastorno de ansiedad declina su incidencia conforme avanza la edad en hombres, pero se incrementa en las mujeres (4).

Fisiopatología

La fisiopatología del trastorno de ansiedad por enfermedad y de todos los trastornos somatomorfos en general es todavía un tema de debate. Damos especial importancia a la percepción y la evaluación distorsionadas de los estímulos somatosensoriales. Se considera que en este tipo de trastornos existe una hipersensibilidad a las sensaciones corporales normales. Esta hipersensibilidad podría, asimismo, estar en línea con sesgos cognitivos que harían que los pacientes afectados interpreten cualquier síntoma físico como una enfermedad médica. Esa hipersensibilidad está en línea con el concepto clásico de "amplificación somatosensorial", que intenta explicar el proceso por el que el malestar psicológico lleva a tener una mayor sensibilidad a los síntomas físicos, o una mayor reactividad fisiológica. La somatización surge, entonces, de la interacción entre las percepciones corporales (fisiológicas o mínimamente patológicas) y la atribución psicológica otorgada por el paciente Existen diversos factores entrelazados que participan de un modo directo en la amplificación e intensificación de la experiencia sintomática y de enfermedad. Cuando estos factores se retroalimentan o refuerzan pueden conducir a la instalación de círculos viciosos y de cierta forma de "circuito cerrado" (5)(6). Estos factores pueden leerse en la tabla 1.

Tabla 1. Factores implicados en la amplificación de la experiencia sintomática

Factor	Explicación
Perturbación fisiológica	Como resultado de las alteraciones funcionales del sistema autónomo y su interacción con otros sistemas reguladores.
Distrés emocional	Genera malestares en forma de ansiedad, miedos, tristezas, entre otros, pero que no alcanzan un nivel para el diagnóstico clínico
Alteraciones de la atención	Que inducen a una focalización de la misma a todo lo corporal, ignorando otras percepciones
Atribución errónea	Por la que los pacientes ligan las sensaciones somáticas con causas patológicas
Interpretación catastrófica	Que potencia las expectativas negativas asociadas a los síntomas y reduce la esperanza de superación
Un sistema de salud	Que tiende a diagnosticar, ratificar, validar y asistir aisladamente los síntomas y síndromes del distrés corporal.

Fuente: El trastorno de ansiedad por enfermedad, 2017 (5)

Cuadro Clínico

Los trastornos de ansiedad como tal son un grupo de enfermedades caracterizadas por la presencia de preocupación, miedo o temor excesivo, tensión o activación que provoca un malestar notable o un deterioro clínicamente significativo de la actividad del individuo (7).

La ansiedad, debe ser entendida como una sensación normal o quizá un estado emocional normal frente a circunstancias o sensaciones, que responden generalmente a situaciones de estrés que pueden suceder en la vida diaria, cuando sobrepasa un cierto grado o nivel o supera la capacidad del ser humano de adaptarse a esta situación, se puede afirmar que se convierte en ansiedad patológica, generando síntomas físicos, psicológicos y conductuales.

De acuerdo a la Guía de Práctica Clínica para el Manejo de pacientes con trastornos de ansiedad en atención primaria (7), estos síntomas son:

Síntomas Físicos
- Vegetativos: tales como sudoración, sequedad de boca, mano e inestabilidad
- Neuromusculares: puede presentarse temblor, tensión muscular, cefaleas y parestesias
- Cardiovasculares: existe palpitaciones, taquicardias y dolor precordial
- Respiratorios: generalmente aparece disnea
- Digestivos: náuseas, vómitos, dispepsia, diarrea, estreñimiento, aerofagia y meteorismo
- Genitourinarios: micción frecuente y problemas relacionados a la esfera sexual

Síntomas Psicológicos y Conductuales
En este plano el paciente presenta preocupación, aprensión, sensación de agobio, miedo a perder el control o volverse loco, sensación de muerte inminente, dificultad de concentración, quejas de pérdida de memoria, irritabilidad, inquietud, desasosiego, conductas de evitación en ciertas situaciones, inhibición o bloqueo psicomotor, obsesiones y compulsiones.

Diagnóstico
El diagnóstico de los trastornos de ansiedad presenta algunas dificultades puesto que el cuadro clínico muestra en primer plano una sintomatología somática, mientras las quejas psíquicas solo logran aflorar cuando el médico

las pesquisa. Otras veces el trastorno esta subyacente en una enfermedad orgánica o psiquiátrica (3).

Existen pacientes que presenta algún síntoma o signo de ansiedad, sin embargo, tiene miedo de comunicar al profesional de salud, por ello es importante que en el primer contacto con el médico en consultorio se intente diagnosticar esta patología, considerando que no es necesario acudir a técnicas sofisticadas, sino más bien una entrevista adecuada y una buena relación médico – paciente, finalmente se ha resumido el diagnóstico del trastorno de ansiedad en pasos.

Tabla 3. Pasos para el diagnóstico de la ansiedad

Paso	Explicación
1.Escuchar	Escuchar la descripción que hace el paciente de sus síntomas
1.Preguntar	Preguntar sobre la evolución, estresores y patrón de síntomas
1.Evaluar	Realizar el examen mental
1.Explorar	Hacer un examen físico
1.Informar	Si existen síntomas de ansiedad, informar dela posibilidad de un trastorno de ansiedad. Evitar decir que "no tiene nada"
1.Concluir	Revisar todos los hallazgos y establecer el diagnóstico especifico

Fuente: Trastornos de ansiedad. Guía Práctica para diagnóstico y tratamiento (3)

El examen físico también nos será útil en el diagnóstico de ansiedad, pudiendo investigar sobre hiperpigmentación,facie en luna llena, temblor, bocio, exoftalmos, taquicardia, macroglosia, edema o bradicardia, todo lo cual nos hará pensar en diferentes entidades nosológicas. De la misma manera tenemos que tomar en cuenta la inspección de la pupila para descartar el consumo de sustancias psicoactivas, además de signos de venopunción (8). Como ayuda en el diagnóstico, se debe apoyar en el uso de escalas de valoración y formularios con indicadores y criterios básicos para el diagnóstico de la ansiedad, siendo las más utilizada las escalas de Hamilton y Beck, se vuelve meritorio recalcar que estos medios no sustituyen el papel clínico del médico, pero la complementan.

Finalmente, el médico de atención primaria puede solicitar exámenes complementarios de laboratorios como la biometría hemática, química sanguínea, elemental y microscópico de orina (EMO); siendo pruebas útiles para descartar enfermedades de base como patologías o consume excesivo de sustancias farmacológicas.

Tratamiento

La terapia psicológica, farmacológica, así como la terapia cognitivo-conductual, constituyen de manera frecuente los tratamientos de elección para el manejo de los pacientes con ansiedad.

Terapia Psicológica

La psicoterapia es un proceso de comunicación interpersonal entre un profesional experto (terapeuta) y un sujeto necesitado de ayuda por problemas de salud mental (paciente) que tiene como objeto producir cambios para mejorar la salud mental del segundo, con el propósito de hacer desaparecer, modificar los síntomas existentes, atenuar o cambiar modos de comportamiento y promover el crecimiento y desarrollo de una personalidad positiva (7)

Terapia Cognitiva – Conductual

La restructuración cognitiva es una de las técnicas cognitivo-conductuales más interesantes. Pero para poderla llevar a cabo se requiere un conocimiento adecuado del trastorno a tratar. También se necesita velocidad y creatividad en el pensamiento para que la interacción sea fluida para el paciente, a partir de esto baja el malestar emocional y la conducta causada por los pensamientos.

La restructuración cognitiva consiste en que el cliente, con la intervención del terapeuta identifique y revise sus pensamientos desadaptativos, para que posteriormente sean sustituidos por otros más apropiados. En la restructuración cognitiva los pensamientos son considerados hipótesis, por lo que el paciente y el terapeuta trabajan como un equipo para definir si los pensamientos hipotéticos son correctos o no. En esta técnica el terapeuta en vez de decir cuáles son los pensamientos correctos, hace varias preguntas y diseña experimentos conductuales para que el mismo paciente evalúe y ponga a prueba los pensamientos que le hacen daño, ayudándole a llegar a una conclusión sobre la validez y utilidad de los pensamientos (9)

Tratamiento Farmacológico

Los objetivos de la farmacoterapia son reducir síntomas comórbidos y trastornos concurrentes (por ejemplo, depresión), prevenir complicaciones y, en algunas circunstancias, reducir los síntomas hipocondriacos.

Según las últimas revisiones, basadas en diversos metaanálisis, las estrategias de tratamiento son, fundamentalmente, de 2 tipos: farmacológicas con benzodiacepinas (BZD) (diazepam, alprazolam, clorazepato, lorazepam, etc.), con antidepresivos (fluoxetina, paroxetina, sertralina, etc.) o con neuro-moduladores (pregabalina), y psicoterapéuticas (conductual y cognitivo-conductual). Combinadas o por separado han demostrado suficientemente su eficacia (1)

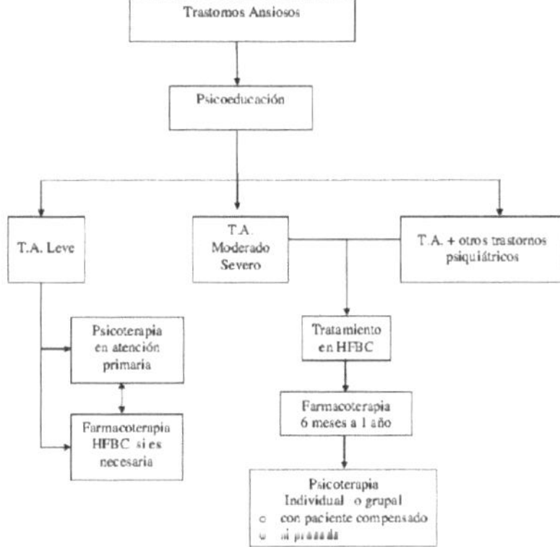

Figura 1. Algoritmo de tratamiento de trastornos de ansiedad (10)

Recomendaciones

- Se recomienda informar a los pacientes que el efecto de acción de los medicamentos tiene una latencia de 2 a 4 semanas (algunos hasta 6-12semanas). Durante las primeras 2 semanas los efectos secundarios pueden ser más notorios.
- Aunque las benzodiazepinas tienen un buen efecto en el control de síntomas, deberá de vigilarse su continuidad e iniciar el retiro gradual al tener un buen control de síntomas,
- Los benzodiacepinas, en la persona mayor aumentan el riesgo de eventos adversos graves, como caídas, alteraciones funcionales, deterioro cognoscitivo, discapacidad y accidentes automovilísticos, por lo cual, se deben utilizar solo como complementos a corto plazo del tratamiento para ansiedad, aunque se sugiere evitar siempre que sea posible
- Se recomienda referir de primer a segundo nivel de atención (geriatría, psiquiatría o psicogeriatría) aquellas personas mayores con trastorno de ansiedad con dificultad o duda diagnóstica, comorbilidad psiquiátrica u orgánica como la depresión, ideas suicidas, persistencia de síntomas, etc (11).

Depresión

Definición

Es un trastorno mental frecuente, que se caracteriza por la presencia de tristeza, pérdida de interés o placer, sentimientos de culpa o falta de autoestima, trastornos del sueño o del apetito, sensación de cansancio y falta de concentración. Puede llegar a hacerse crónica o recurrente y dificultar sensiblemente el desempeño en el trabajo o la escuela y la capacidad para afrontar la vida diaria. En su forma más grave, puede conducir al suicidio. Si es leve, se puede tratar sin necesidad de medicamentos, pero cuando tiene carácter moderado o grave se pueden necesitar medicamentos y psicoterapia profesional. Se puede diagnosticar de forma fiable y que puede ser tratado por no especialistas en el ámbito de la atención primaria (12).

Epidemiologia

Según las últimas estimaciones de la OMS (13), más de 300 millones de personas viven con depresión. Las estimaciones de este organismo indican que la depresión afecta más a mujeres que a hombres, en mayor número a personas de 60 a 64 años de edad, y es la segunda causa de muerte entre las personas de 15 a 29 años de edad.

En el Ecuador, la depresión afecta en mayor medida a las mujeres. De las atenciones ambulatorias que registra el Ministerio de Salud Pública, el número de casos de ellas triplica a los de los hombres. Los datos más recientes que se tienen corresponden a 2015. En ese año, hubo 50.379 personas con diagnóstico presuntivo y definitivo por depresión; 36.631 corresponden a mujeres y 13.748 a hombres (14).

Fisiopatología

Entre las principales hipótesis relativas a mecanismos patogénicos asociados en mayor medida a la depresión, se encuentran las relativas al déficit de monoaminas y neurotrofinas, y las de la neuroplasticidad. Además, resulta importante la relación que éstas guardan con los mecanismos inflamatorios y el estrés. Igualmente, los cambios propios del envejecimiento cerebral, las alteraciones vasculares y a nivel inmunitario, la comorbilidad, la reducción de la plasticidad neuronal y la pérdida dendrítica, el aislamiento social son aspectos a tener en cuenta en este grupo de población (15).

En relación a la fisiopatología de la depresión en el anciano hay tres neurotransmisores fundamentalmente relacionados: la serotonina (5-hidroxitriptamina, 5-HT), la dopamina (DA) y la noradrenalina (NA). En base a los mismos, se desarrolla la hipótesis monoaminérgica. Las enzimas que se encargan de la degradación de la DA y NA son básicamente la monoaminooxidasa (MAO), que presenta dos subtipos (Ay B) y la catecol-O-metil-transferasa (COMT), a nivel de la hendidura sináptica y del terminal axónico. Los citados neurotransmisores también pueden ser retirados del espacio sináptico por transportadores de NA o DA que se encuentran en el elemento presinàptico. Además, a nivel postsinàptico existen diversos tipos de receptores para la DA y la NA, y una serie de autorreceptores en el terminal axónico presináptico. Por su parte, la 5-HTes degradada por la MAO y se puede retirar de la hendidura sináptica por el "transportador de la 5-HT", que es una proteína de alta especificidad. Además, la 5-HT dispone de diversos tipos de receptores postsinápticos y autorreceptores presinápticos para el normal desarrollo de su función fisiológica. De este modo, los mencionados neurotransmisores interactúan entre ellos, pues la NA puede favorecer o impedir la acción de aquellas neuronas serotoninérgicas en función del tipo de receptores a los que se una y dónde se encuentren estos localizados. Igualmente, la 5-HT tiene la capacidad de controlar a la baja la función de neuronas que producen NA y DA mediante la estimulación de receptores somatodendrícos 5HT2A alojados en la propia neurona noradrenérgica y dopaminérgina (manera directa) o bien mediante la estimulación de receptores 5-HT2C de las interneuronas gabaérgicas inhibitorias (16).

Cuadro Clínico

Dependiendo del número y de la intensidad de los síntomas, los episodios depresivos pueden clasificarse como leves, moderados o graves. Una distinción fundamental es la establecida entre la depresión en personas con y sin antecedentes de episodios maníacos. Ambos tipos de depresión pueden ser crónicos y recidivantes, especialmente cuando no se tratan.

- **Trastorno depresivo recurrente:** como su nombre indica, se caracteriza por repetidos episodios de depresión. Durante estos episodios, hay estado de ánimo deprimido, pérdida de interés y de la capacidad de disfrutar, y reducción de la energía que produce una disminución de la actividad, todo ello durante un mínimo de dos semanas. Muchas personas con depresión también padecen síntomas de ansiedad, alteraciones del sueño y del apetito, sentimientos de culpa y baja autoestima, dificultades de concentración e incluso síntomas sin explicación médica.

Dependiendo del número y de la intensidad de los síntomas, los episodios depresivos pueden clasificarse como leves, moderados o graves. Las personas con episodios depresivos leves tendrán alguna dificultad para seguir con sus actividades laborales y sociales habituales, aunque probablemente no las suspendan completamente. En cambio, durante un episodio depresivo grave es muy improbable que el paciente pueda mantener sus actividades sociales, laborales o domésticas si no es con grandes limitaciones.

- **Trastorno afectivo bipolar:** este tipo de depresión consiste característicamente en episodios maníacos y depresivos separados por intervalos con un estado de ánimo normal. Los episodios maníacos cursan con estado de ánimo elevado o irritable, hiperactividad, logorrea, autoestima excesiva y disminución de la necesidad de dormir (17).

Se han reportado síntomas elevados de depresión asociados a la presencia de enfermedades crónicas en personas de distintos grupos etarios y procedencia (comunidad, atención primaria o ambulatoria, y centros de especialidades). El hecho que en pacientes con múltiples comorbilidades la enfermedad más común sea la depresión y que en los depresivos crónicos sea usual la presencia de enfermedades crónicas, retrata la compleja interacción entre estas patologías (18).

Diagnostico

El diagnóstico debe realizarse mediante entrevista clínica y no ser derivado únicamente de cuestionarios. Deberán emplearse técnicas específicas, tanto verbales como no verbales, debido a la existencia de limitaciones cognitivas y de verbalización en este grupo de pacientes. Así, por ejemplo, los niños más pequeños pueden tener dificultades para reconocer algunos síntomas o para comunicar sus ideas y pensamientos, lo que podría impedir un correcto diagnóstico. Para completar la evaluación psicopatológica, es imprescindible la información aportada por los padres y por el entorno escolar (19).

Tabla 4. Criterios diagnósticos de un episodio depresivo según la CIE-10

A.El episodio depresivo debe durar al menos dos semanas B.No ha habido síntomas hipomaníacos o maníacos suficientes para cumplir los criterios del episodio hipomaniaco en ningún período de la vida del individuo C.Criterio de exclusión con más frecuencia: El episodio no es atribuible a abuso de sustancias psicoactivas o trastorno mental orgánico
Síndrome somático Comúnmente se considera que algunos síntomas depresivos, de aquí denominados "somáticos" tienen un significado clínico especial (en otras clasificaciones se usan términos como biológicos, vitales, melancólicos o engenomorfos) Puede utilizarse un quinto carácter para especificar la presencia o

ausencia del síndrome somático. Para poder codificar el síndrome somático deben estar presente cuatro de los siguientes síntomas:
1.Pérdida de interés o capacidad para disfrutar en actividades importantes que normalmente eran placenteras
2.Ausencia de reacciones emocionales ante acontecimientos o actividades que normalmente provocan una respuesta emocional
3.Despertarse en la mañana dos o más horas antes de la hora habitual
4.Empeoramiento matutino del humor depresivo
5.Presencia objetiva de enlentecimiento psicomotor o agitación (observada o referida por terceras personas)
6.Pérdida marcada de apetito
7.Pérdida de peso (5% o más del peso corporal en el último mes)
8.Notable disminución de la libido

Fuente: Clasificación Internacional de Enfermedades, décima versión, CIE-10. OMS (20)

Tratamiento
En los últimos tiempos ha incrementado el interés por desarrollar modelos escalonados para el tratamiento de la depresión, cuyo objetivo es maximizar la eficiencia mediante la proporción de las intervenciones menos intensivas según estado, evolución y tipo de depresión del paciente, tal como se presenta la siguiente imagen:

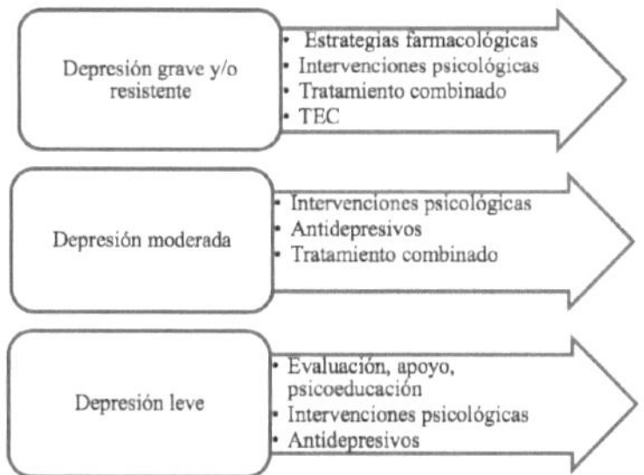

Figura 2. Modelo escalonado en el manejo de la depresión

Los modelos de atención colaborativa, basados en el Chronic Care Model, han sido aplica-dos para mejorar el manejo de la depresión en atención primaria, observándose su efectividad a la hora de mejorar el proceso asistencial y los resultados clínicos.

Existen diferentes modelos de psicoterapia que varían en aspectos como su fundamentación teórica y el nivel de desarrollo formal de sus técnicas. En las últimas décadas, la investigación en el campo de la psicoterapia ha ido en aumento y de forma paralela, las guías de práctica clínica sobre depresión son consistentes en la recomendación de su empleo, sobre todo de aquellas intervenciones desarrolladas específicamente para el tratamiento de la depresión.

La terapia cognitiva basada en la conciencia plena o mindfulness (Mindfulness-based cognitive therapy, MBCT) es una variante de la terapia cognitivo conductual en formato grupal, diseñada específicamente para la prevención de recaídas o recurrencias. Se desarrolla en ocho sesiones grupales de frecuencia semanal y dos horas de duración, centradas en la detección y el desarrollo de habilidades para hacer frente a las sensaciones corporales, pensamientos y sentimientos asociados a las recaídas.

Respecto al tratamiento farmacológico, los antidepresivos son fármacos dirigidos a mejorar los síntomas asociados a la depresión y existen diferentes tipos según su estructura química y su mecanismo de acción. Hay un tiempo de latencia en el comienzo de sus efectos terapéuticos que puede ser de 2 a 4 semanas, aunque algunos estudios señalan una respuesta más temprana, especialmente en aquellos pacientes que al final alcanzan la remisión del cuadro (19).

La evidencia de la eficacia de los IMAO en la depresión de niños y adolescentes es muy limitada165. No hay estudios suficientes que justifiquen el uso de IMAO en la práctica clínica de la depresión de niños y adolescentes. En lo que respecta a los fármacos trticíclicos, no se han observado resultados que indiquen una superioridad de los antidepresivos triciclicos frente al placebo en el tratamiento de la depresión. Vale aclarar que se ha observado que la fluoxetina (hasta 40 mg al día durante 7-12 semanas) es eficaz en pacientes entre los 7 y los 18 años. Frente al placebo, la fluoxetina mejora los síntomas depresivos e incrementa la remisión y la respuesta al tratamiento, presenta un impacto positivo en la mejoría clínica global y en la gravedad de la depresión y no existen datos concluyentes sobre el impacto funcional (21).

A continuación, se presenta un algoritmo de tratamiento de la depresión en atención primaria, cundo existe depresión leve a moderada con respuesta inadecuada a las intervenciones iniciales y depresión moderada o grave.

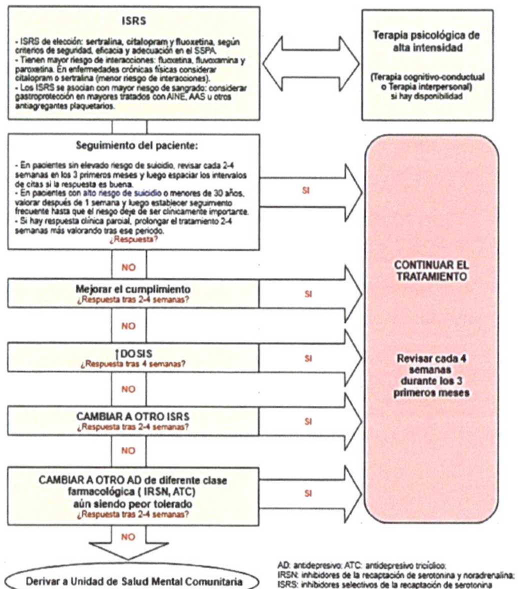

Figura 3. Algoritmo de tratamiento de la depresión en el primer nivel

Respecto al uso de antidepresivos tricíclicos e inhibidores selectivos de la recaptación de serotonina, a OMS (22) realiza las siguientes recomendaciones:

- Los antidepresivos no deben usarse para el tratamiento inicial de los adultos que sufren un episodio depresivo leve
- La administración de antidepresivos tricíclicos o fluoxetina se puede prescribir en los adultos que sufren un episodio depresivo grave o depresión intensa.
- Si las personas de edad necesitan tratamiento, se debe procurar no darles antidepresivos tricíclicos
- Si las mujeres que sufren un episodio depresivo cuando tienen previsto embarazarse o están embarazadas o dando el pecho a la criatura necesitan tratamiento medicamentoso, se debe considerar la conveniencia de utilizar antidepresivos tricíclicos o fluoxetina.

1.Gómez Ocaña JM. Las 50 principales consultas en medicina de familia un abordaje práctico basado en la evidencia [Internet]. 2015. Available from: http://www.madrid.org/cs/Satellite?blobcol=urldata&blobheader=application%2Fpdf&blobheadername1=Content-disposition&blobheadername2=cadena&blobheadervalue1=filename%3DLas+50+principales+consultas.pdf&blobheadervalue2=language%3Des%26site%3DPortalSalud&blobkey=id&blobtable=MungoBlobs&blobwhere=1310980700132&ssbinary=true

2.World Health Organization. Día Mundial de la Salud Mental 2017 – La salud mental en el lugar de trabajo [Internet]. 2017. Available from: https://www.who.int/mental_health/es/

3.Reyes-Ticas J. Trastornos de Ansiedad. Guía práctica para diagnóstico y tratamiento. Trastor Ansiedad Guía práctica para diagnóstico y Trat [Internet]. 2017;1–134. Available from: http://www.bvs.hn/Honduras/pdf/TrastornoAnsiedad.pdf

4.Jasso-Gutiérrez L. El trastorno de ansiedad generalizada [Internet]. Revista IUS. 2016. p. 53. Available from: http://www.scielo.org.mx/scielo.php?script=sci_arttext&pid=S1665-11462014000200009

5.Torales J, Lorenzo S. ¡Ayúdeme doctor, estoy muy enfermo! Una actualización de la clásica hipocondría al vigente trastorno de ansiedad por enfermedad. Rev virtual Soc Parag Med Int marzo [Internet]. 2017;4(1):77–86. Available from: http://scielo.iics.una.py/pdf/spmi/v4n1/2312-3893-spmi-4-01-00077.pdf

6.Kahn D, Editor C, Bienenfeld D. Illness Anxiety Disorder (formerly Hypochondriasis). 2019;1–20. Available from: https://emedicine.medscape.com/article/290955-overview

7.Mathis W, Smith EA, Schoof HF. Guía de Práctica Clínica para el Manejo de Pacientes con Trastornos de Ansiedad en Atención Primaria. J Econ Entomol [Internet]. 2018;63(1):29–31. Available from: https://portal.guiasalud.es/wp-content/uploads/2018/12/GPC_430_Ansiedad_Lain_Entr_compl.pdf

8.Generalizada A, Le U-. Prevalencia y factores asociados al Trastorno de Ansiedad Generalizada y Trastorno de Pánico en estudiantes de Medicina de II a VI años de UNAN- León. 2017; Available from: http://riul.unanleon.edu.ni:8080/jspui/bitstream/123456789/6993/1/241197.pdf

9.Fornasini A. Terapia Cognitiva Conductual y Terapia Emocional para el Tratamiento de la Ansiedad : Estudio de Caso Adriana María Fornasini Garcia. 2019; Available from: http://192.188.53.14/bitstream/23000/8625/1/144266.pdf

10.Berthet C, Cáceres M, Calzadilla A, Kattan C. Mat. complementario guía práctica clínica t. ansiedad niños. 2016; Available from: https://es.slideshare.net/andrestpoveda/mat-complementario-gua-prctica-clnica-t-ansiedad-nios-hfbc

11.Instituto Mexicano del Seguro Social. Diagnóstico y Tratamiento delTrastorno de Ansiedad Generalizada en la Persona Mayor. 2019; Available from: http://www.imss.gob.mx/sites/all/statics/guiasclinicas/499GRR_0.pdf

12.World Health Organization. Depresión [Internet]. 2018. Available from: https://www.who.int/topics/depression/es/

13.Panamerican Health Organization. *"Depresión: hablemos", en el Día Mundial de la Salud 2017 [Internet]. UNICEF resaltó la necesidad de promover una alimentación saludable para combatir la obesidad y desnutrición infantil. 2017. Available from: https://www.unicef.org/ecuador/media_27842.htm*

14.Ministerio. *S publica E. Este 7 de abril se celebra el Día Mundial de la Salud, con el tema "Depresión: Hablemos" [Internet]. MSP. 2017. Available from: https://www.salud.gob.ec/este-7-de-abril-se-celebra-el-dia-mundial-de-la-salud-con-el-tema-depresion-hablemos/*

15.Ruiz M. *Fragilidad, depresión y eventos adversos de salud en mayores. 2018; Available from: https://ruidera.uclm.es/xmlui/bitstream/handle/10578/18557/ TESIS Ruiz Grao.pdf?sequence=3&isAllowed=y*

16.Toda S, Kaneda H, Okada S, Ishimura D, Mildon ZK. *Slip-partitioned surface ruptures for the Mw 7.0 16 April 2016 Kumamoto, Japan, earthquake. Earth, Planets Sp [Internet]. 2016;68(1). Available from: https://link.springer.com/ article/10.1186/s40623-016-0560-8*

17.Organization WH. *Depresión [Internet]. 22 March 2018. 2020. Available from: http://www.who.int/news-room/fact-sheets/detail/depression*

18.Martínez P, Rojas G, Fritsch R, Martínez V, Vöhringer PA, Castro A. *Comorbilidad en personas con depresión que consultan en centros de la atención primaria de salud en Santiago, Chile. Rev Med Chil [Internet]. 2017 Jan;145(1): 25–32. Available from: https://scielo.conicyt.cl/scielo.php? script=sci_arttext&pid=S0718-221X2015000300013*

19.Alvarez Ariza, M., Atienza Merino G. *Guía de Práctica Clínica sobre la Depresión Mayor en la Infancia y en la Adolescencia. [Internet]. Ministerio de Sanidad y política social. 2015. Available from: http://agapap.org/datos/ Depresion_GUIA.pdf*

20.World Health Organization. *Depresión en personas de 15 y más. 2015;300. Available from: https://www.minsal.cl/portal/url/item/ 7222754637c08646e04001011f014e64.pdf*

21.Schmülling E. *GUÍAS DE PRÁCTICA CLÍNICA EN EL SNS. Fette, Seifen, Anstrichm [Internet]. 2018;61(2):117–9. Available from: https:// portal.guiasalud.es/wp-content/uploads/2018/12/ GPC_534_Depresion_Adulto_Avaliat_compl.pdf*

22.World Health Organization. *Los antidepresores (tricíclicos e inhibidores selectivos de la recaptación de serotonina) en el tratamiento de los adultos con depresión. WHO [Internet]. 2016; Available from: https://www.who.int/ mental_health/mhgap/evidence/depression/q1/es/*

CAPÍTULO 20

MANEJO DE QUEMADURAS EN ATENCIÓN PRIMARIA DE SALUD
Autor: Dr. Fabricio Gabriel Monga Barrera

Definición

Las quemaduras son lesiones que se producen por acción de agentes físicos (llamas, objetos calientes, líquidos, electricidad, radiación, fricción o frio), químicos (ácidos, bases) y biológicos, produciendo la desnaturalización de proteínas de las diferentes capas de la piel u otro tejido orgánico, lo que conlleva a la perdida de líquidos, calor y de la acción de barrera frente a infecciones, esto depende de la zona afectada, grosor y resistencia de la piel es determinante el tiempo de contacto con el agente causal.(1)

Una quemadura se considera morbilidad al presentar cicatrices antiestéticas, secuelas funcionales y psicológicas importantes en el individuo afectado. (2)

Epidemiología

Las quemaduras representan el cuarto tipo de trauma más común en todo el mundo, seguidas de las lesiones de tráfico, caídas y violencia interpersonal (2), según la OMS ocasionan aproximadamente 180 000 muertes al año, tienen lugar en los países de ingreso bajo y mediano, se producen en mayor proporción en el ámbito doméstico y laboral (3) por lo cual esta patología es altamente prevenible.

La hoja informativa sobre la incidencia de quemaduras de la AMERICAN BURN ASSOCIATION (ABA) establece que en 2016, un total de 486,000 personas buscaron atención para quemaduras en los Estados Unidos. El 67% de las quemaduras son pequeñas por lo que ocupan menos del 10% de la superficie corporal total área, de acuerdo con el repositorio nacional de quemaduras de la ABA. (2)

En Quito – Ecuador se realizó un estudio epidemiológico entre enero del 2005 a marzo del 2011, en el Hospital Eugenio espejo el cual se obtuvo una población de 750 pacientes, 534 fueron hombres que representan el 71.2% y 216 mujeres que representan el 28,8%, con una media edad de 35 años, un rango entre 7 y 95 años; la mayoría de quemaduras fueron de origen térmico con un 58%, seguidas por quemaduras eléctricas con un 33%, quemaduras por medios físicos con un 6% y finalmente las quemaduras de origen químico con un 3% del total de los casos, los obreros, las amas de casa y los empleados públicos o privados fueron las personas más afectadas, el

promedio de hospitalización en la unidad de quemados fue de 23 días. (4)
En el Ecuador existe poca información sobre la epidemiología de las
quemaduras.

Fisiopatología

La extensión de la lesión producida por una quemadura térmica depende de
la intensidad, la duración de la exposición, el grosor de la piel y la
conductancia del tejido. (5)

Se describen tres zonas: (Fig. 1)

- **Zona de coagulación:** es el centro de la quemadura, el tejido lesionado no
  es viable y evoluciona a necrosis.
- **Zona de isquemia o estasis:** rodea la zona de coagulación, esta no se
  encuentra desvitalizada pero tiene daño microvascular importante que
  puede evolucionar a necrosis, ésta es el área objetivo de una adecuada
  reanimación.
- **Zona de hiperemia:** rodea a la zona de isquemia, se liberan mediadores
  inflamatorios produciendo vasodilatación, este segmento es viable.(6)

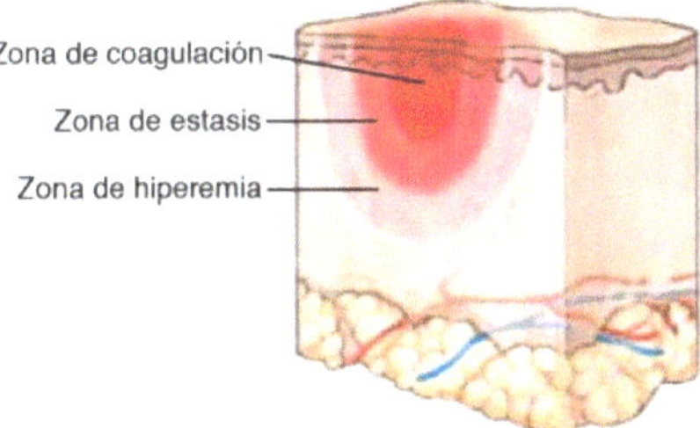

Fig. 1. Zonas de quemadura. (7)

Etiología

Las quemaduras se ocasionan por diversos agentes causales a continuación
describiremos cada una de ellas:
Térmicas. se producen por el calor.

- Escaldadura: por líquidos calientes, son limpias, superficiales y extensas.

• Llamas: por contacto directo con las llamas del fuego, son sucias.
• Contacto: por sólidos calientes, son limitadas y profundas.
• Por fricción: por el rozamiento de la piel con otra superficie.

Eléctricas: por la acción directa de corriente eléctrica a través de los tejidos corporales. Su gravedad varía según su voltaje:
• Bajo voltaje (<1.000 V), escasa destrucción de tejidos, Riesgo de parada cardíaca.
• Alto voltaje (>1.000 V), en los puntos de contacto y en las estructuras internas se produce gran destrucción, pueden provocar parada cardíaca, arritmias, fracturas, rabdiomiolisis y síndrome compartimental.

Flash eléctrico: se produce por la llamarada que produce un cortocircuito.

Químicas: se producen por ácidos o bases estas alteran el pH de los tejidos. La gravedad depende del tiempo de contacto y la concentración de la sustancia.

Radioactivas: se produce por la acción de radiación ionizante como los rayos x y no ionizante como la radiación solar, ultravioleta, laser, infrarroja y microondas.

Frío: el contacto prolongado con el frio produce vasoconstricción y solidificación del agua en el interior de las células con la consiguiente necrosis, los dedos, las orejas y nariz son los más afectados en este tipo de quemaduras. (8)

Clasificación
Las quemaduras se clasifican según su profundidad, extensión y localización:
Según la profundidad (Tabla 1):

Tabla 1. Clasificación de las quemaduras según la profundidad.

Profundidad	Agente causal	Nivel histológico	Característica	Sensación	Resultado
Primer grado (Fig. 2)	Sol, Fogonazo, Líquidos.	Epidermis	Eritema, Edema (+), Palidece a la compresión, Flictenas (-), Exudado (-).	Hiperestesia	Epitelización 3-6 días, Cicatriz (-).
Segundo grado superficial (Fig. 3)	Líquidos calientes, Deflagración o llamas, Exposición a sustancias químicas.	Epidermis, Dermis papilar.	Rosa, rojo brillante, Ampollas intactas, exudativo, palidece a la compresión,	Hiperestesia	Epitelización 7-21 días, Cicatriz (-) (salvo infección)
Segundo grado profundo (Fig. 4)	Deflagración o llamas, Exposición prolongada a sustancias químicas.	Epidermis, dermis papilar, reticular.	Pálido, moteado Ampollas reventadas Exudado (+) relleno capilar(-)	Hipoalgesia	Epitelización 21-60 días, Cicatrices hipertróficas Perdida de vello.
tercer grado (Fig. 5)	Llama, Escaldadura, Electricidad, Exposición a sustancias químicas concentradas, Contacto prolongado con objetos calientes.	Epidermis, Dermis, Hipodermis, Plano óseo.	Blanco nacarado hasta negruzco, Apergaminado, Escara, Llenado capilar (-).	Anestesia	Raramente cura sin cirugía, Cicatrices hipertróficas.

Fuente: Adaptado de protocolos diagnósticos y terapéuticos en urgencias de pediatría. (9), Abordaje terapéutico del paciente quemado: importancia de la resucitación con fluido terapia. (10), Quemaduras. (11).

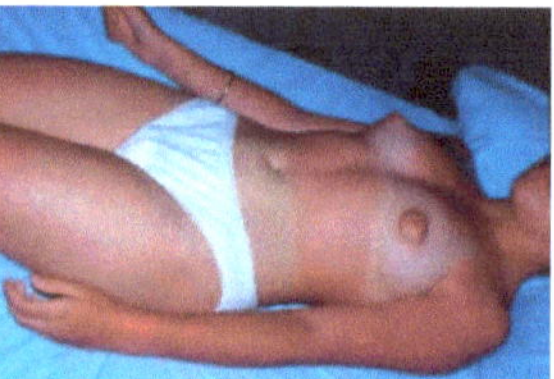

Fig. 2. Quemadura de primer grado. (2)

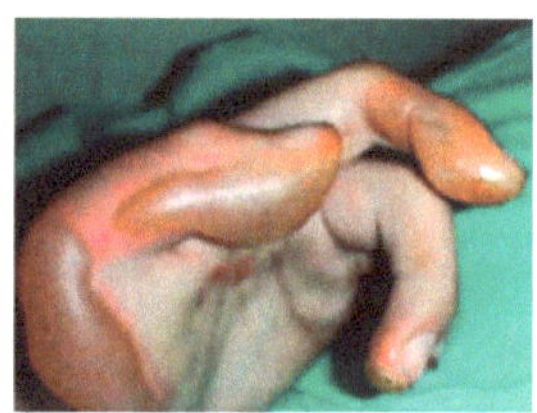

Fig. 3. Quemadura de segundo grado superficial. (2)

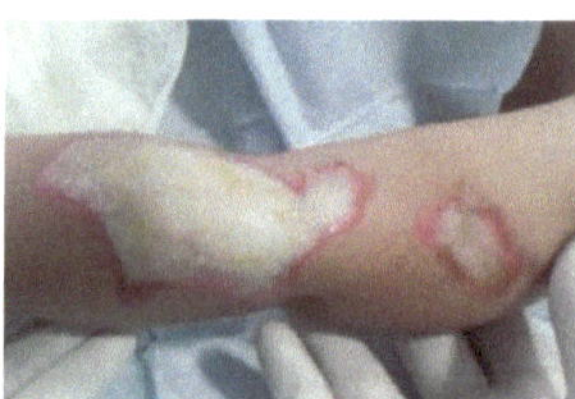

Fig. 4. Quemadura de segundo grado profunda. (7)

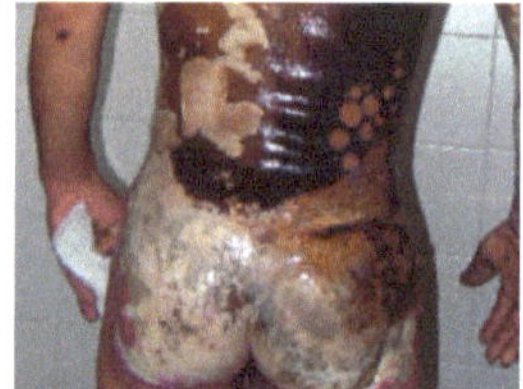

Fig. 5. Quemadura de tercer grado. (2)

Consejos para Valorar la Profundidad

- **Valoración visual:** la quemadura debe coincidir con la sensibilidad que se produce en el paciente siendo la hiperalgesia característica de las quemaduras de primer y segundo grado superficial, hipoalgesia del segundo grado profundo y anestesia del tercer grado.
- **Test de la aguja:** se pincha con la aguja o el capuchón la zona lesionada, si el paciente lo distingue claramente sin mirar con qué objeto se le está tocando, la quemadura es superficial caso contrario la lesión es profunda.
- **Signo del pelo:** se debe tirar de los pelos que queden en la zona quemada, si presenta resistencia o dolor, la raíz del pelo no está afectada, la quemadura es de segundo grado superficial, caso contrario, es de segundo grado profunda. (1)

Extensión

En esta clasificación se utilizan las diferentes técnicas que describiremos a continuación:

• Regla de los 9 de WALLACE

Esta regla es la más usada para valorar rápidamente superficies extensas, en > 14 años y adultos. Consiste en asignar el 9% y múltiplos de 9 a las diferentes regiones anatómicas de la superficie corporal total. (Fig. 6) No se utiliza en quemaduras superficiales. (9)

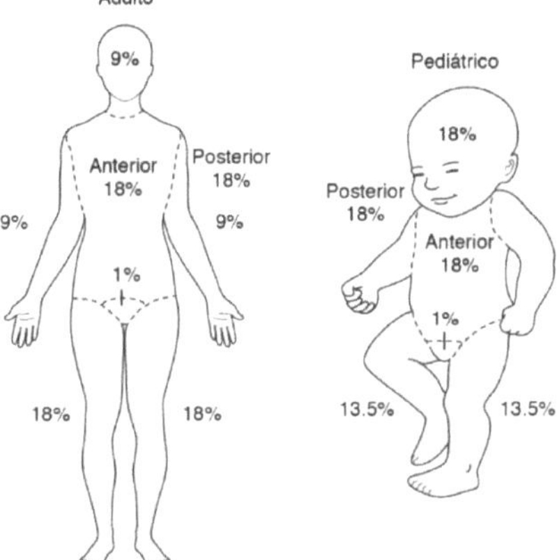

Fig. 6. Regla de los 9 de WALLACE

• Tabla de LUND Y BROWDER

Esta tabla se caracteriza por ser la más precisa para estimar la superficie corporal total, se usa principalmente en niños ya que poseen la cabeza proporcionalmente más grande y extremidades inferiores pequeñas, (Tabla 2) es muy útil en quemaduras extensas y múltiples. (9)

Tabla 2. Tabla modificada de LUND Y BROWDER.

Zona	< 1 año	1 a 4 años	5 a 9 años	10 a 14 años	Adulto
Cabeza	9,5	8,4	6,5	5,5	4,5
Cuello	1	1	1	1	1
Tronco	13	13	13	13	13
Brazo	2	2	2	2	2
Antebrazo	1,5	1,5	1,5	1,5	1,5
Mano	1,25	1,25	1,25	1,25	1,25
Muslo	2,75	3,25	4,25	4,25	4,5
Pierna	2,5	2,5	3	3	3,25
Pie	1,75	1,75	1,75	1,75	1,75
Nalga	2,5	2,5	2,5	2,5	2,5
Genitales	1	1	1	1	1

Fuente: Adaptado de protocolos diagnósticos y terapéuticos en urgencias de pediatría. (9)

• Método PALMAR

Este método se utiliza para quemaduras poco extensas, irregulares o parcheadas, menor al 10% en donde la palma de la mano (Fig. 7) (desde la zona proximal de la muñeca hasta la zona distal de la tercera falange de los dedos), representa el 1% de la superficie corporal quemada, también se puede usar cuando el paciente tiene una quemadura superior al 85%, calculando la zona que no tiene lesiones. Se utiliza en pacientes de cualquier edad. (9)

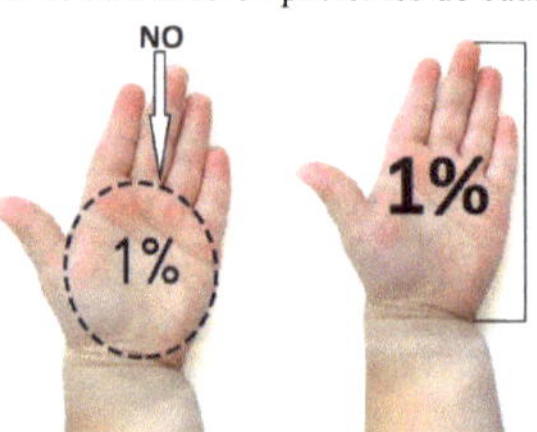

Fig.7. Regla de la palma de la mano. (1)

Localización

Las zonas de quemadura que poseen mayor riesgo de secuelas estéticas y funcionales son: cara, cuello, manos, pies, zona perianal y todas las zonas de flexión. (9)

Estimación de la Gravedad

La American Burn Association ha clasificado las quemaduras en menores, moderadas y mayores basándose principalmente en la profundidad, el tamaño y localización. (Tabla 3) Esta es una guía para determinar el cuidado que requieren los pacientes ya que el tratamiento y el pronóstico se correlaciona con esta clasificación. (9)

Tabla 3. Criterios de gravedad de las quemaduras según la AMERICAN BURN ASSOCIATION.

Quemadura menor	≤ 15% SCQ de primer o segundo grado en adultos ≤ 10% de SCQ de primer o segundo grado en niños ≤ 2% SCQ de tercer grado en niños o adultos (que no afecten ojos, orejas, cara o genitales)
Quemadura moderada	15 a 25% de SCQ de segundo grado en adultos 10 a 20% de SCQ de segundo grado en niños 2 a 10% de SCQ de tercer grado en niños o adultos (que no afecten ojos, orejas, cara o genitales)
Quemadura mayor	> 25% de SCQ de tercer grado en adulto > 20% de SCQ de segundo grado en niños > 10% de SCQ de tercer grado en niños o adultos Quemaduras de segundo y tercer grado que involucran ojos, oídos, orejas, cara, manos, pies, articulaciones principales, periné y genitales Todas la lesiones inhalatorias con o sin quemaduras Quemaduras eléctricas Quemaduras químicas en áreas como cara, párpados, orejas, manos, pies, articulaciones principales, periné y genitales Quemaduras asociadas a traumatismos Quemaduras en personas de alto riesgo: diabetes, desnutrición, enfermedad pulmonar, enfermedad cardiovascular, alteraciones sanguíneas, SIDA u otras enfermedades inmunodepresoras, cáncer

SCQ: superficie corporal quemada.

Fuente. Guía de práctica clínica para el cuidado de personas que sufren quemaduras. (2)

Criterios de Derivación

Los pacientes que presentan quemaduras menores deben ser tratados en atención primaria y los que presentan quemaduras moderadas o graves deben ser derivados a la unidad de quemados de un hospital.

Para una correcta derivación es necesario determinar: la extensión, la profundidad y la localización. Se debe considerar también: las circunstancias en que se produjo el accidente y los antecedentes personales que son factores agravantes. (1)

Tabla 4. Criterios de derivación del paciente quemado al hospital.

Quemaduras de 2.o grado con extensión > 10 % de la SCT
Quemaduras de 3.er grado con extensión > 3-5 % de la SCT
Valorar la derivación de las quemaduras de 1.er grado si afectan a las zonas de riesgo (cabeza, articulaciones, perineo, genitales, zona mamaria, párpados, etc.)
Afectación del estado general
Quemaduras químicas o eléctricas
Quemaduras asociadas a lesiones por inhalación
Quemaduras circunferenciales a tronco, cuello o extremidades (asfixia o síndrome compartimental)
Quemaduras que tardan más de 3 semanas en epitelizar
Individualizar en los siguientes casos: patología crónica concomitante, niños menores de 5 años, mayores de 60 años y quemaduras asociadas a fracturas o lesiones, heridas penetrantes
Problemática sociocultural o bien sospecha de cuidadores inadecuados
Sospecha de maltratos (p. ej., en el caso de quemaduras con cigarrillos)

Fuente: Quemaduras. (11)

Atención Inicial del Paciente Quemado

Todo paciente quemado es potencialmente un paciente politraumatizado, hay que tener en cuenta que puede presentar cualquier tipo de lesiones asociadas, razón por la cual se debe iniciar el ABCDE del trauma. (8)

(A) VÍA AÉREA: en pacientes con quemaduras extensas se puede edematizar la vía aérea hasta la obstrucción total en estos casos se requiere intubación endotraqueal precoz, antes de que se pierda la vía aérea, las quemaduras más pequeñas pueden tratarse sin un tubo endotraqueal. Se debe sospechar en lesión de la vía aérea cuando se evidencia quemadura de vibrisas nasales, labios, mucosa orofaringea, tos productiva, ronquera y estridor. Para la inspección de la zona se debe usar un laringoscopio o broncoscopio. (14)

(B) VENTILACIÓN: se debe asegurar mantener la saturación > 98 %. En quemaduras extensas administrar oxígeno al 35 %. Si hubo exposición a gases y humo administrar oxígeno humidificado entre el 50 - 100 %. En los demás casos administrar oxígeno al 28 - 35 %.

Lesión medular: inmovilización cervical y de espalda hasta demostrar que la zona no se encuentra afectada.

(C) CIRCULACIÓN: las quemaduras de más del 20 % de la superficie corporal, determinan cambios cardiovasculares conocidos como "shock por quemadura". Se produce por la pérdida de plasma hacia el espacio intersticial desde el espacio intravascular. (8)

Después de determinar la tasa inicial de reanimación con líquidos, estos deben ser ajustados en función de la producción de orina (con una producción de orina objetivo de 0.5 ml por kilogramo de peso corporal por hora para adultos y 1 ml por kilogramo por hora para niños que pesen < 30 kg). (12)

Resucitación / reanimación: los objetivos son:
- Mantener la perfusión de órganos vitales y prevenir el desarrollo de disfunción multiorgánica.
- Restituir la pérdida de líquido secuestrado en el tejido quemado.
- Aportar la menor cantidad de volumen de líquidos necesario para mantener una adecuada perfusión de los órganos (el fluido aumenta el edema) y así evitar el riesgo de insuficiencia respiratoria, insuficiencia cardíaca y síndromes compartimentales.

- Reponer las pérdidas de sodio plasmático, producidas por el paso de éste hacia los tejidos quemados y el espacio intracelular.
- En adultos y niños mayores evitar las soluciones con dextrosa excepto en los niños pequeños, cuyos depósitos de glucógeno son escasos y necesitan de un aporte extra de hidratos de carbono.
- La resucitación finaliza cuando cede el edema, generalmente entre las 24 y 48 horas después de la quemadura.
- RINGER LACTATO es el líquido de elección para la reanimación y mantenimiento en las primeras 24 horas por su semejanza con el líquido extracelular en su composición.
- Se debe iniciar la perfusión de líquidos con la FÓRMULA DE PARKLAND:
  RL = 4 ml / kg / % SCQ en las primeras 24 horas - la mitad se debe administrar en las primeras 8 horas, y la otra mitad en las siguientes 16 horas. (8)
- Los pacientes con quemaduras profundas, inhalación de humo y lesiones asociadas, intoxicación alcohólica y niños pequeños requieren proporcionalmente más líquido.
- En los pacientes cuya producción de orina cumple con el objetivo se debe reducir los líquidos cada hora en función de los requisitos basales en 24 horas. (12)

Acceso vascular: las venas periféricas son de elección en una zona no quemada, seguido de vena central en área no quemada, vena periférica en zona quemada y como última opción una vena central en zona quemada.

(D) FUNCIÓN NEUROLÓGICA: se utiliza la escala de Glasgow para la valoración de la consciencia. (8)

(E) EXPOSICIÓN Y VALORACIÓN SECUNDARIA:
Se retirara toda la ropa y joyas, se debe enfriar las lesiones con agua o suero fisiológico a temperatura ambiente durante 10-15 minutos con el fin de disminuir la extensión de la lesión y así también el dolor, el agua fría y hielo están contraindicados. En niños pequeños se debe tener cuidado ya que puede producir hipotermia, después se debe cubrir al paciente con gasas estériles y tibias y sobre éstas, campos estériles. (12)

Se debe realizar la historia clínica completa identificando las características del traumatismo térmico que ha sufrido y de traumas asociados.

Limpieza de las quemaduras con agua o suero fisiológico y jabón suave, evitar el uso de clorexhidina ya que interfiere en la cicatrización salvo en riesgo potencial de infección.

Manejo de flictenas y tejido necrosado:
• Ampollas rotas y tejido necrosado se retira.
• Ampollas integras que se rompen fácilmente o con líquido turbio se remueven de forma estéril.
• Ampollas rotas con líquido limpio o pequeñas se dejan intactas.

Antibióticos: no se recomienda el uso de antibióticos tópicos en el uso rutinario ya que pueden afectar a la cicatrización.

• **Sulfadiazina Argentica es** el antibiótico tópico de primera elección, tiene acción antimicrobiana contra gram (+), gram (-), pseudomona aeruginosa y cándidas, es de aplicación y retirada fácil tiene poca penetración en las escaras. Está contraindicado en niños < 2 meses, déficit de G6PDH y en estado de gestación. Se aplica cada 12-24 horas.
• **Bacitracina** es la alternativa a la sulfadiazina argentica, se aplica cuando la quemadura esté localizada en zonas expuestas al sol, no se recomienda su uso durante el embarazo o lactancia, en recién nacidos ni en quemaduras extensas.

Control del Dolor: el dolor puede ser referido de la propia quemadura, de la limpieza de la misma o del cambio del apósito, en algunos casos se puede aplicar anestesia local o regional antes de la limpieza, los analgésicos más utilizados son el paracetamol y los AINES (12), se debe utilizar preferentemente la vía intravenosa, y en quemaduras muy dolorosas se deben utilizar opiáceos el más utilizado es la morfina.

Profilaxis Antitetánica: se debe conocer la historia de inmunizaciones del paciente.

Dieta: Nada por vía oral hasta valoración por especialista en nutrición, se debe colocar una sonda nasogástrica si el paciente no puede ingerir alimentos por vía oral. (8)

Prevención

Las quemaduras son altamente prevenibles, por lo cual se sugieren las siguientes recomendaciones:

- Promover el uso de cocinas más seguras, combustibles menos peligrosos y brindar información sobre el uso de prendas que pueden prenderse fuego.
- Aplicar las normas de seguridad al diseño y a los materiales de las viviendas, y fomentar las inspecciones de hogares.
- Mejorar la prevención del acceso de los niños a la cocina.
- Reducir la temperatura en los grifos de agua caliente.
- Promover la educación sobre seguridad contra incendio y el uso de detectores de humo, rociadores y salidas de emergencia en las viviendas;
- No fumar en la cama y alentar el uso de encendedores con dispositivos de seguridad para niños.
- Promover leyes que ordenen la producción de cigarrillos diseñados para reducir el riesgo de incendio.
- Mejorar el tratamiento de la epilepsia, especialmente en los países en desarrollo.
- Alentar el mayor desarrollo de sistemas de atención de quemaduras, incluyendo la capacitación de proveedores de atención de la salud en la adecuada clasificación y manejo de personas con quemaduras. (3)

1.Manrique I, Romero A. *Abordaje De Las Quemaduras En Atención Primaria. Pediatría Integral [Internet]. 2019 [Citado 5 Marzo 2020];Xxiii(2):81-89. Disponible En: Https://Www.Pediatriaintegral.Es/Wpcontent/Uploads/2019/ Xxiii02/02/N2-081-089_Ignmanrique.Pdf*

2.Perez T, Martinez P, Perez L, Cañadas F. *Guía De Práctica Clínica Para El Cuidado De Personas Que Sufren Quemadura [Internet]. Andalucía: Servicio Andaluz De Salud; 2011 [Citado 1 Marzo 2020]. Disponible En: Https:// Portal.Guiasalud.Es/Gpc/Guia-De-Practica-Clinica-Para-El-Cuidado-De- Personas-Que-Sufren-Quemaduras/*

3.Ortiz - Prado E, Rubio F, Rodriguez E. *Analisis Epidemiologico De Quemaduras En El Paciente Adulto Ingresado En La Unidad De Quemados Del Hospital Eugenio Espejo, Quito Ecuador, Durante El Periodo 2005-2011. Researchgate [Internet]. 2011 [Citado 5 Marzo 2020];. Disponible En: Https:// Www.Researchgate.Net/Publication/ 270273417_Analisis_Epidemiologico_De_Quemaduras_En_El_Paciente_Adulto _Ingresado_En_La_Unidad_De_Quemados_Del_Hospital_Eugenio_Espejo_Quit o_Ecuador_Durante_El_Periodo_2005-2011/Link/54A414960Cf256Bf8Bb31B18/ Download*

4.Forero N, Fernandez D. *Quemaduras En Pediatría. Dialnet [Internet]. 2007 [Citado 5 Marzo 2020];20(3). Disponible En: Https://Dialnet.Unirioja.Es/ Servlet/Articulo?Codigo=4545777*

5.Gorordo L, Hernandez G, Zamora S, Arizbeth M, Jimenez A, Tercero B. *Atención Inicial Del Paciente Quemado En Uci: Revisión Y Algoritmo. Medigraphic [Internet]. 2015 [Citado 5 Marzo 2020];82(1):43–48. Disponible En: Https:// Www.Medigraphic.Com/Pdfs/Juarez/Ju-2015/Ju151G.Pdf*

6.Phtls. *9.ª Ed. Burlington, Massachusetts: Jones Y Barlett Learning; 2020.*

7.Casteleiro M, Castro J. *Guía Práctica De Lesiones Por Quemadura [Internet]. Galicia: Xunta De Galicia; 2016 [Citado 1 Marzo 2020]. Disponible En: Https:// Ulcerasfora.Sergas.Gal/Informacion/Guia-Queimaduras-Guia-N5*

8.Fernandez Y, Mele M. *Protocolos Diagnósticos Y Terapéuticos En Urgencias De Pediatría [Internet]. 3.ª Ed. Barcelona: Seup; 2019 [Citado 1 Marzo 2020]. Disponible En: Https://Seup.Org/Pdf_Public/Pub/Protocolos/13_Shock.Pdf*

9.Moran A, Cerro S, Tapia Z, Castillo O, Apolo Y, Lema R, Hidalgo C. *Abordaje Terapéutico Del Paciente Quemado: Importancia De La Resucitación Con Fluidoterapia . Avft [Internet]. 2019 [Citado 2 Marzo 2020];38(1). Disponible En: Http://Www.Revistaavft.Com/Images/Revistas/2019/ Avft_1_2019/2Abordaje_Terapeutico_Paciente_Quemado.Pdf*

10.*Https://Amf-Semfyc.Com/Web/Downloader_Articulopdf.Php? Idart=910&Id=Quemaduras(1).Pdf*

11.*Https://Www.Osakidetza.Euskadi.Eus/Contenidos/Informacion/ Cevime_Infac_2005/Es_Def/Adjuntos/Infac_V13_N5.Pdf*

12.Greenhalg D. *Management Of Burns. The New England Journal Of Medicine [Internet]. 2019 [Citado 2 Marzo 2020];380(24). Disponible En: Https:// Www.Nejm.Org/Doi/Full/10.1056/Nejmra1807442*

CAPÍTULO 21

ABDOMEN AGUDO INFLAMATORIO
Autor: Dr. Sebastián Alejandro Pástor Romero

Introducción

El abdomen agudo corresponde al síndrome clásico caracterizado por dolor abdominal, generalmente de moderada a gran intensidad, el cual se instaura con rapidez y que generalmente se acompaña de otros signos y síntomas que demuestran afectación peritoneal, constituyendo un gran reto para el médico general y el cirujano.

El abdomen agudo comprende un amplio grupo de patologías y se puede clasificar según su etiología en: inflamatorio, obstructivo, traumático, vascular o ginecológico. Es considerado una urgencia abdominal pues conlleva una alta probabilidad de necesidad de resolución quirúrgica, requiere una rápida investigación clínica, ya que podría crear dificultades para el diagnóstico etiológico si no contamos con los estudios diagnósticos necesarios, situación relativamente común en nuestro medio; sin embargo, conviene recordar que lo más importante es saber diferenciar entre un abdomen quirúrgico y el que no lo es, a pesar de que no siempre se conozca el diagnóstico concreto.

Cabe indicar que el abdomen agudo incluye procesos abdominales que no requieren resolución quirúrgica e incluso patologías extraabdominales que pueden simular un abdomen agudo, sin embargo, las causas inflamatorias son las más frecuentes y pueden desembocar en una peritonitis, sepsis e incluso la muerte del paciente, por tanto, es necesario realizar un diagnóstico oportuno e instaurar un tratamiento adecuado lo más pronto posible.

Definición

El abdomen agudo inflamatorio (AAI) es una entidad multisindrómica, muy compleja, creadora de frecuentes situaciones de emergencia médica, está causado por una agresión al compartimento peritoneal, con dolor abdominal como síntoma predominante. (1)

Entre las patologías de origen inflamatorio más frecuente tenemos: Apendicitis aguda (causa más frecuente de dolor abdominal quirúrgico), colecistitis aguda, pancreatitis y diverticulitis; menos frecuentes: colangitis, perforación por salmonelosis, ulcera péptica perforada, salpingitis, enfermedad pélvica inflamatoria, tuberculosis y colitis (ulcerosa, de Crohn). (2)

Epidemiologia

El AAI causa el 10% de las consultas en los Servicios de Urgencias y el mayor número de ingresos e intervenciones quirúrgicas. (1) La apendicitis aguda es el problema más común del colon, algunos estudios estiman que el 8% de la población en países occidentales presentaran apendicitis en su vida. (3) Aunque cualquiera puede tener apendicitis, lo más frecuente es que ocurra en personas entre los 10 y 30 años. En el 2018 la apendicitis fue la primera causa de morbilidad en Ecuador con 41.355 egresos hospitalarios, seguida de la colecistitis con 37.186, ambas patologías causantes de AAI, por su parte la diarrea y gastroenteritis de presunto origen infeccioso, estuvo en cuarto lugar con 21.241 egresos, según datos publicados por el Instituto Nacional de Estadística y Censos (INEC). (4)

Según el sexo, la apendicitis fue más frecuente en la población masculina con 19.852 casos constituyendo la primera causa de morbilidad, mientras que la colelitiasis ocupó el tercer puesto con 11.877 casos, seguido de hernia inguinal con 11.442 casos. Por su parte en el sexo femenino la colelitiasis fue la más frecuente seguida de apendicitis aguda con 29.478 y 17.334 casos respectivamente.

Las enfermedades del sistema digestivo fueron la primera causa de morbilidad en la región sierra (14,9%), costa (12,9%) e insular (19,6%), y la segunda causa en la región amazónica (11,5%). (4)

Fisiopatología

El abdomen agudo inflamatorio comprende una serie de entidades patológicas que producen a nivel abdominal una respuesta de tipo inflamatoria que se traduce en una serie de reacciones vasculares, celulares, neuronales y humorales que tienen como fin eliminar, diluir o tabicar el agente lesivo. (5)

El conocimiento del desarrollo embrionario del sistema digestivo ayuda a comprender la fisiopatología del dolor abdominal, cada segmento tiene su propia vascularización e inervación y conserva esas relaciones hasta la vida adulta: el intestino anterior se extiende desde la boca hasta el duodeno e incluye el páncreas, hígado, vías biliares y bazo, el intestino medio está constituido por el duodeno distal, intestino delgado, ciego, apéndice y colon hasta los dos tercios proximales del transverso, el intestino caudal forma el resto del colon y el recto.

El dolor abdominal tiene gran relación con el peritoneo, el cual constituye una membrana serosa continua compuesta por dos capas: serosa y parietal, en general el dolor abdominal se puede dividir en visceral, somático o referido.

1.**Visceral:** Es un dolor generalmente difuso, que se produce por afectación (inflamación) de los órganos abdominales cubiertos por peritoneo visceral, ya que tienen receptores dolorosos en la pared muscular y sus cápsulas. El dolor se transmite por el sistema nervioso autónomo, por vías aferentes viscerales y por los nervios simpáticos hasta las astas dorsales de la médula espinal. El dolor se percibe poco definido, mal localizado, generalmente en la línea media u originado en ella, la posición dependerá del origen embriológico de la víscera afectada, intestino anterior en el epigastrio, intestino medio periumbilical e intestino caudal en el hipogastrio.

2.**Somático o parietal:** Es un dolor localizado, se produce por afectación del peritoneo parietal, mismo que esta inervado por fibras nerviosas espinales que abarcan los segmentos T7 a L1 y penetran en la médula espinal ipsilateral, por lo que se percibe en el mismo lado y área donde se origina. Su etiología es variable, puede ser de origen inflamatorio o infeccioso (peritonitis: bacteriana, química). Se caracteriza por ser un dolor intenso, de inicio brusco, que se agudiza e intensifica con movimientos, tos y respiración y se acompaña de contractura muscular.

3.**Referido:** Es un dolor que se percibe a distancia del órgano o víscera afectada; este dolor es conducido por los axones propioceptivos que van hacia el asta dorsal de la médula espinal, el ejemplo más claro corresponde al dolor a nivel del hombro u omoplato derecho en casos de patología biliar.

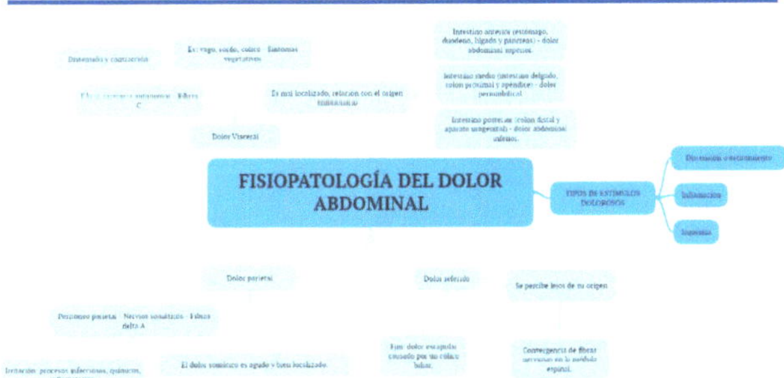

Elaborado por: Dr. Sebastián Pástor

Cuadro Clínico

El paciente afectado con un AAI tiene como síntoma fundamental el dolor abdominal intenso que generalmente se acompaña de compromiso del estado general del paciente y en ciertos casos se caracteriza por la presencia de síndrome de respuesta inflamatoria sistémica (SIRS).

Debemos hacer énfasis en el dolor abdominal como síntoma cardinal, en las patologías quirúrgicas generalmente precede al resto de síntomas que pueden acompañar al cuadro cínico como: nausea, vómito o fiebre, Dentro de la anamnesis del paciente existen datos que nos ayudaran a llegar a un diagnostico adecuado, por ejemplo si se trata de un dolor tipo cólico sospecharemos que se trata de una víscera hueca, si además se ha presentado previamente o tiene una evolución crónica esto nos sugiere que se trata de una patología biliar o litiasis renal; el dolor de inicio brusco muy intenso puede orientarnos a una ulcera perforada, una pancreatitis o un aneurisma accidentado, en pacientes femeninos se debe descartar la rotura de un embarazo ectópico; la relación con los alimentos nos pueden dar una idea de la causa del dolor, como en el caso de ulcera péptica presentándose en ausencia de ingesta o colelitiasis con dolor postprandial, la intensidad del dolor nos puede anunciar la presencia de una enfermedad grave mientras que la localización por origen embriológico o anatomía topográfica nos orientará al órgano afectado.

- Al examen físico abdominal se determina la presencia de dolor abdominal a la palpación superficial y profunda en esta región. Se debe determinar si existen signos de compromiso peritoneal en el que destaca el signo de Mussy o rebote, clásicamente se traduce en dolor a la palpación profunda que se exacerba a la descompresión brusca. Existen además otros signos que nos orientan a patologías inflamatorias:
- Mc Burney: dolor en el punto localizado en la unión del tercio medio con el externo de una línea imaginaria que va desde el ombligo hasta la espina iliaca anterosuperior derecha.
- Blumberg: dolor a la descompresión brusca del abdomen en el punto de McBurney.
- Rovsing: Dolor en el cuadrante inferior derecho al comprimir el cuadrante inferior izquierdo del abdomen.
- Obturador: dolor en cuadrante inferior derecho a la flexión y rotación interna de la cadera derecha.
- Psoas: dolor en cuadrante inferior derecho a la extensión pasiva de la cadera derecha.
- Murphy: dolor en el hipocondrio derecho que causa apnea durante una inspiración profunda.
- Dunphy: dolor abdominal que exacerba durante la tos, debido al aumento de presión intraabdominal.

El tacto rectal puede darnos algunos datos importantes como dolor en las paredes rectales, presencia y características de contenido rectal o el fondo de saco de Douglas y dolor anexial en mujeres.

Diagnóstico y Tratamiento

El diagnóstico de las entidades causantes de abdomen agudo inflamatorio es predominantemente clínico, la historia de la enfermedad y la exploración física nos orientarán a la presunción diagnóstica, permitiendo en ciertos casos decidir si el paciente requiere una cirugía emergente o en caso de ser necesario solicitar exploraciones complementarias. Debemos recordar que lo fundamental es determinar con rapidez si el paciente cursa con un abdomen quirúrgico, no se debe consumir tiempo en exploraciones innecesarias o que no cambiaran la conducta médica; el diagnostico etiológico certero se confirma el momento mismo de la cirugía.

A pesar de que existen varias causas de abdomen agudo, nos enfocaremos en las tres principales etiologías:

Diagnóstico de apendicitis aguda:
La apendicitis ocurre por obstrucción de su lumen, seguido de isquemia e inflamación que puede llevar a su perforación. Las dos principales causas son: la presencia de fecalitos y la adenitis, entre otras causas como semillas, tumores e incluso parásitos. En la mayoría de personas el dolor de tipo visceral comienza alrededor del ombligo y luego se desplaza volviéndose somático a medida que la inflamación empeora localizándose en el cuadrante inferior derecho, a este signo lo conocemos como "migración del dolor" y junto con el dolor en el abdomen bajo derecho e inicio del dolor previo al vómito son los síntomas más útiles para la evaluación diagnóstica (6); el dolor generalmente se incrementa y finalmente se hace de gran intensidad, otros signos en el caso de apendicitis son el dolor en el punto de McBurney y el signo de Blumberg o Rovsing positivos.

En los hallazgos de laboratorio se puede apreciar leucocitosis moderada con desviación a la izquierda, lo que nos orienta a un proceso inflamatorio-infeccioso, hay que tomar en cuenta que no todos los pacientes se presentan con aumento de los leucocitos; estos casos especiales corresponden a los extremos de la vida, diabéticos e inmunodeprimidos. Otros hallazgos son proteína C reactiva (PCR) elevada, presencia de leucocitos en el elemental y microscópico de orina (EMO) (3) , que además nos ayuda sobre todo para descartar infecciones de vías urinarias en pacientes mujeres en edad fértil. HCG: en mujeres en edad fértil para descartar un posible embarazo, que nos orienta a complicaciones del mismo que pueden causar abdomen agudo como un embarazo ectópico accidentado.

El diagnostico diferencial se hace con todas las otras causas de AAI, colecistitis, diverticulitis, pancreatitis, hematoma o absceso retroperitoneal, enteritis, enfermedad inflamatoria intestinal, cáncer y patologías obstétricas.

Se ha creado varias escalas, las cuales evalúan diferentes aspectos que confirman o descartan su diagnóstico, entre ellas tenemos:

La escala de Alvarado modificada (MANTRELS): Es probablemente la de mayor difusión y aceptación en los servicios de urgencias del mundo, con una sensibilidad de 68% y especificidad de 87.9%. Clasifica a los pacientes según su probabilidad de presentar la enfermedad:

Tabla 1: Escala de Alvarado

	Variable	Valor
	Migración del dolor	1
Síntomas	Anorexia	1
	Nausea y vómito	1
Signos	Dolor (Tenderness) en el cuadrante inferior derecho	2
	Rebote (Blumberg)	1
	Elevación de la temperatura (>38°C)	1
Laboratorio	Leucocitosis >10.000/uL	2
	Desviación (Shift) a la izquierda (>75% neutrófilos)	1
Total		10

Adaptado de: Alvarado A. A practical score for the early diagnosis of acute appendicitis. Ann Emerg Med 1986; 15:557–64. Disponible en: https:// doi.org/10.1016/S0196-0644(86)80993-3

Correspondiendo a: Riesgo bajo (0-4 puntos): probabilidad de apendicitis de 7.7%. Se recomienda observación ambulatoria y énfasis en los signos de alarma. Riesgo intermedio (5-7 puntos): probabilidad de apendicitis de 57.6%. Hospitalización y solicitar exámenes confirmatorios. Riesgo alto (8-10 puntos): probabilidad de apendicitis de 90.6%. Indicación quirúrgica urgente. Sin embargo, según la guía de Jerusalem publicada en la World Journal of Emergency Surgery en 2016, el escore de Alvarado menor de 5 es suficientemente sensible como para descartar la apendicitis, pero no es lo suficientemente específico para llegar al diagnóstico. (7)

Aunque no es el objetivo de este capítulo el ahondar en las diferentes escalas que se han desarrollado para el diagnóstico de apendicitis, es necesario nombrar otras escalas pronosticas como la escala RIPASA, desarrollada en 2010 en Borneo, según estudios comparativos con mejor sensibilidad (98%) y especificidad (83%) y la escala AIR (Appendicitis Inflammatory Response), creada en Suecia en el año 2008. (8)

A pesar del uso de las escalas pronosticas, las apendicectomías incidentales se dan en un 11% de los pacientes, un porcentaje menor al 15% reportado utilizando solo el diagnóstico clínico.

Estudios de imagen: Se debe tomar en cuenta que en nuestros países el acceso a estudios de imagen en el primer nivel de atención es limitado, y a pesar de que en países desarrollados se recomienda realizar tomografía helicoidal con contraste intravenoso como prueba de elección cuando se considera necesario realizar estudios de imagen, estas recomendaciones son inviables en nuestro medio.

La ecografía tiene una sensibilidad de 83% y una especificidad de 93%, mientras la sensibilidad y especificidad de la tomografía asciende a 94%, (3) La ecografía puede demostrar engrosamiento de la pared del órgano; signo de doble contorno (diana), rigidez no deformable con la presión, lumen sonolucente, ecogénico (gas o coprolito), adenopatías mesentéricas. La tomografía por su parte demostrará apéndice mayor de 6 mm en su diámetro máximo, la utilización de contraste intravenoso es útil porque permite demostrar la pared engrosada y con realce circunferencial, ausencia de contraste en la luz apendicular, visualización de apendicolitos, presencia de cambios inflamatorios en la grasa periapendicular, burbujas de gas extraluminal en caso de perforación y colecciones líquidas.

Tratamiento de apendicitis aguda:
Una vez que el diagnóstico de apendicitis aguda esté hecho, el tratamiento es la apendicectomía la cual puede ser abierta o laparoscópica, lo que dependerá de los recursos disponibles y la experiencia del cirujano, es conveniente mencionar que el tratamiento laparoscópico tiene muchas ventajas como menor morbilidad y menos infecciones de sitio operatorio, disminución del

tiempo de hospitalización y reintegración más rápida a sus actividades normales.

En el primer nivel de atención una vez se identifique los casos debemos dar el tratamiento inicial y coordinar la referencia/transferencia para que el paciente sea valorado por el especialista.

Aunque existen varias publicaciones sobre el tratamiento clínico de la apendicitis aguda en fases iniciales a base de antibioticoterapia, se han reportado casos de recurrencia y complicaciones por lo que no es ampliamente aceptado en nuestro medio. Sin embargo, debemos considerar la profilaxis antibiótica en casos no complicados con cefalosporinas de primera generación (Cefazolina 2 g IV, 30 minutos antes del procedimiento) o inicio del tratamiento antibiótico en quienes se sospeche de una apendicitis complicada en cuyo caso debemos cubrir gérmenes gran negativos y anaerobios, siendo útiles esquemas a base de ampicilina + sulbactam 1,5 g IV cada 6 horas, o la combinación de ceftriaxona o ciprofloxacina con metronidazol. Otra medida importante es el ayuno debido a que la patología amerita una resolución quirúrgica como ya hemos comentado.

El uso de analgésicos para el dolor abdominal agudo es adecuado e independiente de la etiología, en el pasado se consideraba que pudiera enmascarar el cuadro clínico del paciente y un retraso en el diagnóstico pero en la actualidad se ha demostrado en varias publicaciones que el uso de analgésicos para tratar el dolor abdominal en el primer nivel de atención y servicios de emergencia es totalmente permisible y no influye en el diagnóstico ni lo modifica, incluso algunas revisiones declaran que el uso de opioides no aumenta el riesgo de diagnóstico erróneo y además facilita al médico la exploración del abdomen agudo. (9) (10)

Diagnóstico de patología biliar:
La colecistitis es el proceso inflamatorio más común del árbol biliar, puede ser litiásica o alitiásica, la colecistitis litiásica causa una obstrucción aguda del conducto cístico (que canaliza la bilis desde la vesícula biliar) por un lito o cálculo, mientras que la colecistitis alitiásica constituye un proceso inflamatorio por estasis biliar y disfunción vesicular asociada a enfermedades

sistémicas críticas.

La colecistitis se presenta con un dolor en el cuadrante superior derecho que usualmente migra del epigastrio y se irradia al hombro derecho o espalda, puede estar acompañado de nausea, vómito y fiebre, generalmente los pacientes experimentan dolor abdominal que persiste durante más de 6 horas lo que constituye una de las diferencias entre colecistitis y cólico biliar. Los signos y síntomas de la colecistitis se presentan después de las comidas, en especial, si son abundantes o grasosas.

Al examen físico el hallazgo que aporta mayor valor predictivo positivo (11) es el signo de Murphy, es infrecuente la presencia de ictericia, aunque podría manifestarse en casos de síndrome de Mirizzi, cuando la identificamos es conveniente descartar un síndrome colestásico por coledocolitiasis o colangitis. La triada de Charcot constituye la presentación típica de la colangitis aguda y consta de fiebre, ictericia y dolor en el cuadrante superior derecho, si se suman hipotensión y alteración del estado de consciencia se trata de la pentada de Reynold que se traduce en enfermedad grave.

Los exámenes auxiliares mínimos que pueden ayudar a confirmar nuestra sospecha diagnóstica constituyen un valioso apoyo, en los hallazgos de laboratorio se puede apreciar moderada leucocitosis con desviación a la izquierda, PCR elevado, aumento leve de la bilirrubina, fosfatasa alcalina, transaminasas y amilasa sin cumplir criterios para otros diagnósticos diferenciales.

En caso de colangitis la leucocitosis y neutrofilia es marcada, además de elevación de la bilirrubina con predominio de la directa así como fosfatasa alcalina, gama glutamil transpeptidasa y transaminasas.

Estudios de imagen: El examen de imagen que tiene más utilidad es la ecografía con una sensibilidad y especificidad mayor del 95%, donde se puede demostrar engrosamiento de la pared vesicular > 4 mm, líquido pericolecístico y signo de Murphy ecográfico positivo, otros signos indirectos son: distensión de la vesícula biliar mayor de 5 cm en el diámetro anteroposterior y transversal, presencia de cálculos de la vesícula, cuello y/o en el conducto cístico entre otros. Este estudio además nos proporciona información sobre el diámetro del conducto colédoco (normal hasta 6 mm) lo que puede ser de utilidad si estamos sospechando de coledocolitiasis o colangitis en cuyo caso se encontrará dilatado.

El papel de la tomografía es limitado, pero puede ser utilizada en casos específicos de duda diagnóstica, presentaciones atípicas o para descartar otros procesos abdominales.

Las guías de Tokio: Para diagnosticar a un paciente con colecistitis o colangitis utilizamos los criterios expuestos en las guías de Tokio, su ultima revisión fue realizada en el 2018.

Tabla 2: Diagnostico de colecistitis y colangitis

Colecistitis	Colangitis
A.Signos Locales de la Inflamación 1.Signo de Murphy 2.Masa, Dolor o Sensibilidad en el Cuadrante Superior Derecho	**A.Inflamación Sistémica** 1.Fiebre >38 º C y/o escalofríos 2.Laboratorio: Glóbulos Blancos (< 4.000 o > 10.000), PCR > 1mg/dL
B.Signos Sistémicos de la Inflamación 1.Fiebre >38 ºC 2.PCR elevado > 3mg/dL 3.Recuento de Glóbulos Blancos elevado > 10.000	**B.Colestasis** 1.Ictericia Bilirrubina Total > 2mg/dL 2.Laboratorio FA, GGTP, TGO, TGP > 1.5 veces el valor normal
B. Hallazgos característicos de la Colecistitis 1.Pared Vesicular engrosada (>4 mm) 2.Agrandamiento de la vesícula (largo >8cm y ancho >4cm) 3.Sombra Lineal en tejido adiposo 4.Calculo Biliar o residuo retenido 5.Líquido perivesicular	**C.**Imagen: Hallazgos característicos de la Colangitis 1.Dilatación de la vía biliar 2.Evidencia de la etiología (litos, estenosis, stent)
Diagnostico sospechoso: Un ítem de A más uno de B	**Diagnostico sospechoso:** Un ítem de A más uno de B
Diagnóstico definitivo: Un ítem de A más B más C	**Diagnóstico definitivo:** Un ítem de A más B más C

Adaptado de: Yokoe M, Hata J, Takada Tea. Strasberg SM, Asbun HJ, Wakabayashi G et al. Tokyo Guidelines 2018: diagnostic criteria and severity grading of acute cholecystitis. J Hepatobiliary Pancreat Sci. 2018 Jan;25(1):41-54. doi: 10.1002/ jhbp.515. Epub 2018 Jan 9 y Kiriyama S1, Kozaka K2, Takada T3, Strasberg SM4, Pitt HA5, Gabata T et al. Tokyo Guidelines 2018: diagnostic criteria and severity grading of acute cholangitis. J Hepatobiliary Pancreat Sci. 2018 Jan;25(1):17-30. doi: 10.1002/jhbp.512. Epub 2018 Jan 5.

Debemos tomar en cuenta que una vez se llegue al diagnóstico debemos clasificar a la colecistitis o colangitis según los criterios expuestos en las mencionadas guías, aunque esto escapa del objetivo del presente capitulo, por tanto, recomendamos revisar tan importantes documentos clínico quirúrgicos.

Tratamiento de la Patología Biliar

El tratamiento incluye ayuno, antibióticos, analgésicos, extracción de cálculos y la extracción de la vesícula. La colecistectomía laparoscópica es el tratamiento de elección para la colecistitis por sus mayores ventajas, aunque pude ser abierta o convencional en circunstancias especiales, se recomienda que se realice entre las 24 y 72 horas de iniciado el cuadro pues tiene ventajas sobre la conducta antigua de "enfriar el cuadro" y retrasar el tratamiento quirúrgico; la colecistostomia puede ser una opción en pacientes de riesgo, mientras que la colangiopancreatografía retrógrada endoscópica (ERCP) constituye el tratamiento de preferencia en colangitis.

En el primer nivel de atención una vez se identifique pacientes con AAI por patología biliar es recomendable dar el tratamiento inicial y coordinar la referencia/transferencia para que el paciente sea valorado por el especialista. Siempre debemos considerar la necesidad de iniciar tratamiento antibiótico, los múltiples factores que influyen en nuestra elección de antibióticos empíricos deben ser los microrganismos esperados, la epidemiología local, así como datos de susceptibilidad según el antibiograma entre otros; el esquema más común en nuestro medio se basa en ampicilina más sulbactam, aunque las guías de Tokio recomiendan asociarla con algún aminoglucósido, otra opción válida es la combinación de ceftriaxona o ciprofloxacina con metronidazol y en casos graves puede llegar a ser necesario el uso de piperacilina tazobactam o carbapenémicos. (12)

El uso de analgésicos es necesario, se prefieren antiinflamatorios no esteroidales como primera línea, aunque el médico podrá decidir qué analgésico utilizar en dependencia de la intensidad del dolor y la disponibilidad de estos. Si el paciente cursa con nausea y vómito persistente se sugiere colocar sonda nasogástrica, además de hidratación intravenosa.

En caso de colangitis el tratamiento es la inmediata administración de antibióticos y la resucitación con fluidos, seguidos de ERCP para la extracción de los litos y realizar una esfinterotomía, si este tratamiento no esta disponible o falla, la exploración quirúrgica constituye una intervención valida.

Diagnóstico de Pancreatitis

La pancreatitis aguda tiene un amplio rango de severidad, desde una enfermedad leve a una patología muy severa e incluso letal, se clasifica tomando en consideración la falla orgánica con la que cursa en el transcurso de su evolución, las dos causas más comunes son la colelitiasis y el alcohol, entre otras causas tenemos hipertrigliceridemia, hipercalcemia, instrumentación, trauma, medicamentos entre otros. (3)

El diagnóstico de pancreatitis se da por la identificación de 2 de los siguientes 3 criterios: dolor típico en epigastrio que se irradia a la espalda y se asocia a nausea y vómito, amilasa o lipasa más de tres veces su valor normal, imagen característica de pancreatitis, generalmente por tomografía o resonancia magnética. Otras manifestaciones clínicas constituyen íleo con distensión abdominal y disminución e inclusive ausencia de ruidos hidroaéreos.

La relativamente nueva revisión de Atlanta 2012 propone la estandarización de términos y una nueva clasificación basada en la falla orgánica para la clasificación de la severidad tomando en cuenta las complicaciones locales y sistémicas y la falla orgánica determinada a través de la escala Marshall modificado, donde se evalúan tres sistemas: renal, respiratorio y cardiovascular, si no existen fallas se trata de una pancreatitis leve (80%), en caso de que la falla orgánica sea transitoria (menor a 48 horas) se determina una pancreatitis moderadamente severa o si la falla es persistente (mayor a 48 horas) una pancreatitis severa, entre las dos últimas representan el 20% de los casos. (13)

Los exámenes auxiliares útiles para confirmar nuestra sospecha diagnóstica de pancreatitis son moderada leucocitosis con desviación a la izquierda, PCR elevado y puede existir aumento leve de la bilirrubina y las transaminasas. La amilasa y lipasa se elevan más de tres veces de su valor normal, debemos recordar que estos valores solo tienen una utilidad diagnóstica, no son útiles para seguimiento ni se relacionan con el pronóstico. Electrolitos como el sodio y potasio pueden ayudarnos a determinar si existe un desequilibrio hidroelectrolítico, generalmente por disminución de la ingesta y aumento de las pérdidas por vómitos, diarrea y fiebre. Tomar en cuenta la hipopotasemia como posible causa de íleo.

Estudios de Imagen

Los exámenes de imagen raramente son necesarios para realizar el diagnostico de pancreatitis, solo se deben realiza si el diagnostico es incierto y tiene mucha más utilidad en el curso posterior de la enfermedad para definir complicaciones locales.

La ecografía puede demostrar aumento del tamaño del páncreas en forma difusa que puede alcanzar más de 3 a 4 veces su tamaño normal; diámetro anteroposterior mayor de 3 cm, alteraciones de contorno: poco nítido, definido y borroso. Mientras que la tomografía tendrá como hallazgos probables el aumento de volumen del páncreas, captación del contraste, engrosamiento de fascias, derrame pleural, zonas de hipodensidad (postcontrastre) y zonas de hiperdensidad hemorrágicas.

Tratamiento de la Pancreatitis

El tratamiento inicial de la pancreatitis tiene gran importancia pues influye en el curso de la enfermedad y la prevención de posibles complicaciones, incluye ayuno y resucitación con fluidos como principal medida. La hidratación es necesaria en la fase aguda y la solución de elección es el Lactato de Ringer de 5 a 10 ml/kg/h con reevaluación continua (3), la meta es mantener una buena función renal (gasto urinario de 1ml/kg/h) que prevenga el daño de órganos diana así como la sobrehidratación que empeore los posibles derrames pleurales.

En pancreatitis leve se debe habilitar la vía oral tan pronto como el paciente deje de presentar dolor abdominal, generalmente pasadas las 24 horas de evolución, con posterior progresión de la dieta a solidos; cuando se necesita suplementación nutricional se profiere la nutrición enteral sobre la parenteral. Los antibióticos deben ser apartados solo para casos de pancreatitis aguda necrótica infectada. El uso de analgésicos es indispensable, se prefieren los opioides.

En general el tratamiento es clínico y en los casos leves asociados a patología biliar es conveniente realizar una colecistectomía laparoscópica temprana durante la misma hospitalización para evitar recidivas. El tratamiento quirúrgico de la pancreatitis severa con infección de la necrosis debe ser retrasado el mayor tiempo posible, al menos 4 semanas, lo que disminuye la morbimortalidad de estos pacientes y además se sugiere realizar una conducta "step up" iniciando con drenaje percutáneo, posteriormente resección y desbridamiento video asistido y finalmente cirugía abierta.

Recomendaciones
- El abdomen agudo inflamatorio puede estar dado por diferentes entidades, el diagnóstico es predominantemente clínico, es necesario apoyarnos en las escalas o scores de cada de las patologías tanto para su diagnóstico como para su tratamiento.
- Los hombres jóvenes que cursan con una presentación típica de AAI en su mayor parte no requiere estudios de imagen.
- Al valorar un caso de AAI no siempre hay que llegar a un diagnóstico, muchas veces es suficiente llegar a una certeza lo suficientemente alta para tomar una conducta en favor del paciente. Si no se logra obtener suficiente evidencia para tratar o referir al paciente, siempre es necesario excluir la enfermedad con el fin de evitar fallos diagnósticos.

1. Mayo MA, Pacheco JM, Vázquez JM. *Abdomen Agudo. [Internet] 2016 [citado 15 de marzo 2020] Apr; 12(7): p. 363-379. Disponible en: https://doi.org/10.1016/j.med.2016.03.012.*

2. Ochoa G. *Urgencias Quirúrgicas. Segunda ed. Riobamba: INDUGRAF; 2011.*

3. Fagenholz PJ, de Moya MA. *Acute Inflammatory Surgical Disease. Surg Clin N Am. [Internet] 2014 [citado 15 de marzo 2020] Feb; 94(1): p. 1-30. Disponible en: http://dx.doi.org/10.1016/j.suc.2013.10.008.*

4. Instituto Nacional de Estadística y Censos (INEC). *Registro Estadístico de Camas y Egresos Hospitalarios, 2018. Quito:; 2019. Report No.: N°-01-2019-ECEH.*

5. Arévalo O, Moreno M. *Apendicitis aguda: Hallazgos radiológicos y enfoque actual de las imágenes diagnósticas. Rev Colomb Radiol. [Internet] 2014 [citado 15 de marzo 2020] Marzo; 25(1): p. 3877-88. Disponible en: https://www.webcir.org/revistavirtual/articulos/noviembre14/colombia/apendicitis_aguda_colombia_esp.pdf.*

6. Cole MA, Maldonado N. *Evidence-based management of suspected appendicitis in the emergency department. Emerg Med Pract. [Internet] 2011 [citado 15 de marzo 2020] Oct; 13(10): p. 1-29 Disponible en: https://azprioritycare.com/wp-content/uploads/2018/10/2014-Appendicitis.pdf.*

7. Di Saverio S, Birindelli A, Kelly MD, Catena F, Weber DG, Sartelli M et al. *WSES Jerusalem guidelines for diagnosis and treatment of acute appendicitis. World J Emerg Surg. [Internet] 2016 [citado 15 de marzo 2020] Jul; 18(11): p. 34 Disponible en: doi: 10.1186/s13017-016-0090-5. eCollection 2016.*

8. Bolívar-Rodríguez MA, Osuna-Wong BA, Calderón-Alvarado AB, Matus-Rojas J, Dehesa-López E, Peraza-Garay FJ. *Análisis comparativo de escalas diagnósticas de apendicitis aguda: Alvarado, RIPASA y AIR. Cir Cir. [Internet] 2018 [citado 15 de marzo 2020] 86(2): p. 169-174 Disponible en: doi:10.24875/CIRU.M18000029.*

9. Gavriilidis P, de'Angelis N, Tobias A. *To Use or Not to Use Opioid Analgesia for Acute Abdominal Pain Before Definitive Surgical Diagnosis? A Systematic Review and Network Meta-Analysis. J Clin Med Res. [Internet] 2019 [citado 15 de marzo 2020] Feb; 11(2): p. 121–126. Disponible en: doi: 10.14740/jocmr3690.*

10. Falch C, Vicente D, Häberle H, Kirschniak A, Müller S, Nissan A, Brücher BL. *Treatment of acute abdominal pain in the emergency room: a systematic review of the literature. Eur J Pain. [Internet] 2014 [citado 15 de marzo 2020] Aug; 18(7): p. 902-13 Disponible en: doi: 10.1002/j.1532-2149.2014.00456.x.*

11. Rungs Brown DR, Baldin AV, Muñoz J, Valdés A, Gómez M. *Exploración física del abdomen agudo y sus principales signos como una práctica basada en la evidencia. Cirujano General. [Internet] 2015 [citado 15 de marzo 2020] jun; 37(1-2): p. 32-37 Disponible en: doi: 10.1016/j.cirgen.2015.05.003.*

12. Gomi H, Solomkin JS, Schlossberg D, Okamoto K, Takada T, Strasberg SM et al. *Tokyo Guidelines 2018: antimicrobial therapy for acute cholangitis and cholecystitis. J Hepatobiliary Pancreat Sci. [Internet] 2018 [citado 15 de marzo 2020] Jan; 25(1): p. 3-16 Disponible en: doi: 10.1002/jhbp.518.*

13. Bollen TL. *Acute pancreatitis: international classification and nomenclature. Clin Radiol. [Internet] 2016 [citado 15 de marzo 2020] Feb; 71(2): p. 121-33 Disponible en: doi: 10.1016/j.crad.2015.09.013.*

www.ingramcontent.com/pod-product-compliance
Lightning Source LLC
Chambersburg PA
CBHW040942110726
48006CB00007B/1224